天下·文化
BELIEVE IN READING

雲林改變臺大・臺大守護健康

一群人，讓這裡更美好

朱乙真、林惠君、陳建豪、黃星若、黃筱珮、黃筱潔 著

目 錄

目　錄

細微處腳踏實地，
善盡臺大社會責任的承諾

張上淳 臺灣大學副校長

　　臺大醫院雲林分院係由 2004 年 4 月 1 日由署立雲林醫院改制，位於雲林縣斗六市，是臺大醫院創建百餘年後，第一個成立的分院。迄今，雲林分院包括斗六與虎尾兩院區，是雲林地區第一家通過「重度級急救責任醫院」評鑑的醫院。

　　今年（2022 年）是臺大雲林分院改制十八週年，如以人的年齡而言，是邁入成年人的關卡。雲林分院從剛改制時設備與醫護人力均不足的狀況，猶如學步中的幼兒磕磕絆絆，在歷任院長的帶領下，十八個年頭過去了，臺大人在雲林這片土地上，腳踏實地逐步提升醫療服務內容與品質，以服務鄉親。

　　如今，雲林分院不僅站穩腳步，更是逐年持續的成長與進步，成為身負雲嘉地區醫療重任的醫院。

近幾年來，雲林分院在黃瑞仁院長的帶領下，更是獲獎無數。從獲獎的點滴，就可以看出雲林分院過去幾年的成就，是從小地方開始，從最底層腳踏實地為雲林鄉親著想。像是整形外科主治醫師張惠琇與其團隊，為了照護長輩的傷口，走出診間，更進一步發展出遠距智慧傷口照護的模式。

從本書可以得知，張惠琇醫師是雲林女兒，從臺大總院回鄉服務，十餘年如一日。在雲林分院，還有一群同仁，雖與雲林毫無淵源，但秉持臺大人善盡社會責任的精神，捨棄在都會區行醫的便利，選擇留在雲林，為在地民眾的健康把關。

尤其這兩年多以來，全國遭逢新冠肺炎疫情侵襲，雲林分院在 2020年疫情爆發之初，從第一時間就扛起雲林縣主要照護醫院的責任。這段期間，在境外移入個案與本土疫情起起伏伏的情況下，分院同仁不畏艱難，不怕染疫風險，承擔起重任，無論是照顧一般個案或重症，均發揮臺大最高品質的精神，做最好的醫療照護，不輸都會區任何醫學中心。

此外，雲林分院的許多醫療團隊，例如，外傷中心及骨科醫療、神經醫學中心、遠距醫療中心、肝膽醫學中心等，讓雲林地區民眾不必再舟車勞頓至外縣市就醫，就能享有不輸給醫學中心的醫療品質。這些特色醫療中心，其成立的心路歷程，在本書中亦有詳盡的介紹，值得醫界人士參酌。

展望未來，雲林分院虎尾院區二期工程、國家級高齡醫學暨健康福祉研究中心將陸續開工，相信往後分院優秀的團隊將持續以健康守護為使命，戮力提升醫療服務及品質，朝成為彰、投、雲、嘉地區民眾最信賴的醫學中心而邁進。

雲林分院醫師群，
是醫學人文的最佳體現

倪衍玄 臺灣大學醫學院院長

　　二十世紀末開始，「醫學人文」逐漸開始被重視，在基礎醫學和臨床醫學之外，成為新時代醫學教育的核心主軸。雖說各界對醫學人文的解釋不盡相同，但不脫以人為本的本意，是一種強調人性關懷，在醫學中發揮惻隱之心，體恤受疾病所苦的心情，在診治過程中使病患感受到尊嚴。

　　十八年來，臺大醫院雲林分院為雲林及中台灣做出的貢獻不可勝數，提供便捷的醫療服務，完完全全站在鄉親病患的立場考慮，正是醫學人文的最佳體現。

　　而在醫學人文中功不可沒的貢獻者，自然是我們臺大雲林分院優秀的醫生群們。這些醫生中，大部分並不是本地人，但卻在親眼所見雲林的醫療困境後，選擇留下，以自身的力量和團隊一起提升當地醫療，成

為雲林分院穩定的力量。

很榮幸，不少雲林分院的優秀醫師出自於臺大醫學院，我們因此看到以「人文關懷為基礎」、「病患為中心」的教導方式，的的確確培養出一批具備醫術與醫德、具備研究創新能力與團隊合作能力的醫師；也相信著重研究和教育體系下的菁英，能夠撐起台灣醫療的半壁江山。

這幾年我們時常聽到的「在地全球化」（Glocalization, Globe + Localization），也就是要將在地化特色變成向國際推銷的強項，透過在地文化的獨特性，進行跨領域、跨族群與國際資源的整合接軌，推動文化的經營與行銷。同時，在醫療方面，在地全球化儼然也成為一個未來的趨勢。

雲林分院所在地是全台灣人口老化最嚴重的地區之一，相對來說，也是發展高齡醫療的絕佳場所。

面對邁入超高齡社會的台灣，以即將落腳雲林的「高齡醫學暨健康福祉研究中心」來看，正是在醫療方面展現了在地特色，而雲林分院將會以醫療專業人才專注於高齡醫療研究，相信有朝一日，這個因在地特色而啟動的愛心和研究，能夠成為領先全世界的存在。

每回來到雲林分院，我總能發現不同的新風貌，足見團隊的努力和用心，為雲林醫療帶來飛速的成長與進步。十八年的時間，雲林分院在大家的努力下，一點一滴匯集成如今雄厚的醫療能量，在此祝願滿十八歲「已成年」的雲林分院，朝醫學中心的目標邁進，走出自己獨特且輝煌的路。

跨越濁水溪的醫者仁心

吳明賢　臺大醫院院長

　　我總認為，醫學是一門「社會科學」，醫師診治病患，客觀的知識及技術是基本要求，但是處理的對象是人，也必須要有人文素養，仁心仁術是醫療人員的最高勳章。所以醫生日常的救死扶傷，絕不僅止於診療疾病，重點更是在人的身上，是真正從病人的健康與生命權益出發，發揮視病猶親的精神。

　　承接著社會大眾的信賴與期許，不少醫師們離鄉背井來到雲林，因著一股對醫學的熱忱、對鄉親的同理心而選擇留任，理所當然背負起救治雲林地區所有「急、重、難、罕」的任務。

　　經歷了李源德教授、林芳郁教授、黃世傑教授、王崇禮教授幾位院長，逐漸為臺大醫院雲林分院的醫療系統添磚加瓦，為分院軟硬體建設奠立了扎實的基礎；而後黃瑞仁院長接下重任，奉獻了人生中十二個年

頭，帶領團隊將雲林分院打造成一支醫療的尖兵，獲得雲林鄉親們的高度信任，並領取了大大小小的獎項，甚至讓台灣走到國際，拿下由日本政府舉辦「健康老化亞洲創新獎」第二名的佳績。

雲林分院之所以能寫下如此漂亮的成績單，黃瑞仁院長堅持的「信念」，功不可沒。

事實上從某方面來說，醫學也是種服務業，只不過服務的願景和目標不同，不是以盈利為主的服務型企業，更像重視社會責任，比較趨近一門志業。在醫療服務之外，還必須不斷透過基礎醫學的研究及教學，找出解決病人問題的根本方法，進而幫助更多的人，在診斷、治療、預後的醫療「三民主義」，找出更多不確定性中的可能。

而黃瑞仁院長在被外界認為是偏鄉的雲林，即使面臨到資源稍嫌匱乏，也依舊堅持理念：在提供雲林鄉親們專業診療服務之餘，更強調系統性的教學及研究，以不斷提升雲林分院的醫療實力，永續傳承雲林分院的核心競爭力。

唐代著名醫師孫思邈在《備急千金要方》中說：「醫有三品，上醫醫國，中醫醫人，下醫醫病。」雲林分院這樣為醫學開創新局，為社會人民做出貢獻的行為，無疑接近了上醫的格局。

秉持著「以人為本」的視病如親精神，未來，臺大醫院也會持續給予雲林分院最大的支援，期待雲林分院成為高頂的研究中心及醫學中心，持續用醫學的真去幫助人行善、達成美事，實踐醫學上的真善美。

秉持團隊合作精神，
一群人讓這裡更美好

黃瑞仁　臺大醫院雲林分院院長

　　回首十八年前，我是臺大醫院心臟內科主治醫師、臺大醫學院內科副教授，奉派擔任雲林分院副院長並負責成立心臟血管醫學中心。

　　不論是心臟內科或外科醫師，在臺大總院接受訓練時，幾乎都是同一屆或是上下屆的同事，在處理病人的過程，為了病人的診斷及治療，一起討論，以病人為中心思考整個治療方向，訂定治療計畫——例如心導管治療或心臟手術，至少會有兩位主治醫師針對病人病況攜手合作。

　　「團隊合作」是臺大醫療體系的核心價值，這樣的核心價值在雲林分院充分發揮。除了心臟血管醫學中心的團隊之外，虎尾院區的腫瘤醫學中心更是團隊合作的典範，在雲林分院已經建立一個很好的模式。

　　醫療機構存在的目的，是促進民眾健康及提供民眾所需的醫療服務。臺大醫院是公立大學醫院，而雲林是醫療資源相對匱乏的地方。雲

林分院改制之初，時任總院院長的李源德教授兼任分院院長，之後歷經林芳郁教授、黃世傑教授、王崇禮教授等幾位院長，為雲林分院軟硬體建設奠立了扎實的基礎。

本人於 2016 年 8 月 1 日接任雲林分院第五任院長，我思忖著「我們的組織是什麼？」「哪些是我們應該做的？」從提供醫療服務與臺大身為公立醫院的兩個角度，便清楚的描繪出雲林分院的定位及使命。

當時雲林縣縣民急迫需要的另外一個臨床團隊，就是外傷重症的治療。雲林分院斗六院區急診部是全雲林縣唯一的重度級急救責任醫院，我們背負全雲林縣縣民急診重症治療的重任。

雲林分院已成立的跨科部團隊中，還有肝膽醫學中心、婦幼醫學中心、急重症醫學中心等，大家群策群力，彰顯團隊合作的價值。

這兩年多以來，面臨遠比 SARS 還難纏的新冠肺炎病毒，我們要打的也是團體戰。所幸，全院同仁齊心抗疫，守住防疫前線。

在疫情中，雲林分院度過改制十八週年慶。我認為，十八歲還很年輕，在這裡可以更勇於創新，勇於接受新的挑戰，像是鼓勵分院主管就讀臺灣大學管理學院 EMBA、資助各單位選派 AI 種子同仁至台灣人工智慧學校智慧醫療專班學習，而同仁們都有傑出表現。

一日早上，我在院區走動時，看到「本院榮獲醫策會全國區域醫院唯一特優機構」的紅布條高掛著，內心充滿感動，隨手拍下這幅畫面。

感謝歷任院長與師長致力於將臺大醫院這棵百年大樹，移株新枝於雲林分院；感謝同仁，感謝在地企業，一齊讓新枝成長茁壯，枝葉繁盛。

一間優秀的醫院，不只是靠醫師的努力，而是醫護人員與全院各級員工共同的努力──是一群人，讓這裡更美好！

楔子

累積經驗，創造驚豔

　　過去數年來，臺大醫院雲林分院（簡稱臺大雲林分院）得獎連連，成為醫界佳話。許多人不禁納悶：明明位處六都之外，雲林分院的能量與成績，為何如此讓人驚豔？

　　尤其，臺大雲林分院的獲獎，都實屬醫界大獎。舉凡由醫院評鑑暨醫療品質策進會（簡稱醫策會）頒發的「國家醫療品質獎」，雲林分院在區域醫院級別中，曾唯一獨獲「特優機構」大獎；或是陸續拿下「國家新創獎」、「台灣永續行動獎」等肯定；甚至，雲林分院走出台灣，拿下由日本政府舉辦的「健康老化亞洲創新獎」第二名……，種種佳績不一而足。

　　個人獲獎紀錄同樣驚人，譬如，雲林分院院長黃瑞仁，除榮獲「台灣醫療典範獎」，他更成為醫界第一人獲得「國家傑出經理獎（總經

理類）」肯定；而不讓院長專美於前，副院長馬惠明也獲得「台灣醫療典範獎」、「醫療人權服務獎」；醫師徐士哲、陳崇裕、洪壽宏、林綺英、楊豐榮 5 人，則是在不同領域貢獻，連續五年為雲林分院拿下「教育部年度模範公務人員」大獎，並締造該獎項連續五年由同一單位獲獎的空前紀錄。

獎項的價值，不只是一份榮譽，更代表著有一群人徹底做出了改變，創造了優異的價值。問題是，為什麼這樣的顯耀，會發生在印象中的「醫療偏鄉」雲林？

在雲林分院先後共計服務十二個年頭，幾乎把人生菁華歲月都貢獻給當地鄉親的黃瑞仁說：「雲林分院能如此傑出，不只在於『臺大醫師很厲害』，更在於他們是整個團隊，都為共同的信念，點滴努力。」

要改變世界，先學會團隊合作

因為相信團隊，所以當黃瑞仁明明是以個人身分獲得「國家傑出經理獎（總經理類）」時，他不是「一個人」前往領獎，而是約好三位負責不同事務的副院長——劉宏輝、馬惠明、陳健弘，一同前往，共享榮耀。而在得獎合影時，他們四位還特意展開雲林分院的旗幟，因為他們深信，榮譽屬於全院上下。

「若要對社會做出貢獻，一群人的力量，遠大於一個人，」黃瑞仁坦言，臺大醫學院的學子，個個都是「金頭腦」，靠自己的力量，不難就可以享有很好的物質生活、社會地位；但若要真正為社會付出，要改變世界，學會團隊合作，反而是關鍵所在。

因為相信團隊，當黃瑞仁受訪，談論雲林分院的成績時，總會花許多時間，介紹包含黃世傑、王崇禮等前任院長們打下的功勞，一一細數他們的重要付出。「如果沒有先前的團隊打下根基，哪有今日我們站在前人肩膀上的好成績？」黃瑞仁始終這樣相信。

另一項關鍵，則是「信念」。黃瑞仁坦言，雲林分院從十八年前由署立醫院改制後，最大的經營難題，其實這十八年來沒有變過，那就是醫師人才的取得。

▋仁心，最簡單也最難的事

「我印象很深刻，當年有一位能力不錯的年輕醫師，獲悉總院打算派他到雲林分院服務，或許是太意外了，他嚷著說：『老師叫我去雲林，不如叫我去死……』」黃瑞仁透露，後來那位醫師寧願離開臺大，去私人醫院服務，就是不願意離開都市。

但十八年來，也有一群臺大醫師，在看見雲林的困境後，選擇繼續留下。「我們已有超過兩百位專任主治醫師，其中有一百多位在雲林分院留任服務五年以上。他們，就是雲林分院最穩定的力量，」黃瑞仁感性表示。

是什麼樣的信念或理由，讓這群臺大醫師，奉上最寶貴的時間，留在雲林？

「當醫師最難，也最簡單的部分，就是能否感同身受？感受患者與他背後家庭的心理，而不僅僅是患者的生理狀況，」黃瑞仁用兩個字歸納，也就是能否有一顆「仁心」。

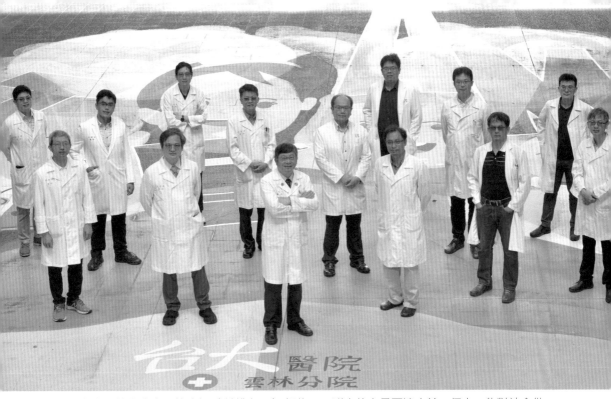

臺大雲林分院院長黃瑞仁（前排左三）相信，一群人的力量更遠大於一個人，能對社會做出貢獻。圖為黃瑞仁與心臟內外科及小兒科團隊。

　　他回憶自己念醫學院時，因上「病史詢問」這門課，他與一位罹患胃癌的婦人談了兩個多小時，「後來我收到卡片，她說我是她所遇到最好的醫師。但明明，我什麼醫療行為都沒做……」

　　「這件事情，讓我開始思索：什麼是『最好的醫師』？」黃瑞仁說。

　　透過這樣的思考，他心懷感恩的說：「雲林分院是信仰仁心的團隊，所以這個團隊才能攜手，一一補足雲林分院早期欠缺的『急、重、難、罕』等醫療資源，為當地民眾搶救寶貴性命，提供平等的醫療資源，改寫了在地鄉親的處境。」

▍改變未來的一群人

過去，到雲林分院服務，會被形容是「龍困淺灘」；而今，看見雲林分院，卻會感到「得天獨厚」，擁有都會地區想像不到的機會。

黃瑞仁舉例，若是在都會區，因為醫療資源取得方便，反而不利於遠距智慧醫療；但在雲林，確確實實有著仰賴遠距醫療救命的需求，因此讓他們發展出多種模式。例如：在雲林偏鄉，小兒科醫師人力明顯不足，因此雲林的孩子無法像台北等都會區的孩子，會有醫師到小學，幫孩子們檢測心音，希望能早期發現，早期治療，於是雲林分院的醫師發展出「遠距學童心臟篩檢群助計畫」。

雲林分院的醫師們教導雲林學校的「保健室阿姨」錄下孩子們的心音及十二導程心電圖，然後上傳到雲端，再找尋全國志同道合的醫師，一起為孩子們聽心音、判讀心電圖，確保孩子們平安。計畫至今，已改變了許多孩子的未來。

「類似這樣的遠端醫療，絕對不只在雲林，甚至可以發揮到美國中西部、全球地廣人稀的地區，」黃瑞仁看見更多的未來。

譬如，雲林高齡人口偏多、是全台最「老」的縣市之一，但國家級高齡醫學暨健康福祉研究中心（簡稱高齡醫學中心），卻也因此在雲林落腳興建，加上全球人口高齡化趨勢，高齡醫學中心的設立，反而可望讓雲林醫學獨具特色；此外，雲林分院虎尾醫院工程也正在興建中，尤其虎尾醫院與雲林高鐵站緊緊相依，讓分秒必爭的器官移植手術有更多黃金時間，可以及時完成手術、為患者創造新生，也讓虎尾醫院大有機會成為台灣中南部器官移植重鎮，這是黃瑞仁對雲林分院未來最大的

夢想。

　　「機會在眼前，但重點在於，我們要有一個信念：現在不會沒關係，但為了病患，也為了自己，我們要努力將自己發揮到極致，相信自己可以做到更多、更多！」黃瑞仁深信，「偉大與浪漫的理想，是前進的動力。」

　　遠離台北都會區，可能有人覺得會因此失去許多優勢或機會；然而，若想成為一位醫者，不讓醫療落差造成生命不平等，這裡，才是最好的起點。　　　　　　　　　　　　　　　　　　　　（文／陳建豪）

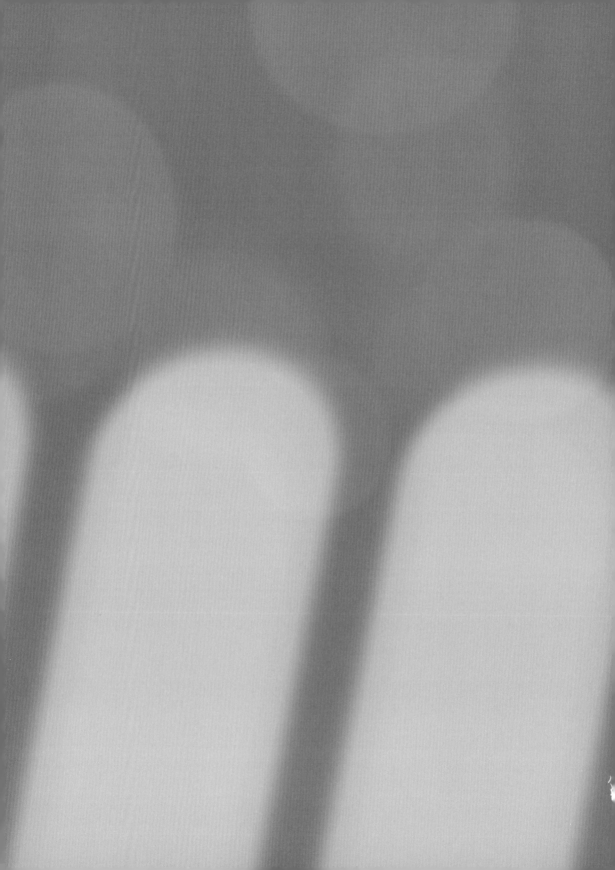

第一部

在這裡
描繪不同的風景

超越都市人的眼界

用在地的眼光欣賞在地的美

描繪一道嶄新的風景

01
錯置的距離感

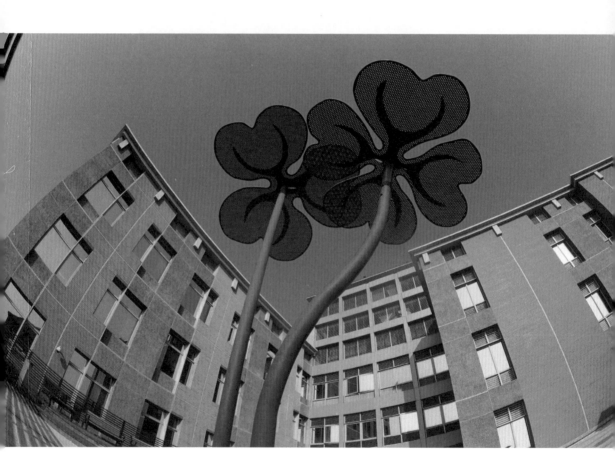

一位住在雲林北港、年逾七旬的婦人，為了治療癌症，多年來舟車勞頓遠赴臺大醫院台北總院；近幾年來，她的主治醫師也到臺大醫院雲林分院開了門診，但她還是選擇繼續北上求醫⋯⋯

　　這是臺大雲林分院副院長陳健弘臨床遇到的實例。

　　陳健弘是國內肝病治療的知名醫師，他長期在臺大總院看診，有許多來自東部或中南部的患者到台北找他看病。

　　自從陳健弘在 2016 年接任雲林分院內科部主任後，他告訴雲林患者這個好消息，沒想到阿嬤去一次雲林門診後，陳健弘再遇見她時，卻是在台北門診。

　　從距離來看，從北港到台北至少有兩百公里，從北港到虎尾則才二十餘公里，開車非常方便，再加上兩家醫院的藥物與儀器設備相差無幾。阿嬤為何「捨近求遠」？

▍醫療之外的世界

　　陳健弘好奇問起，阿嬤回答：「我從北港到台北比較近，從北港到虎尾比較遠！」

　　這席話，讓陳健弘大為吃驚。

　　原來，阿嬤獨居，不會開車。對她來說，從北港搭一段車到嘉義高鐵站，再搭高鐵到台北，走路就到臺大總院，遠比她自己換好幾趟公車才能抵達雲林分院虎尾院區，方便許多。

　　那時，陳健弘才剛到雲林分院不久，還不了解其中的曲折，只是覺得這件事令人費解，讓他印象深刻。

後來，他在雲林分院服務了幾年，實際走出醫院並踏遍許多鄉鎮後，對於雲林民情及地理環境有進一步了解，才恍然大悟。

如果只是從醫療資源分布的差異看，現在的雲林分院早已改頭換面，與二十年前不可同日而語；然而，還是有一些現象，是屬於雲林當地的挑戰，無法全然以醫療手段解決。

現象一：人口老化指數全台第三

位於中台灣的雲林縣，面積約 1,291 平方公里，東、西最寬的地方有 50 公里，南、北最長的地方則有 38 公里。至 2022 年 1 月底的統計資料，人口數約有 67 萬人，人口密度為每平方公里 518 人。

然而，若觀察雲林縣近二十年的人口變化，逐年遞減，淨遷出人口大於淨遷入，自 2015 年跌破 70 萬人口數，青壯人口逐年外流，境內人口老化嚴重。

根據內政部截至 2022 年 2 月的統計顯示，雲林縣 65 歲以上的人口比例高達 19.85%，在全國各縣市中，僅次於嘉義縣的 21.28%、台北市的 20.12%。

以農業立縣的雲林，絕大部分土地是平原，氣候溫和，有全國最大的產地果菜批發市場——西螺果菜市場，但在工商業發達的現代，年輕人並非以務農為首選，青壯人口往大都市發展，久久回鄉一次，形成老人獨居或老老照顧的社會現象。

在經濟狀況方面，主計總處調查，2020 年雲林縣的家庭可支配所得為新台幣 83 萬 718 元，在西部縣市中，僅高於嘉義縣的 78 萬 1,236 元。

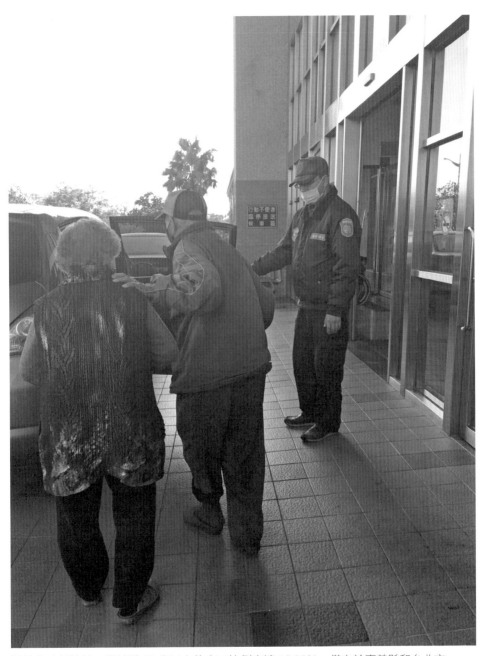

根據內政部統計，雲林縣 65 歲以上的人口比例高達 19.85%，僅次於嘉義縣和台北市。

▎現象二：大眾交通不便

雲林沿海鄉鎮的大眾運輸不便，最直接影響的是就醫困難。

2016年踏上雲林這片土地，陳健弘為了探訪民情，他成立社團「雲遊社」，在假日帶領許多同事到雲林各地踏察，包括：台西、麥寮、口湖等沿海鄉鎮，「我必須了解雲林縣各地的面貌，像是交通狀況、如何就醫等，而不是坐在辦公室規劃偏鄉醫療，」直率的陳健弘說。

他一再強調，「最好是不開車來雲林幾天，搭乘大眾運輸系統，應該就可以體會為何在偏鄉就醫不便了。」

許多偏遠鄉鎮的民眾，要到醫療資源較多的斗六或虎尾就醫，公車要轉好多趟；而且，公車班次少，轉了很多趟公車去醫院，回家時未必還有車可搭。

如果有民眾跟交通單位反映沒有公車，對方會回答：「有！」

這些地區的公車，一天只有一至兩個班次，「這種公車有等於沒有，」陳健弘無奈的說。

搭公車不成，自行開車呢？

從雲林的沿海鄉鎮到斗六市區，車程將近四、五十分鐘，但多數長者無法自行開車，而子女在外縣市工作，可能要特地請假或等到週末，才能帶長輩就醫。

開車也不可行，搭乘計程車呢？

單趟四、五十分鐘的車程，來回車資要上千元，對一些經濟弱勢的民眾來說，很容易被視為一種「非必要支出」，除非真的病重到不行，往往不會願意支付這樣的費用。

現象三：醫療資源分配不均

雖然台灣醫療可近性高，但對雲林人來說，光是交通可能就是個問題，而資源分配不均又是另一個問題。

「不僅醫師人數不足，護理師也缺，」陳健弘細數，除了臺大雲林分院，其他醫院的分院規模相對較小，醫療人員也相當缺乏。

數字會說話。根據衛生福利部（簡稱衛福部）統計，雲林縣地區醫療院所 2020 年年底共計 505 家，較前一年減少了 3 家診所。

其中，醫療院所分布最多的是斗六市，有 136 家，包括：醫院 6 家、診所 130 家；其次為虎尾鎮 89 家，包括：醫院 1 家、診所 88 家。顯然，醫療資源分布不均，多以斗六與虎尾市區為主，沿海鄉鎮，例如：台西鄉、口湖鄉及四湖鄉，診所數為個位數，明顯不足。

至於醫療品質方面，雲林縣醫療院所執業醫事人員在 2020 年年底共計 5,432 人（醫院 3,814 人，診所 1,618 人），較前一年稍微增加 50 人。如以雲林縣 2020 年度全縣人口數 67 萬 6,873 人計算，中、西醫師共 1,056 人，平均每位醫師需要照顧 641 人。

此外，雲林縣僅有斗六市、斗南鎮、虎尾鎮、西螺鎮、土庫鎮、北港鎮及麥寮鄉，共 7 個鄉鎮（市）有醫院設立，醫事人員分配數最多的，首推斗六市 2,009 人，其次為北港鎮 639 人，最少為土庫鎮 30 人。再從門診人次、急診人次等醫療服務量看，仍是以斗六市最多、土庫鎮最少。

這些數字，不斷凸顯一個事實——雲林縣境內的醫療資源分配明顯不均。

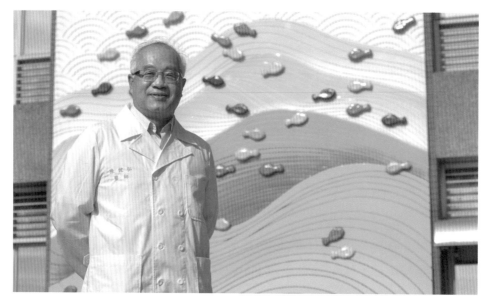

臺大雲林分院副院長陳健弘，致力於弭平雲林醫療資源不足的問題。

▌現象四：疾病發生率與死亡率高

長期在台北看診的陳健弘比較兩地患者的狀況，他以內科為例指出，對於在台北辦理住院的病人，他是問：「哪個器官有問題？」但在雲林要問的是：「哪個器官沒有問題？」

話講得直白，但也反映當地的社會問題。

臨床上，很多雲林的患者是拖到病情嚴重才就醫；或是因為人口老化及青壯人口外流，常常是一位老人家由外籍看護推著就醫，但醫師跟這兩個人都無法順暢溝通。

還有其他診間的怪奇現象，像是曾經來了一位主訴腹痛的六旬婦

女，一問之下，是下腹部痛和陰道出血的症狀，但婦人卻因婦產科額滿，改掛胃腸肝膽科。

也有問神明、擲筊，指定陳姓醫師而來掛號的患者，這類經驗在台北屬於罕見，在陳健弘的雲林門診卻非個案。陳健弘分析，「疾病識能不足或病識感低、社會經濟因素，再加上交通不便等諸多原因加總，讓許多患者小病拖成大病，直到無法再忍痛才就醫。」

許多疾病在雲林的發生率與死亡率都高於全國平均，與這些原因難脫關係。以肝病為例，根據衛福部統計，2020 年雲林地區肝炎肝硬化死亡率為每十萬人有 15.7 人（標準化死亡率），高於全國 10.3 人。

若以年齡標準化發生率來看，2020 年雲林地區肝癌的發生率，男性為每十萬人有 61.2 人，高居全國第一位；女性則是 21.6 人，僅次於嘉義市；但男女的發生率，都各遠高於全國平均的 41 人、15.4 人。

至於死亡率，最新數據是 2019 年的統計，每十萬人有 32.2 人，同樣高居全國第一，且遠高於全國平均的 18.8 人。

「在雲林，肝癌被診斷為晚期的比例相對較高，」陳健弘以臺大總院與雲林分院的實證比較發現，在台北的早期肝癌患者比例占 60%，較雲林分院 30% 來得高，「早期發現的治癒率與存活率高，晚期發現的治癒率低及預後不好，導致存活率低。」

▌現象五：城市魅力不足

都市化的發展讓大城市愈來愈有城市魅力，工作機會與人口集中於核心城市，即使交通運輸延伸至周邊地區，反而吸納更多衛星城市人口

往大城市發展。

陳健弘認為，城市魅力不僅在於交通運輸方便，資源也相對集中，「即使物價水準較高，還是讓很多人選擇在城市居住及就業，全世界皆然，像是美國的紐約、日本的東京、中國大陸的上海等，就是食、衣、住、行、育、樂等資源都較為豐沛。」

他觀察到，「有些雲林在地的醫療人員，子女成為醫事人員後，不一定返鄉服務，凸顯在地城市魅力不足，連鄉親都不見得願意回去就業。即使許多臺大醫院同事願意留在雲林服務，遇到子女教育問題，還是只好選擇回台北。」

高鐵雲林站開通後，是否改善資源集中問題？陳健弘搖搖頭。

「就像日本高鐵開通後，是把日本偏鄉的人口磁吸到東京都，」他直言，交通可以帶來便利，但如果只有發展交通，缺乏其他食、衣、育、樂的城市魅力，反而更容易將人送往大都市。

▌一群臺大人，一點點改變

五大現象環環相扣，不是單純以「醫療」手段可以解決的挑戰。而事在人為，在臺大雲林分院，靠著一群「臺大人」的力量，至少逐漸消弭醫療資源不均的問題。

本身是嘉義人的陳健弘，高中畢業後就一路在台北求學及工作，長期在臺大總院內科部服務。他不諱言，因為臺大醫院內科部的規定，占到教職缺的主治醫師必須要到分院服務至少兩年，「我是這個原因，所以在 2016 年 8 月依照內科部的內規來到雲林分院。」

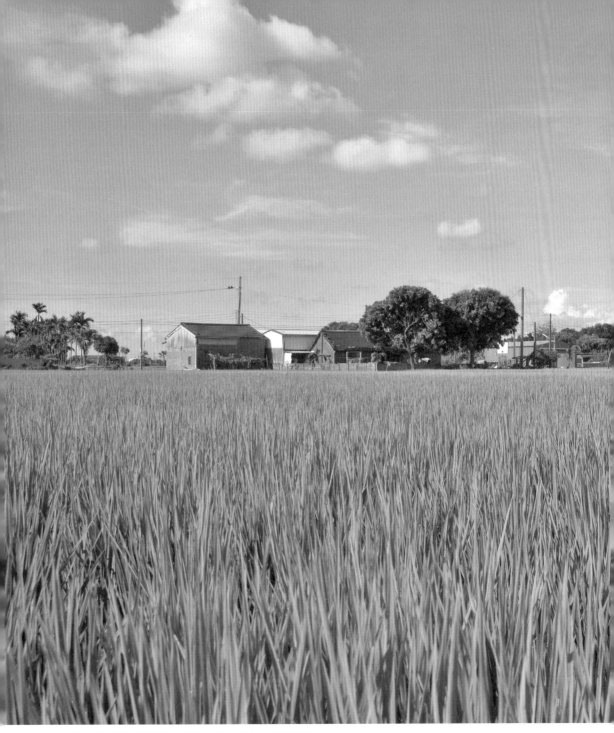

過去的雲林交通運輸不便，城市魅力也相對不足。

幽默的陳健弘笑稱，來雲林分院的歷程，前兩年是「義務役」，第三年留下來像是「海軍陸戰隊」，原本已經準備好行李回台北，但院長黃瑞仁希望他留下來擔任教學副院長的職務，一個任期是三年，這次則是「志願役」。或許是親身經驗的啟發──先把人帶來，才有機會讓人留下，陳健弘不僅自己從「義務役」變「志願役」，也讓其他人多一個選擇未來的機會。

為了讓雲林分院的主治醫師來源能夠綿延不絕，陳健弘與總院當時的內科主任（現任臺大醫院院長吳明賢）討論，啟動一個新的制度：如果總院的人員缺額有限，雲林分院可以提供名額給第四年及第五年住院醫師占缺，所有次專科的訓練還是在臺大總院完成，只是薪水由雲林分院支付，因此在完成所有訓練後，必須到雲林分院服務兩年。

「這個制度對雲林分院很重要，因為每年可以有一批新的醫師來雲林分院，」陳健弘認為，「必然有一部分主治醫師會在兩年期滿之後離開雲林分院，但也會有一部分主治醫師覺得這個地方適合他們的未來發展，就留下來了。」

▍人，是改變的核心

醫師不只去到雲林，留了下來，還深入到病人身邊。

交通不便、獨老情況占多數，雲林分院發展出巡迴醫療和外展門診，例如：傷口照護、精神醫學部的美沙冬替代療法等，並且針對疾病發生率高的地區，下鄉推動篩檢，或由醫師親自上當地廣播電台進行衛教；近幾年來，藉由資通訊科技，又發展出遠距（智慧）醫療，以網

路克服交通距離的問題。

「病人不動醫師動，」陳健弘笑說，只要肯用心，解決問題的方法可以千變萬化。

雖然許多外在挑戰無法完全改變，但對於雲林鄉親的醫療服務，在秉持「不管在台北還是雲林，一定會盡全力把事情做好」原則，陳健弘「既來之則安之」，帶領醫療團隊盡力弭平醫療資源不足的問題。

例如，遇到外籍看護推著老人家來就診卻無法溝通，但有重大疾病處置需要跟家屬討論的狀況，就改為利用週六、週日子女回鄉的時候溝通。「在這裡的醫師要付出較多時間與心力，才能達到跟在台北一樣的治療效果，」陳健弘有感而發。

事實上，雖然許多來自臺大總院的醫師只是「過客」，但也有一些醫師來到雲林服務後，基於對在地病人的使命感，選擇在地生根，從過客變成「歸人」。

山不轉，路轉；路不轉，人轉。

「人」是改變現狀最核心的關鍵，這幾年來在「臺大人」的耕耘下，雲林分院創出佳績，得到許多醫療創新與服務的殊榮，當地醫療水準較以往提升許多。雖然尚無法與都會區的醫療可近性相比，但這群醫者用行動證明，原本是醫療資源不足的雲林，也逐漸享有醫療平權。

（文／林惠君）

02

做在地民眾的
護「心」天使

　　如果生長在台灣都會區，應該很難想像這種情境：

　　至親家人因突然昏倒或呼吸困難等症狀，緊急送往在地最大的公立醫院搶救，而且也被正確診斷出是心肌梗塞或主動脈剝離等重大心臟疾病，但那家醫院卻無力診治；如果一再追問，才知道，原來全縣境內的醫院，都沒有設備能救命。

　　於是，生命在倒數。

　　病人與家屬只能火速奔上車、趕往外縣市求援救命，偏偏心肌梗塞等致命心臟疾病是最不等人的，在救護車上失去親人寶貴性命的遺憾，經常無情上演。

　　這樣的場景，發生時間距今不算太遠。十八年前，全台灣只有兩個縣沒有心導管設備，其中一個就是有 74 萬民眾的雲林縣。

改變，是從 2004 年開始。

那年，衛生署立雲林醫院（簡稱署立雲醫）改制為臺大醫院雲林分院，一步一腳印，成為台灣中南部心導管重鎮，每個月執行的心導管手術超過百件，平常也有固定門診，雲林分院的心臟血管醫學中心（簡稱心血管中心），包含心臟血管內科、心臟外科、小兒心臟科等醫護人員，宛如在地民眾的守護神。

改變，從「心」發生

臺大醫師們，陸續從總院——繁華且資源豐沛的台北市中山南路、常德街，南下前往雲林，甚至就此留在那裡，是改變的關鍵。

然而，醫師們為何願意這樣做？

有時，醫師們會靦腆笑著說，最初只是答應留兩年，後來又多一年，想把心血管中心的基礎打穩一點；然後又多留三年，想帶進更多資源與新的醫療技術，更進一步照顧在地民眾的健康；最後，不知不覺又是一個好幾年……，甚至就落地生根了。

但若繼續問下去，在他們輕鬆言談、笑看回首的背後，其實這些醫師們，都有一顆「仁心」，心中都有想要創造改變的念頭。

心血管中心的靈魂人物，便是如此。他是在 2004 年接任臺大雲林分院副院長，並負責推動、成立心血管中心的黃瑞仁。

黃瑞仁在《醫者》一書中，分享了許多身為醫者應當有的寶貴價值觀，而其中有一段令人遺憾的回憶，是他的母親沒能來得及看到他成為正式的醫生，就因罹患胃癌辭世，年僅 55 歲。

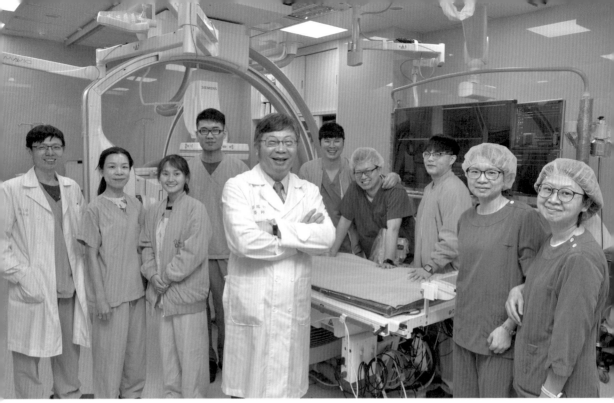

臺大雲林分院院長黃瑞仁（左五）表示，在雲林分院的醫師都有奉獻的信念，才能讓團隊不斷強大。

然而，母親在病榻上告訴黃瑞仁的話，成為他一輩子的行醫養分。

有一顆想要奉獻的心

「如果當了醫生，記得要有好的技術，也要關心病人。」

黃瑞仁母親的話很簡單，要做到卻不容易，但他並沒有放棄。好的醫術，從臺大醫學院畢業的他，自已具備；關心病人，甚至醫未病之病，從此成為他所堅持的理念。

母親因胃癌過世，讓黃瑞仁對於這項疾病，比別人更多了一份敏銳與關注。「胃癌是日本的『國病』，但日本民眾被發現有胃癌時，多數是初期，可是在台灣，尤其是非都會區，往往發現時已是第三期，甚至是末期，」他指出，「這是因為早期台灣民眾的醫療意識較薄弱，沒有定期健康檢查、篩檢的概念。」

　　換句話說，很多民眾的疾病，不是不能醫治，但是因為醫療資源或知識不足，耽誤了救命時間。譬如，當年黃瑞仁母親居住的嘉義市，便僅有兩位醫師能做胃鏡檢查。

　　這份切身之痛，讓他明白，母親所謂的「關心病人」，追本溯源，應該要從關照醫療資源貧瘠之地做起。

　　仁心的種子從此生長在醫師心田。當 2004 年夏天，即將接任臺大醫院院長的教授林芳郁詢問、請託黃瑞仁，是否願意接任雲林分院副院長，並成立心血管中心與團隊時，他慎重思考二十四小時後，就毅然前往，前後付出十二個年頭與無數心血。

　　「醫師們留在雲林的緣由不盡相同，但是每每互動時，我可以感受到，留下來的醫師都有一顆想要奉獻的心，」黃瑞仁感性指出，在不同的故事背後卻有共同的信念，才使得這個團隊能夠不斷強大。

　　從 2004 年就加入雲林分院的心臟外科主治醫師許鈞便分享，自己初來乍到時的震撼教育：「曾有一位病患因心肌梗塞亟須緊急開刀，醫療團隊也已準備妥當，但負責麻醉的資深麻醉科醫師，竟然自掏腰包，要病患家屬趕緊轉院，甚至對家屬說：『不要在這裡開刀，會死掉！』」

　　當下，他曾經很不理解，但冷靜思考之後，卻理解了，原來那位醫師是從為病人著想的角度出發：「親身經歷那段時期，我才知道，雲

林鄉親所享有的醫療資源嚴重欠缺，竟然讓一位麻醉科醫師提出那樣的『救命建言』。」

為了讓在地民眾可以從此安心就醫，擁有醫療基本人權，包含許鈞在內的一群熱血醫師，從此落腳雲林。

改變土地，需要一群人

「要推動改變，一個人的力量極其有限，」黃瑞仁深知，「唯有一群人，一個理念相同的團隊，才能成事。」因此，他不僅自己遠赴日本、美國學習，帶回最新醫術，更持續邀請諸多專業醫師加入雲林分院，終於讓心血管中心，成為陣容堅強的團隊。

第一個讓黃瑞仁深深感謝與倚重的，是雲林分院心血管中心主任許智能。

「在心血管中心，曾有三位當年大學聯考時的榜首，許智能正是其中之一。他能力過人，更有很好的溝通協調能力，讓團隊運作順暢，」黃瑞仁強調，醫院裡人才濟濟，大家醫術都相當不錯，但正因為這樣，

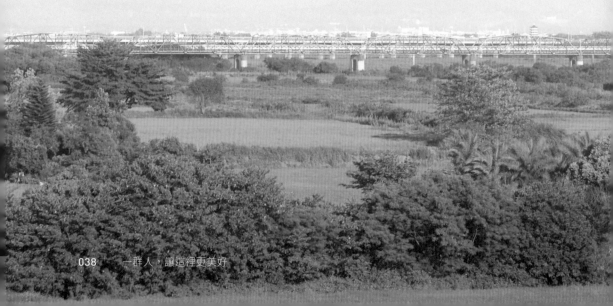

要形成一個團隊，往往更需要能夠居中調和且讓一群天才醫師順利運作的關鍵人物。

「我想，心中有大願景的人，往往更能無私和不堅持己見，甚至寧願犧牲自己一點，促成大我。」

不只對許智能如此期待，黃瑞仁坦言，這已是心血管中心漸漸內化的文化，而且這個風氣的好處是，「乍看『只是』人人犧牲小我，但一旦蔚然成風，那便是『人人為團隊、為大我』，每一位同仁與患者所得到的，都只有更多。」

這樣的團隊，才會不一樣，也才能帶來不一樣的改變。

黃瑞仁期盼的團隊，除了醫術精湛、互相扶持，更要能把在地經驗記錄、整理成論文，才能讓影響性不斷擴大。雲林分院目前唯一的臺大醫學院內科臨床教授林昭維，正是這樣的人物。

「林昭維醫師，除了是臺大醫學院畢業，又在美國哥倫比亞大學拿到博士學位，他十分擅長學術研究，撰寫、發表論文，」黃瑞仁解釋，類似臺大醫院這樣的大學型醫院，除了為民眾看診，教育及研究更是相當重要的使命，因為唯有不斷訓練、教育醫師，才能讓救人的能力愈來

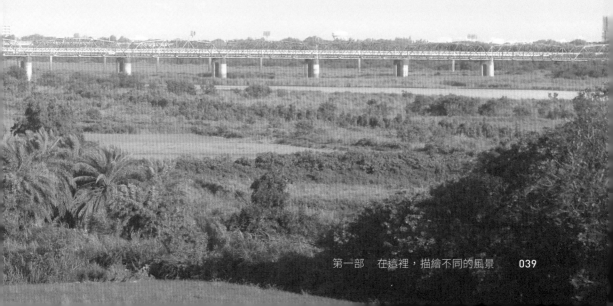

愈強大。

「撰寫論文，就是一點一滴為醫界蓄積力量，把雲林經驗變成可以傳承於世的力量，」他強調，若不是林昭維等人積極努力，將點滴經驗變成學術論文，很多寶貴經驗往往是船過水無痕，那就相當可惜了。

▌付出才能引發付出

「除了許智能、林昭維，我們還有許多好醫師，」黃瑞仁就這樣繼續細數，包含臺大雲林分院心臟內科主任邱富群、心血管中心副主任張勝南、內科部副主任陳建鈞、心臟血管科醫師楊紹祺、心臟外科主任游聖彬和前主任許鈞、小兒心臟科主治醫師林杏佳等人，並且點出每個人來到雲林分院的緣由、每個人特有的貢獻。

黃瑞仁強調，沒有一個人是完美無缺的，再厲害的醫師一天也只有二十四小時，能開的刀有限，因此需要透過團隊去加倍個人的能量，補足個人能力欠缺之處。

事實上不難發現，許多醫師是接受黃瑞仁的邀請，或被黃瑞仁的信念感動，紛紛前往雲林。而當他們在地服務，現場看診幾年後，這些醫師也都有自己的「心」發現，感受到雲林確實需要他們、需要改變，於是如邱富群等人，不僅在雲林生兒育女，還將父母接到雲林長住。

有趣的是，黃瑞仁幾乎介紹完每一位醫師是如何來到雲林後，都會用「天佑雲林」來收尾，很容易可以感受到他對這些醫師們願意付出與留下的深深感謝。

或許，天佑雲林並非意外，而是仁心使然，更是付出引發付出。

獨門技術不是鎮院之寶

除了仁心與團隊，整個臺大雲林分院心血管中心也總是持續創新、研發最新醫術；更特別的是，雲林分院若有獨到技術，也不藏私，而是樂於分享。

比方說，邱富群就對臺大人願意分享醫學知識與技術，留下深刻印象。他曾有位心房顫動患者，明明已按照正常醫治方式，如：服用抗血栓藥物，卻仍然中風。

「為什麼會這樣？」面對違反既有認知的事，一般人難免發出類似的疑問。而邱富群在疑惑不解之際，知道自己必須找到新的醫治方式，才能拯救更多病患，於是他毅然決定，回到臺大總院重新學習。後來，他學會了左心耳封堵器置放術，並在臺大總院教授蔡佳醍的協助下，為病患完成這項手術，患者不僅脫離險境，術後休養一段時間，還能自己一個人回診。

隨著能量累積，雲林分院開始與全國心臟科醫師互通經驗，2014年，時任雲林分院內科部主任蔡佳醍和團隊成員合作，台北、雲林網路連線，直播手術實況研討會。

「當時選擇的手術，都有一定的代表性與新創性，包含主動脈瘤之主動脈支架植入、複雜冠狀動脈心臟病及周邊血管疾病，以及左心耳封堵器植入等，」黃瑞仁自豪的說。

但是，為何要公開獨門技術？這些不該是鎮院之寶嗎？

黃瑞仁直言，唯有不斷創新與分享，才能夠幫助到最多人；而且，不斷創新，幫助到的也是醫師本身。

他的想法是，身為醫者，特別是在大學型醫學中心，除了學習老師傳授的醫術與知識，本就具備研究、找尋新醫術的使命。

「我常跟新一代醫師說，如果你們只是『複製』老師的能力，那很可惜，你們很難有自己的一席之地；但如果你們可以再從老師的能力上，再繼續往前，開拓新境界，那就是你們自己的天下，」黃瑞仁說，他十分樂見並鼓勵新一代的醫師，超越他們這一輩的極限。

因仁心而改變，因創新而成長

除醫術外，臺大雲林分院要挑戰的，還有雲林地區欠缺醫師資源的問題，尤其是小兒心臟科，全雲林的小兒心臟科醫師人數，竟是一隻手就能數完。影響所及，過往全台灣兒童都享有的心臟疾病篩檢，雲林的孩子卻從未有過。

欠缺資源篩檢，罹患先天性心臟病的孩子一旦發病，往往就是不幸猝死，家族悲送早夭的年輕生命。

為了改寫這樣的命運，林杏佳與雲林分院副院長馬惠明共同推動「偏鄉兒心‧百里醫情」計畫，與各學校護理人員（簡稱校護）合作，請他們錄下孩子的心音及十二導程心電圖並上傳到雲端；其後，他們召募全台熱血小兒心臟科醫師，上雲端聽心音及心電圖判讀，找出異常，為孩子們的人生與健康「傾聽」。光在 2019 年，這項計畫共計找到六十多位疑似心律不整、心臟疾病的孩子，並轉介他們就醫。

因為有了早期治療的機會，孩子們的人生就此改變；更因為仁心與創新，雲林的醫療命運，與十八年前已不可同日而語。

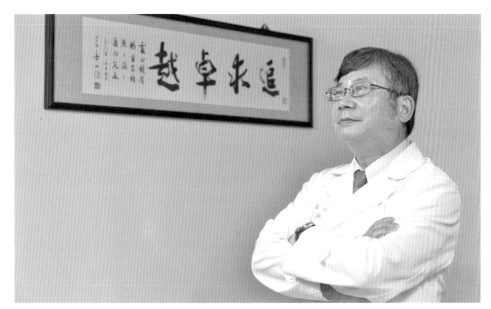

臺大雲林分院院長黃瑞仁認為，唯有不斷創新與分享，才能幫助更多人。

　　曾經，雲林地區的心臟病患者只能往外送，在路途中便不幸往生的消息時有所聞；而今，雲林分院心血管中心成為當地民眾的守護天使，甚至不乏附近縣市的民眾慕名求診，使得原本的心導管手術室排程相當吃緊，每每都是到晚間才能執行完所有手術。

　　為了滿足民眾的醫療需求，雲林分院的第二心導管室在 2022 年年初啟用，照顧全台更多民眾的健康。

　　因仁心而帶來改變，又因創新而不斷成長，凝聚成一個理念相同、互相支援的堅強團隊。最終，這個團隊——心血管中心，守護許多雲林鄉親的生命，維護許多家庭的完整，也實踐了醫者初衷。

（文／陳建豪）

03

智慧照護，
療癒長者傷口

　　從競爭激烈的臺大醫院整形外科脫穎而出，雲林分院整形外科主治醫師張惠琇處理過許多令人不忍卒睹的傷口。

　　這些傷口，發生在雲林當地長者身上。

　　雲林是人口老化嚴重的地區，縣內有許多患者合併各種慢性疾病、長期臥床、慢性傷口等問題。

　　由於慢性傷口患者多數行動不便、甚至肢體僵硬變形，有非常嚴重的「就醫困難」問題，長輩們往往必須終年與身上那些惡臭或久未癒合的傷口為伍。

　　「看見年邁的患者，身上的傷口遲遲無法癒合，真的讓人很不忍心，」張惠琇說，「還好，現在有智慧遠距影像科技輔助，患者不必經常到醫院回診，我們也能即時掌握傷口照護進度，提供及時處治建議。」

來不及施展醫術，先遇挑戰

很多人一聽到整形外科，馬上聯想到「醫學美容」，既輕鬆又荷包滿滿。

事實並非如此。

張惠琇形容，整外的範疇是從頭到腳、包山包海，「從十幾個小時的頭頸癌症重建手術，到幾分鐘的皮膚腫瘤切除，從追求顧客絕美的境界，到趴在屎尿旁清除腐肉惡臭，從截肢到接斷肢……」

走上整外這條路，她選擇的不是一條讓顧客絕美的坦途，而是處理腐肉惡臭的顛簸道路。

然而，前路顛簸，張惠琇為何還要進一步「折磨」自己，選擇留在雲林，而不是台北？

「以前父母親生病時，總是需要北上求醫，」她自省，身為雲林女兒，負笈北上、完成自己的理想，卻似乎沒有替在地鄉親服務過，雙親也都還在北港，所以，「在臺大總院完成住院醫師訓練後，剛好雲林分院有職缺，就選擇回到家鄉服務。」

只是，2008 年帶著在北部所練成的一身絕技，從大都市來到偏鄉，橫亙在張惠琇眼前的，並不是技術問題，而是一時半刻無法解決的現實挑戰。

「患者多為獨居老人或家屬白天外出工作，他們無法自行前往醫院就醫，往往大老遠來一趟醫院，下一趟就拖到不知道幾個月之後了，」她說。

例如，有位臥床的阿嬤因壓瘡就診，由兒子開著貨車載到醫院，當

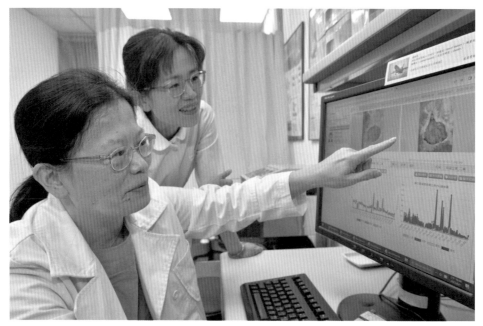

臺大雲林分院整形外科主治醫師張惠琇（左）成立傷口照護中心，希望能減少病患奔波。

尿布一打開，屎屎和傷口腐臭味瀰漫診間；張惠琇處理完畢後，詢問兒子日常如何照護？原來，兒子沒有與母親同住，阿嬤一人獨居，白天由居服員幫忙清潔，住附近的兒子晚上再到阿嬤家處理晚餐，尿布一天只能換一次……

　　也有病患為了看診，必須從家裡搭乘公車到嘉義火車站，再從嘉義輾轉到臺大雲林分院所在的斗六院區，來回換了四趟公車，足足耗掉一整天。還有患者是連公車都沒得搭，只能搭計程車，但來回就要兩千元車資。

成立傷口照護中心

「患者好不容易到醫院一趟，甚至可能是在其他地方漂流很久，終於來到雲林分院診間，如果錯失清創時機，傷口癒合緩慢，下次回診可能會更惡化，」張惠琇指出，以換藥治療有明顯壞死組織的傷口，是很常見的治療方式，但如果沒有清創，傷口只能一直潰爛。

「『清創』是傷口治療很重要的關鍵，但是，大部分傷口在臀部，要確實清創會遭遇到不少問題，」她舉例指出，「診療床不夠，就是其中之一。」

患者必須上床，醫師才能看到並處理傷口；治療過程中，有時甚至還要處裡排泄物……，整個過程至少需要半小時 —— 在忙碌的門診時間，只有一張診療床的狀況下，要讓每個需要治療的人都能夠上床，顯然是非常困難的事。

因此，傷口門診需要有夠大的空間，才能放置更多診療床，加快看診速度，減少患者的等待時間。

「為了解決這個問題，初期的傷口門診總是需要借用隔壁的診療床使用，」張惠琇說。

其次，許多患者是坐輪椅或躺推床去看診，一般診間的門太小不好出入，空間也太小，因此，需要大門，也還是需要大空間。最後，巧婦難為無米之炊，設備不足也會讓簡單的治療變成困難重重。

原本應該可以好好處理的傷口，因為種種因素而無法如期痊癒，張惠琇感到難過與遺憾之餘，決定寫信給當時的院長王崇禮，向院方提出她理想中的規劃 —— 希望有一個擁有三張床的傷口照護中心，備有數十

包清創器械、電刀、抽吸機、照明燈、電動大門……，猶如一間小型開刀房。

經過一年半的奔走，終於爭取到在雲林分院院內勉強增建的一個空間，擺進三張治療床，傷口照護中心於 2013 年 7 月正式運轉，病患看診同時清創，不需要再多跑一趟開刀房，「因為能夠及時清創，傷口也能較快恢復，」張惠琇解決了病患進入醫院就診的難題。

然而，除了交通距離，還有一群人想去一趟醫院，有如上山下海一般困難，還可能在搬動過程又多添了一些傷口。

「有位患者雖然年紀不大，但因脊椎長腫瘤導致癱瘓，十幾年來都是由母親背著她上下輪椅、到醫院看診，有時候狀況不佳，甚至要戴呼吸器出門，母親一隻手推輪椅，一隻手推呼吸器，熟練的背著她上、下輪椅跟診療床……」每每想起那個場景，張惠琇就忍不住感動，也相當不捨。

「山不來就我，我便去就山」，轉念之間，解決問題的辦法出爐。

為了幫助這些病患，張惠琇提出「主動出擊，清淨保養」的構想，並在 2017 年年底，爭取到衛生福利部「建置智慧醫療照護模式計畫」的支持。

從 2018 年開始，張惠琇與團隊走出醫院，從一開始的只做機構到擴大至案家，從 4 個鄉鎮做到 11 個鄉鎮，最遠還到來回車程需要兩個小時的崙背鄉與褒忠鄉。

從此，除非傷口惡化，患者都不再需要為了傷口折騰、搬運，而這個照護模式計畫也因為廣受好評，連續三年獲得衛福部補助，這支張惠琇口中的「療癒特攻隊」也得以逐年提升人力。至 2019 年，除了張惠

琇本人，還有 1 位專屬診助和 3 位傷口造口專科護理師。

結合科技，遠距追蹤

　　隨著智慧醫療的發展，傷口照護也可從中獲益。

　　張惠琇指出，有些傷口密集清創後，需要一些時間才能恢復，此時只要確認傷口是在穩定進步中，或是否需要改變敷料，「這些透過遠距方式處理即可，不必非到現場治療或回診。」

　　因此，從計畫案的第三年，也就是 2020 年開始，以機構個案為主，張惠琇與工業技術研究院合作開發傷口檢測軟體，院方與使用者都不必另外購買設備，只要下載 APP，並教導機構照護人員為患者換藥時，將傷口拍照上傳至雲端，軟體便會歸檔並進行分析，醫療團隊從後台登錄

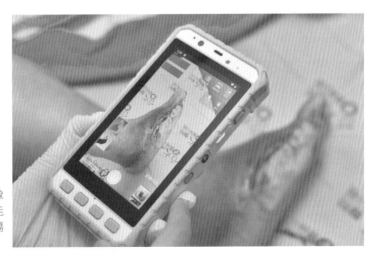

藉由智慧遠距影像科技輔助，醫師能即時掌握病患的傷口照護進度。

看到影像，就能確認傷口恢復程度，做到「親臨訪視＋遠距監測＋智慧分析」。

針對穩定的個案，團隊便可減少親自到現場的次數，從最開始的每週一次親訪降至每月一次，將時間留給其他更需要現場處理的病患。三年下來，張惠琇帶領的這支團隊總共嘉惠了 262 位病患。

不忘初衷，期待帶來改變

在雲林分院超過十三個年頭，身為基督徒的張惠琇深信，是上帝的旨意帶她回到家鄉服務，但能在資源不足的地區，締造出這些成績，她認為，「最重要的是整個團隊都抱持『事在人為』的心情。」

除了有時因身體不適不方便開刀，所有口腔癌重建，她來者不拒。

「這是吃力不討好的手術，但這是我的使命，能以很快的速度，開完一台重建手術，讓病人『人模人樣』，可以得到很大的成就感，雖然累，但值得，」張惠琇坦言。

外界來看，傷口照護對整外醫師而言是「大材小用」，健保給付點值也少，但張惠琇不這樣認為，反而將它當成一份使命感。

負責遠距醫療的臺大雲林分院副院長馬惠明也指出，張惠琇身為整外醫師，放棄醫美而選擇照顧很多人根本不敢靠近的傷口，「她的熱情跟執著，為了讓傷口照護可以更好，會跟主管 fighting（力爭），這是很大的醫療奉獻精神。」

隨著計畫案於 2021 年年初結束，傷口照護回到健保給付，張惠琇的目標是希望政府為傷口照護給付制定更完整、更有誘因的方案，讓有

心的醫療人員願意投入。

　　「尤其在雲林這個窮鄉僻壤，這麼多困難的病人，我看到他們的需要，心中有一份愛，要傳出去，活出愛，」張惠琇沒忘記從醫的初衷，而回到資源不足的故鄉，更是無法袖手旁觀。　　　　　　　（文／林惠君）

04

消弭100公里的空白

多年前，雲林地區雖然有醫院，可是一旦發生重大傷病意外，還是必須北送至彰化或南送到嘉義；2013年，臺大醫院雲林分院成為重度級急救責任醫院，情況從此改變。

生與死的距離

拉開地圖，靠海又靠山的雲林，農漁產豐饒，卻是西部縣市醫療資源最匱乏的農業縣。如果是一般門診，民眾可以轉搭公車或火車就醫；一旦遇到急重症，就是分秒必爭，很可能因為路途遙遠，到院前便失去一條寶貴的生命。

「緊急醫療救護」指的是從一個人受傷或不舒服的第一刻起，直

到抵達醫院期間，所進行的緊急處置，涉及的制度橫跨公共衛生、醫療與社會政策，牽涉到的主管單位是衛福部與消防署。至於醫院，分為三級：重度、中度、一般級，臺大雲林分院是雲林唯一的重度級急救責任醫院，一天二十四小時、全年無休，負責處理所有病人，包括重大傷病患。

然而，早年的雲林，境內並沒有重度級責任醫院，即使是急重症病患，也只能跨縣市急救。

「往北是到彰化基督教醫院，往南就是到嘉義基督教醫院或嘉義長庚醫院，不管往南、往北送都要 50 公里，中間空白的距離長達 100 公里，」雲林分院急診醫學部主任江文莒感慨的說。

雲林分院的前身是省立雲林醫院（簡稱省立雲醫，後來的署立雲醫），2004 年改制為臺大雲林分院，但當時全院只有一百多人，醫師僅有二十幾人。後來，雲林分院在 2013 年成為重度級急救責任醫院，「這一年，對雲林人而言，是一個醫療分水嶺，」江文莒指出，「2013 年起，雲林地區的急重症患者終於可以不必再外送其他縣市。」

在地就醫，對雲林人為何如此重要？

台灣自 1997 年起，強制騎機車必須佩戴安全帽，雖然這項規定推廣多年，但在雲林，仍不乏有年紀較大的長者以機車代步，卻沒有戴安全帽防護的觀念，一旦發生車禍，很容易造成嚴重的頭部創傷。

以前只能外送到 50 到 60 公里以外的醫院，在送醫途中過世的機率相當高；現在，雲林境內平均一個月大約會發生三十多起因車禍導致的嚴重外傷或昏迷事件。慶幸的是，如今可以就近送到雲林分院。

幾度進出雲林分院的江文莒，對這個現象的感受特別深刻。

他第一次到雲林分院時，那裡還不是重度級急救責任醫院，許多專

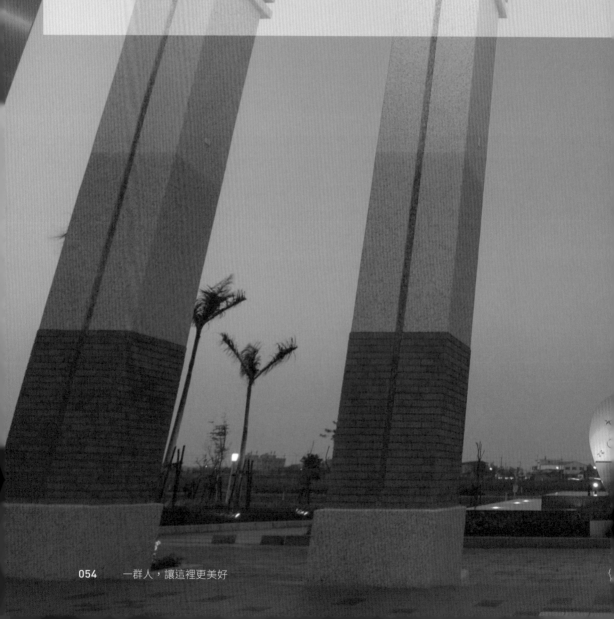

科醫師人力缺乏，有些重症還是要轉到外縣市就醫；還好，十年過去，雲林分院急診專科醫師陸續增加至近二十位，遇有重大傷病患，緊急醫療救護系統（119）也會在第一時間送到雲林分院。

不僅如此，院方還支持急診部醫師走出醫院，成為 119 的醫療指導醫師，提供 119 隊員對急重症傷病患的進階救護訓練，以提升病人到院前的安全與治療成效。

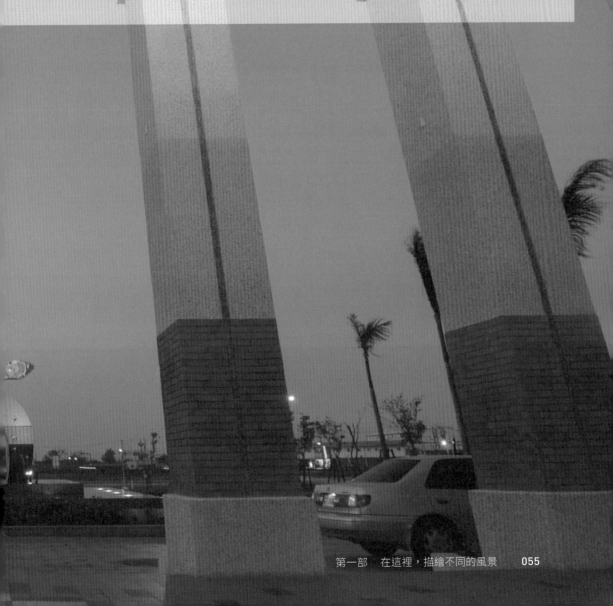

▌重症病人在地醫療零轉出

2016 年，現任臺大雲林分院院長黃瑞仁從前院長王崇禮手中接下印信，他延續王崇禮對緊急照護所做的努力，進一步發下宏願：「不能讓急重症病人在外轉途中過世，最好是可以留在當地醫療。」

有兩項指標顯示，這個心願已經達成。

第一個,是重大外傷零轉出。第二個,則是心肌梗塞病人零轉出。

近幾年來,因車禍嚴重腦出血、多重器官衰竭或深度昏迷的重大外傷患者,即使沒有加護病房,也有快速反應小組(Rapid Response Team, RRT)團隊「擠出」臨時救護的加護病房,不會再無奈遠送。

「院長祭出獎金獎勵處理重大外傷醫師,」江文莒舉例,像是晚上啟動一次處理重大外傷的外科醫師,就有高額的獎勵金,因此一個晚上如果有兩次就有上萬元。

一開始,或許是因為獎金的激勵,但漸漸變為習慣,形成良性循環,讓急救成功病人康復及零轉出,醫院聲譽隨之提升,醫師得到正面回饋後也更有成就感。

曾有人重大外傷入院,同時有頭部外傷、氣血胸、肝臟撕裂傷、骨折等,當天有包含急診、胸腔外科、神經外科、骨科、影像醫學等 7 位專科醫師同時照會。

「其他醫院可能是急診要打很多通電話,外科醫師一個一個接著來,而且後線醫師往往會問很多問題、交代很多處理事項卻姍姍來遲;但在雲林分院,病人到院後 10 至 20 分鐘內就完成照會,大家同時到場合作處理病人,這是很罕見的場景,」這一點讓江文莒最感驕傲。

甚至,從 2020 年開始,有 4 位急診醫師專門到消防隊進行到院前的急救參與規劃,擔任 119 系統的指導醫師,向消防隊員進行教育訓練,例如:協助訓練消防員如何在現場執行進階急救處置,如:骨針、止痛藥、超音波等。

2021 年起,大雲林地區到院前心電圖判讀 LINE 群組正式成立,目前群組中已號召各醫院急診醫師與心臟科醫師超過 50 位以上加入,可

以全天候二十四小時判讀 119 隊員在現場做的病人心電圖，並提供即時的建議，將危急病人護送到正確的地方，也讓醫院可以提早啟動必要的急救措施。

跨院合作，外轉比例降低

為了更進一步完善緊急救護系統，臺大雲林分院還做出一項驚人決定──跨院際合作。

自 2018 年起，雲林分院與成功大學附設醫院（簡稱成大醫院）斗六分院合作，啟動「斗六雙星區域聯防」計畫，減少病人跨縣市轉診就醫的頻率，增加醫療可近性與城鄉醫療平等。

兩家應該是競爭對手的醫院，如何合作？

江文莒說明，首先是盤點跨縣市轉診最多病人所需的專科，以及該專科在區域內不同體系的兩家醫院醫師人力，透過簽訂醫療合作契約報備支援，建立跨院互信機制。

簡言之，兩院建立急診專科照會模式，透過資通訊設備輔助，讓原本各自不足的專科醫師聯合排班，提供病人全時專科照會的醫療服務，遠距提供處置建議，降低傳統電話詢問可能造成的誤解。

在雙星照會之前，以 2017 年為例，兩院神經外科與整形外科共有 116 人需要跨縣市外轉就醫，比例為 55.2％，兩院互轉只占 44.8％；啟動雙星照會後，2018 年至 2020 年的轉出總數是 245 人，其中兩院互轉做進一步治療處置者高達 93.1％（228 人），而可能因加護病房不足或病人太多仍需要跨轉外縣市的僅占 6.9％（17 人）。換算起來，實施雙

星照會後，跨縣市外轉比例一舉下降 48.3％。

創造三贏的成果

以往，患者若跨縣市外轉，平均大約需要經過 3 小時 43 分鐘，才可以接受專科治療；即使能夠就地醫療，平均仍約需要費時 2 小時 20 分鐘；而若透過雙星照會，還可再減少 7 分鐘。前後相抵，病人從第一次掛號到接受專科照會處置的時間，整整加速了 1.5 小時。

急救本來就是分秒必爭的事，雙星照會模式有效進行病人的緊急處置及後續持續性照護，也讓轉診的病人節省一筆約 4,485 元的跨縣市外轉費用（包含救護車費、氧氣費、特別護理師費等）。執行以來，嘉惠病人數自 2018 年的 25 人成長至 2020 年的 168 人。自 2020 年 2 月起，服務層面更延伸到雲林分院之外，涵蓋成大醫院斗六分院住院病人。

「雙星照會這幾年來的成果是創造了『三贏』的局面，」江文莒認為，「對政府而言，是發揮區域醫院的最大力量；對病人而言，是節省時間與轉診費用；對醫師而言，則是聯合排班可以減輕值班的時間，跟家人相聚時間就長一點。」

江文莒如此重視偏鄉的緊急救護議題，並非毫無來由。

長期在台北服務的他，科內輪調的第一次，便是到臺大雲林分院，讓他看見一個與都會區截然不同的世界。

十多年前的某一夜急救現場，重重衝擊了他的認知。

那年，值夜班的江文莒遇到一位溫姓患者因腹痛而掛急診，檢查後發現是急性盲腸炎，必須立即開刀，但患者卻百般不願意，堅持「拿藥

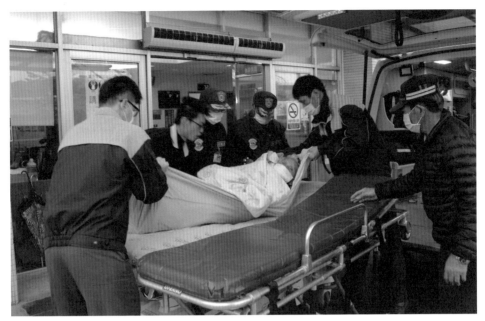

在雲林地區若有重大傷病患，緊急醫療系統會在第一時間送到臺大雲林分院。

就好」，還說自己「反正是爛命一條」⋯⋯

　　年紀尚輕、個性較急的江文莒不免嘟嚷：「如果不願意開刀，幹嘛來醫院做一堆檢查，浪費大家時間⋯⋯」他向資深同事提及這個狀況，同事一句話提醒他：「病人可能是因為經濟問題而不願開刀住院。」

　　事後，他透過溫太太得知，溫先生是一位捆工，雖然開刀有健保給付，但他沒有多餘的錢可以支付部分負擔的費用，因為家裡有三個小孩要養，住院也需要一筆費用，但若住院就無法上工賺錢⋯⋯，種種因素影響，溫先生寧可吃藥，也不願意開刀。

　　醫師的天職是救命要緊，江文莒決定，先幫患者完成開刀手術。事

後，他從口袋掏出五千元給溫太太，希望暫時幫他們度過難關。

這樁「急診室的故事」並沒有在第一時間為外界得知，直到內心受到震撼的江文莒選擇將心情轉折透露給一位高中時一起做公益的同學，同學發表在自己的部落格，才輾轉為人所知。

雲林分院認為這樁美事值得公開表揚，於是在 2012 年，雲林分院改制八週年慶的活動上，安排溫姓患者與已回臺大總院服務的江文莒重逢，當年的善舉才真正公諸於世。

事隔多年，江文莒談及此事顯得雲淡風輕，只說自己在台北擔任急診醫師從未遇到這樣的狀況，「當時年紀輕，第一次遇到不知如何應變，還好口袋有五千元可以給家屬急用。」

不過，長遠考量，他仍舊建議，如果其他醫師在雲林也遇到這類經濟弱勢的案例，直接通報醫院社工接手，由社工介入，才是比較永續的做法。

▎世代傳承，造福更多在地民眾

三度到臺大雲林分院服務的江文莒，擔任急診醫學部主任任期屆滿五年，見證急診醫學部從人力不穩到近年來有餘力參與消防隊到院前急診參與規劃，急診病患滿意度也不斷上升，在 2018 年創下 88.7% 新高。

如何再精進，他有一些想法。

「我希望急診醫師的人力可以在地化，而不是人在雲林、心在台北，下班後就往北部跑，而是能多花一點心力，付出在上班看診以外的事。急診醫師在這裡能做的事很多，例如：各種臨床教學、院內院外緊

急救護或區域災難應變等行政服務，以善盡社會責任，或發展急診的特色醫療，以及參與院方在地的新創計畫，」江文莒語重心長的說。

他指出，近幾年來，急診醫學部的醫師除了來自臺大總院，也延攬留在當地發展的醫師，包括：來自台南成大醫院、奇美醫院或是嘉義基督教醫院的醫師。目前團隊成員雖然主要仍是臺大體系訓練的醫師，仍有 4 位由雲嘉南地區醫院轉任雲林分院的專任醫師，以及 2 位兼任醫師，「他們認同臺大雲林分院是雲嘉南地區急重症的翹楚，願意進入雲林分院長期發展。」

另外，他發現，近幾年來在夜間值班時，有愈來愈多外籍新住民就醫，因此，除了幫外籍看護做母語的衛教單，例如：越南、印尼、泰文，急診醫學部也計劃為這些新住民建立他們的母語衛教單與影音系統。

「一棒接一棒，世代交替，希望總院的中生代急診醫師也能到雲林接受主管行政的歷練，」年屆五十的江文莒期許，急診醫學部已建立好制度，並有相當堅實的團隊，以及許多願意留在當地發展的人才。經由世代接棒傳承，一定能造福更多在地的雲林鄉親。　　　（文／林惠君）

05

先開刀再找床，
實現急診零轉出

　　在台灣，包括臺大醫院在內的許多醫院，都有一個「9595」（救我救我）警報代號，意思是院內有病人遇到緊急情況需要做心肺復甦術（CPR）。只要「9595」廣播警報響起，附近的醫護人員就會趕到急救現場協助。

　　不過，從 2014 年 10 月開始，「9595」在臺大雲林分院召集的，除了附近的醫護，還有一群在院內被稱為「霹靂嬌娃」的護理師。

　　他們是全台首創的「護理快速反應小組」（Rapid Response Team, RRT），任務之一就是火速前往急救現場給予支援。

　　這支目前（2022 年）共 7 位成員的團隊，主要的任務就像「偵察機」，到處巡查，找出有問題的病人。結合手機、簡訊、院內臨床警訊通報系統，他們提早警覺有病情惡化潛在可能的病人，也主動探視從加

護病房轉出二十四小時內的病患，進而降低這些病患不預期心跳停止的發生率。

率先引進 RRT

歐美臨床醫學研究發現，發生心臟停止的住院病人中，約有六至七成在心臟停止前 6 到 8 小時就已經出現徵象，然而，卻只有 25% 的病人會被察覺。

大多數發生心臟停止的病人，只要能夠及時給予適當處理，便可避免心臟停止。因此，近十多年來，美國各大醫院已經相繼成立 RRT，避免心跳停止、不預期死亡、非計畫性進入加護病房等不良事件發生。

然而，在台灣，卻是一直等到 2014 年，臺大雲林分院專科護理師護理長張怡萱到美國紐澤西州恩格爾伍德急診教學醫院（Englewood Health）進行六個月見習，才首次將 RRT 的概念帶回台灣。

「我發現 RRT 可以有效預防及改善病人病況突然惡化的情況，在還沒有啟動急救小組前，預先偵測到病人潛在危機、即時處理；也可以整合各科別團隊，舒緩臨床護理師工作壓力、解決急重症病床不足的問題，」張怡萱說。

「連對院長、副院長來說，RRT 的概念都是很大震撼，」臺大雲林分院護理部督導長吳春桂記得，在張怡萱的見習分享讀書會上，當時的院長王崇禮立刻決定要在雲林分院導入 RRT。

如此迫不及待的原因，除了可以搶救病人生命，也與當時臺大雲林分院面臨的一大挑戰有關——永遠處於滿床狀態。

雲林分院現任院長黃瑞仁曾經分享這麼一段體會：

「改制後的雲林分院，致力提升雲林地區醫療照護水準、降低雲林縣民跨縣市就醫的比率，一步一腳印累積地方民眾對醫院信賴的同時，卻也使占床率逐年增高，尤其斗六院區，占床率高達九成，每天都出現一床難求的窘境。」

滿床問題亟待解決

後來，雲林分院在 2013 年通過「緊急醫療能力分級認定重度級急救責任醫院」，責任加重的同時，滿床問題也更加惡化。

「收治住院照顧病人數、嚴重程度雙雙增加，急救頻率增高，急診卻經常壅塞、回報 119 啟動滿載機制，」黃瑞仁說：「我們有重度級急救責任醫院資格，更應該全力救治急重症病人，但是卻有愈來愈多急重症病人因為沒有加護病房而必須轉出，大家心裡都很不好受……」

另一方面，急重症病患增加，對第一線照顧的資淺護理師造成莫大壓力，使原本就面臨護理師招募困難的雲林分院，還必須面對護理師的高流動率，導致夜間和假日人力不足，醫護工作壓力和負荷不斷增加，形成惡性循環。

「聽到 RRT 小組可以同時舒緩我們面臨的各種問題，大家都很興奮，也都有一個美好的願景和想像，但是……」吳春桂坦言：「知易行難。這項任務對護理師來說是全新角色，團隊如何組成？成為當時最大的難題。」

此時，王崇禮徵求自願者投入試行。

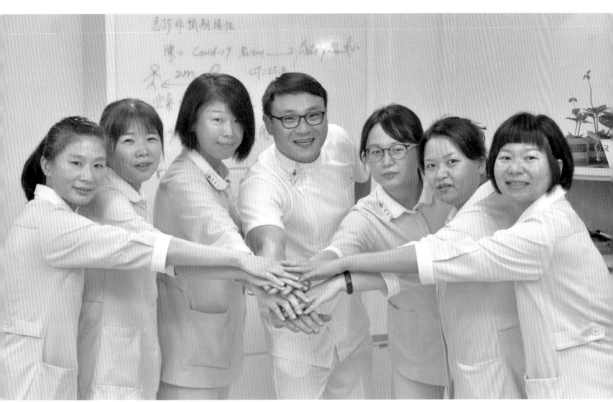

全台首創的「護理快速反應小組」（RRT），任務之一就是火速前往急救現場給予支援。

▍四個月看見成效

挑戰很大，卻沒有什麼實質誘因。還好，張怡萱、吳素幸、劉幸儀、李美淑、黃心怡、王淑娟、郭雅芬及黃美雲，8 位急重症護理長憑著一股熱忱，不想再發生無法收治需要協助的急重症患者的情況，而率先響應。2014 年 10 月 2 日，RRT 成立，一週左右正式上線運作。

「雲林分院沒有任何人有經驗，台灣也沒有前例可循，只能且戰且走，」吳春桂說。

第一代 RRT 由護理部主任蔡紋苓和吳春桂擔任領頭羊，每週討論、檢討、閱讀文獻以汲取國外經驗，規劃出護理 e 化車、加護病房無床時病人入住恢復室流程圖、臨床警訊呼叫系統事件查檢表、RRT 介入紀錄單與工作任務等。

四個月後，便有顯著成效。

根據統計，2014 年 10 月至 2015 年 2 月間，雲林分院 RRT 收案的高危險病人共 439 例，有效監測病情突發惡化共 294 例，協助緊急處理並轉送加護病房後續照護則有 25 例。

如果再比較前一年的情況，更可以看出不同。

2013 年雲林分院啟動的突發性急救案例共 59 例，平均每個月 6 至 7 例；RRT 成立後，突發性急救案件銳減至約 1/3，每個月僅 2 到 3 例。

▍寫下急診零轉出紀錄

在這個基礎上，臺大雲林分院在三年後又推出一項創舉。2016 年黃瑞仁接任雲林分院院長後，推動由 RRT 負責「先開刀再找床」政策，降低因為沒有加護病房床位而必須轉院的急重症病患人數。

「先開刀再找床」是利用恢復室的設備與空間，建立相當於加護病房等級的「中繼床位」機制，把相對穩定的加護病房病人挪到中繼床位，由 RRT 接手照護，直到病人轉到普通病房。

雲林分院護理部副主任黃美玲記得，當時雲林分院醫師們有時因為

擔心開了刀卻沒有加護病房床位、無法讓病人得到充分照顧，不敢貿然開刀，寧可把病人轉出；有了這個新機制，只要醫師需要開刀，RRT 便會想辦法找到床，讓醫師沒有後顧之憂。

「『先開刀再找床』的做法，一開始曾遭到醫界質疑，例如：術後照顧團隊如果沒有接軌，貿然開刀，病人的安全反而令人憂心，但確實在雲林發揮了救人成效，」雲林分院外傷中心主任林鎮江於 2019 年接受媒體採訪時，曾經這麼說：「有了『先開刀再找床』後，雲林分院除了嚴重的燒燙傷病患，急重症轉出人數是：零。」

RRT 不僅讓醫師安心，也成為護理人員的堅強後盾。

在雲林分院規劃下，由資深 RRT 護理師協助、指導臨床護理師進行複雜、困難的護理工作，大幅提升護理師重症照護的專業能力，減輕臨床護理師工作壓力。

數字會說話。

2014 年 10 月 RRT 成立後，護理部離職率從 11.2％降至 7.7％，遠低於全台同儕醫院；護理部員工滿意度也顯示，護理師感受「在照護病人時，我可以得到所需的支援」滿意度，從 62.2 分提高到 75.4 分；護理部整體員工滿意度更由 2017 年的 78.6 分提升至 2018 年的 81.72 分，高於全院平均（80.14 分）。

擔任披荊斬棘、拓荒先驅的第一代 RRT 始祖，在團隊成熟後，便逐漸交棒。邁入 2022 年，接棒主導的是平均擁有五年護理年資的第三代 RRT。世代交替之際，這支全台首創的 RRT，也開始在各地被看見。

2017 年，臺大雲林分院護理部 RRT 獲得「國家品質標章」（SNQ）認證、「國家生技醫療品質獎」銅獎；2019 年，獲得慈月社會福利慈善

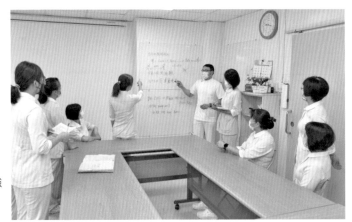

RRT 是醫護人員的堅強
後盾。

基金會（簡稱慈月基金會）主辦的第八屆「南丁格爾獎」團體金獎。

慈月基金會這樣形容：

「RRT 成員不分你我、無私的將經驗傳授後進，更不分晝夜的守護留院病患，未來更期盼將整套臨床工作分享到其他醫院，不僅有效運用院內資源，也吸引更多有護理熱忱、優秀人才加入，減少國內護理荒。不求回報的善意猶如南丁格爾，榮獲『南丁格爾獎』團體金獎，實至名歸！」

▌期待 RRT 遍地開花

「知道得獎的一剎那，我們護理部歡呼尖叫，」吳春桂笑著回想當時護理部激動的氣氛，「護理師常常覺得自己只是醫院裡的小螺絲釘，日常工作就是在盡自己的本分而已；能夠得到這麼大的肯定，讓我們覺

得自己超級厲害，也從工作中看到自己被需要，同時更在過程中尋找到成就感。」

　　獲得肯定後，雲林分院 RRT 有了更明確的目標和方向。他們以分享雲林分院 RRT 從無到有的成功經驗為己任，期待 RRT 能在全台醫院和護理界遍地開花，從南到北、從都市到偏鄉，一起守護民眾健康，創造更高的護理價值與成就。　　　　　　　　　　　　　　（文／朱乙真）

06

幫一個人，幫一個家

　　每星期固定有幾天，一台銀灰色、車身印著「臺大醫院雲林分院」的廂型車，總會穿過雲林鄉間一畦畦的稻田和菜園，熟門熟路在不同地址前停留。下車的一行人中，都有一個熟悉的身影——雲林分院精神居家巡迴醫療護理師沈猷君。

▍幫助病患回歸正常生活

　　沈猷君投入照顧精神疾病患者超過二十五年，更從醫院走向社區，從 2008 年開始，加入精神居家護理照顧行列。

　　為什麼這麼做？社區工作日曬雨淋，不是很辛苦嗎？

　　聽到這個問題，沈猷君只是微笑，說：「就是覺得精神病患除了本

身的疾病因素需要治療，家人的照顧與支持也很重要。」

這天，沈猷君精神居家護理其中一站是立香（化名）家。

搬著醫療用品堆得滿出來的白色塑膠箱，一跨進立香家大門，沈猷君就親切的用台語問立香媽媽：「她（立香）最近有乖嗎？」

立香是成人精神病患者，平時和媽媽住在家裡，由臺大雲林分院的精神居家巡迴團隊定期訪視。這次，沈猷君的任務之一，是要幫立香約好下一次回醫院的門診時間：「劉醫師說好久沒看到妳了，我們約好 24 日早上，妳要記得來喔！」

確定立香在月曆上記錄回診日期後，沈猷君拿出小藥剪，幫立香將一週分量的藥盒準備好、協助包藥，連立香媽媽的血壓都一併檢查，甚至幫忙處理日常生活。確定一切妥當後，她才揮揮手，繼續下一站。

通常，居家照顧護理師的包包必備用品多半是血壓計、體重計，但沈猷君的包包就像小叮噹的百寶袋一般，總是多放了刮鬍刀、理髮用剪刀、剃刀等用品，看到患者頭髮太長、鬍子沒剃，她就拿出工具替他們打理，為的就是希望減少外界對精神障礙患者的誤解，用平常心看待這群人。

「我們的個案經常被當成社區的不定時炸彈，其實經過不斷治療和定期醫療訪視，他們都可以在家正常生活，甚至成為家庭裡的小幫手，」沈猷君說，看到病患因為醫療資源介入而能維持病況穩定，持續在家庭和社區正常生活，是她覺得工作最有意義、最以自己為榮的時刻。

多年的默默耕耘，沈猷君不但獲得臺大雲林分院病患與家屬高度肯定與信任，更獲得慈月基金會 2019 年第八屆「南丁格爾獎」個人績優奉獻獎銀獎。

在頒獎典禮上，她拿著 20 萬元獎金，開心的笑著說：「這筆錢我可以趕快拿去幫忙病患了！他們的狀況都不太好，像有一對父子每個月靠 4,800 元津貼過生活，每天只吃一、兩餐，我想送他們一台二手開飲機都被婉拒，說太耗電了。」

▍不一樣的原生家庭

「視病猶親」對來自嘉義縣鄉下偏僻小村落的沈猷君來說，不只是一個身為醫療人員的崇高理想，而是她真正的日常生活，因為，她的親人，正是精神疾病患者。

「我爸爸就是人家講的『老芋仔』，四十幾歲才娶了有智能障礙的我媽媽……」

沈猷君 2019 年接受媒體專訪時，娓娓道出她的原生家庭：「我哥哥出生時沒有問題，但有一次發高燒太晚看醫生，也變成智能障礙。我爸打零工加上一點點的月退俸，得養活我們一家四口。」

沈猷君從很小開始，就知道要和爸爸一起照顧媽媽、哥哥。爸爸給了她滿滿的愛，也給媽媽、哥哥滿滿的愛，讓她從來都不覺得有智能身心障礙的家人很丟臉。

直到她國中時，爸爸車禍住院，沈猷君嚇壞了，在醫院裡不知如何是好。

「還好，那時有個護理師走過來，像天使一樣照顧爸爸。從那一刻開始，我就告訴自己，長大以後也要當白衣天使……」後來她真的考上護理科，19 歲高職護校一畢業就開始當護理師，分擔家計。

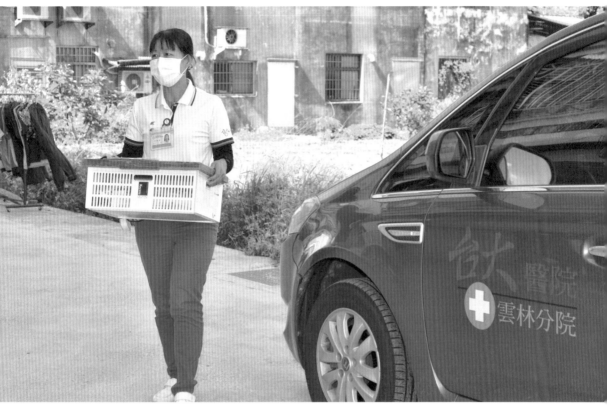

臺大雲林分院精神居家巡迴醫療護理師沈猷君，長年投入精神居家護理照顧行列。

▌ 如同「回娘家」般的心情

　　為了照顧家人，沈猷君選擇離家近的雲林縣北港媽祖醫院，從此在雲林落地生根；1995 年，因地緣因素轉到省立雲林醫院工作，再也沒有離開。

　　「一到雲林醫院，我就得選定一個科別，但我想都沒想，就決定投

入從沒經歷過的精神科，」她回想當時的環境，大多數護理人員對精神科敬而遠之，但她因為家庭背景，反而有種特別情懷，想要以照顧自己家人的心情來照顧精神病患，「精神科沒人想去，可是那裡跟我家裡的狀況好像，每一個病人都讓我看到媽媽、哥哥的影子，我非常能夠感同身受。」

沈猷君笑著透露，後來負責訪視出院的居家病患，到每個病患家裡，她都感覺像「回娘家」看媽媽、哥哥；發現病患有異狀時，她會立刻尋求醫師、社工、心理師或跨團隊的協助，找出患者病因，緊密串連起照護資源，讓每個環節合作更加密切。

沈猷君甚至把自己的手機號碼給病患、家屬，讓他們二十四小時隨時都可以找到她。

不怕麻煩嗎？

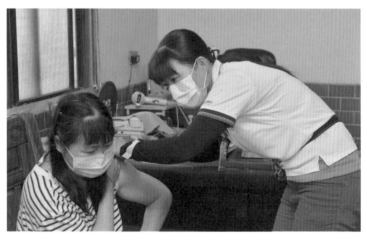

醫護人員總是以家人的心情照顧每一個病患。右為臺大雲林分院精神居家巡迴醫療護理師沈猷君。

沈猷君輕輕搖頭說：「他們會打電話，通常都是病患情緒突然失控，或是多吃了一包藥，不知該如何是好。如果我可以在電話裡告訴他們該怎麼辦，或是安撫他們的情緒，不就可以免除他們一趟跑醫院急診的舟車勞頓嗎？」

▍用家人的心照顧精神病患

　　臺大雲林分院的思覺失調病友家屬樊小姐（化名），便以「一道光」來形容沈猷君。

　　樊小姐回想弟弟剛發病時，全家人都受到重大打擊，媽媽甚至到處求神問卜，但弟弟絲毫沒有好轉，甚至極度排斥就醫，每個家庭成員生活大亂，猶如陷入一場風暴……

　　直到沈猷君用親切的溝通技巧，獲得有暴力傾向弟弟的信任，願意就醫治療控制病情，最近也回歸家庭正常生活。而沈猷君更和弟弟建立起如同親姊弟般的手足情感，讓弟弟願意把心裡的困擾、煩躁的壓力、祕密和沈猷君分享，拆解了許多一觸即發的情緒炸彈，「沈護理師已經不只是幫忙弟弟一個人，而是改變了我們全家每一個人的生活狀態。」

　　臺大雲林分院精神醫學部主任黃偉烈形容沈猷君：「她處理的不只是給藥這麼單純的生理問題，她也是患者和家屬的心靈導師。」

　　發揮南丁格爾的精神和價值，沈猷君要繼續在雲林擔任精神病友的生命守護者，成為一股永遠支持他們前進的力量，以及他們的「生命導航員」。　　　　　　　　　　　　　　　　　　　　　　（文／朱乙真）

07

豐富愛滋受刑人
生命色彩

　　2007 年，二十出頭歲的小如（化名）因使用毒品入監服刑。不幸的是，因為注射毒品共用針頭，她染上了愛滋病毒。

　　這一年，前往雲林第二監獄志願支援為愛滋受刑人抽血的臺大雲林分院護理師李美玲第一次遇到小如。

　　數年後，李美玲轉任雲林分院感染管制中心（簡稱感管中心）的愛滋個案管理師，在醫院門診又遇上出獄後的小如，但她懷孕了，有藥癮的男友渾然不知小如是愛滋病毒感染者。

　　小如未出生的孩子可能感染愛滋病毒，男友也有感染的風險，因此首先要取得女方同意，告知男方她是愛滋病毒感染者，另外還要幫男方在知情同意後進行愛滋病毒篩檢⋯⋯，李美玲一時之間百感交集。

　　根據衛福部疾病管制署（簡稱疾管署）資料顯示，台灣在 2004 年

和 2005 年間的愛滋疫情，因注射藥癮者共用針具或稀釋液等因素，導致感染人數迅速攀升，2005 年新增通報感染 3,378 人，其中 2,425 人（占72％）為注射藥癮者。

早年藥癮者感染愛滋機率高

愛滋病，是後天免疫缺乏症候群（Acquired Immunodeficiency Syndrome, AIDS）的簡稱，係因病患遭到愛滋病毒感染（Human immunodeficiency virus infection, HIV）而引起，若病患沒有被早期診斷及接受抗病毒藥物控制，病毒會逐漸破壞身體免疫系統而使抵抗力降低，衍生各類感染性疾病或腫瘤。

至於愛滋病毒的感染途徑，除了不安全的性行為，注射毒品已是全球另一個傳播愛滋病毒的重要途徑，台灣亦然。透過藥癮者共用稀釋液、共用稀釋用具來稀釋毒品，或是共用針具來注射毒品，都有機會造成愛滋病毒的傳播。

2004 年至 2006 年間，雲林縣沿海地區便是因靜脈藥癮者共用針頭等因素，使愛滋病毒感染者急遽增加，年齡層分布在二、三十歲，且有一大部分感染者當時因毒品相關問題在監獄內服刑。

「十多年前，在雲林地區，愛滋病相關資訊還不普及，沒有多少人知道，共用針頭會染上愛滋，且當時患者對治療方法缺乏信心甚至誤解，抗拒服藥，直到上完課和反覆說明後，個案對愛滋有了較正確的認知，才逐漸願意接受藥物治療，」臺大雲林分院感染科兼感管中心主任林綺英說明早年的困境。

▍雲嘉首家愛滋治療指定醫院

2004 年，署立雲醫正式改制為臺大醫院雲林分院；隔年的 4 月，雲林分院便成為衛生署「後天免疫缺乏症候群指定醫療機構」，當時是雲嘉地區第一且唯一的愛滋治療指定醫院。

雲林分院曾同時在雲林監獄、雲林第二監獄、嘉義監獄開設愛滋受刑人門診，後來其他醫院陸續於雲林成立分院，並加入到監獄看診的行列，目前雲林分院僅負責雲林監獄的愛滋門診，雲林第二監獄則由成大醫院斗六分院負責。

林綺英從 2008 年擔任雲林分院感染科主治醫師時，便開始每個月到監獄為愛滋受刑人看診，同時也照顧監獄外的愛滋病毒感染者（門診及住院），迄今超過十年時間。

在監獄看診，跟平常有什麼差別？

林綺英表示，在監獄看診最大的不同是，監獄戒備森嚴，必須先做行政報備，不能帶手機，門診有一定動線，受刑人不必上腳鐐、手銬，但必須在獄警陪同下就診；而如果是申請外醫到醫院看診，則不僅要有獄方陪同，受刑人也必須上腳鐐、手銬，遵守相關程序及規定。

這些年來，林綺英觀察到：「愛滋病毒感染個案有較高的機率發生共病或新陳代謝等相關疾病，部分個案更因為免疫力低落會發生伺機性感染或相關腫瘤，像有些患者因有共用針頭等習慣，便同時感染肝炎與愛滋病毒，這些疾病都需要一併長期追蹤診療。」

她舉例，有位在獄中看診的中年愛滋受刑人，當年因為毒、藥癮共用針頭，染上肝炎與愛滋病毒，出獄後已步入老年，目前仍然持續到感

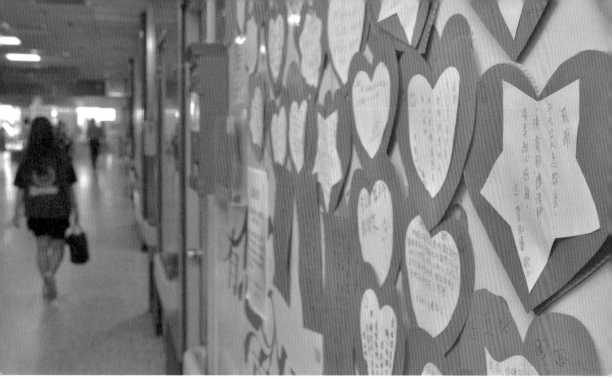

治癒疾病，醫療與關懷缺一不可。

染科門診定期就診及服藥，時間長達十年以上。

為協助受刑人出獄後回到社會，法務部矯正署以為收容人帶來生命中的彩虹為訴求，推出「彩虹計畫」，開辦早期曾由臺大雲林分院感染科醫師負責為雲林第二監獄愛滋受刑人衛教疾病認知、健康照護等課程，希望不會因為對疾病的認知缺乏，而再出現像小如這樣的個案。

林綺英談到，愛滋病毒感染及疾病照顧相關領域不斷有更新的科學研究和知識，因此，雲林分院每年會舉辦愛滋相關主題教育訓練，進行疾病等正確知識及新知推廣，希望藉此減少大家對疾病的誤解與歧視。

長期與愛滋患者接觸，甚至到監獄看診，林綺英十多年如一日，強調：「只要有正確的知識跟防護，風險不會特別高。」

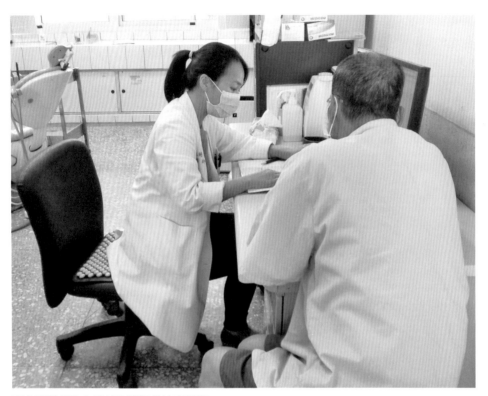

臺大雲林分院在雲林監獄提供診療服務。

李美玲也抱持同樣的看法。

用心關懷，減少誤解與歧視

雲林分院建立愛滋個案管理師制度多年，透過與愛滋受刑人的交流，李美玲發現，許多個案都是因為家庭缺乏溫暖才誤入歧途，而富有愛心與同理心的她總是想給這些個案多一點關懷，也獲得了良好的回饋，有三百多位愛滋個案持續與她保持通訊軟體聯繫。

在這些案例中，命運多舛的小如，尤其讓她印象深刻。

「原以為小如結婚後否極泰來，但另一半藥癮加劇，她被暴打到渾身血淋淋，甚至男方因沒錢買毒而行竊，還威脅小如把風，事發後來不及逃跑的她，再度入監服刑……」李美玲無奈說到兩人竟又再度在監獄相遇。

所幸一路以來，李美玲不斷給予小如支持與關心，現在「為母則強」的小如不但戒斷藥癮，出獄後也成功離婚，雖因曾入監而未取得小孩的監護權，但小如已找到一份工作，展開新生活。

「藥癮、愛滋個案的社會支持系統通常很薄弱，很需要幫助，看到小如能夠重生，真的讓人很高興，」李美玲說，她也因為做這些事獲得福報，即使身體健康上有狀況而需要長期追蹤治療，仍樂觀面對並平穩度過難關，依然努力堅守工作崗位。

不僅提供醫療，還曾在無數的夜晚及時挽救多起自殺的個案，雲林分院的愛滋醫護團隊，為這些處在社會邊緣的個案，帶來他們灰暗人生中的一線希望和彩虹。

（文／林惠君）

08

引導藥癮患者走回正軌

　　17歲的小明（化名）是單親家庭的青少年，父親採取放任、打罵及溺愛三種極端混合的管教方式。小明因玩樂作息紊亂被父親體罰而逃家，逃家期間因偷竊遭保護管束；結束感化教育後去找了份工作，卻因工作疲憊，為了提神，染上吸食安非他命的惡習，遭警方查獲。

　　小明在接受臺大雲林分院為期半年的戒毒療程後，建立起他對醫療體系的信賴度與堅定戒毒的決心。雖然家庭問題，但醫護人員鼓勵小明，遇到危機時要記得尋求仍舊存在資源，重建穩定生活。

　　某方面來說，小明能有這樣的結果，是相對幸運的，其中很大一部分要歸功於他自己願意改變，而能有一處提供完整治療的場域也是原因之一。

　　不過，小明的故事背後，顯示出十多年前的雲林縣沿海地區鄉鎮，

藥癮問題相對其他鄉鎮較為嚴重，卻只有雲林分院這唯一能提供治療的醫院。

▌海洛因濫用嚴重

毒品濫用一直是讓台灣各界頭痛的問題，尤其十多年前以海洛因施打案件較多，除了造成社會問題，共用針頭成為感染愛滋病毒的重要原因，也引發公衛界的關注。

根據統計，2006 年台灣藥物濫用案件數，在查獲件數中，以一級毒品的海洛因居冠，該年度共有 10,207 件，其次為安非他命的 3,201 件，以及 K 他命等藥物。顯然，海洛因藥物的濫用件數，遠超過其他藥物的總和。

有什麼辦法可以改善海洛因成癮？

在國外，以美沙冬替代療法幫助海洛因成癮者戒癮，已施行三、四十年之久。

美沙冬主要成分是合成的鴉片類藥物，可取代海洛因，屬於二級管制藥品，替代療法就是以低傷害性藥物取代高傷害性毒品。

不過，台灣早期對於藥物成癮的觀念，往往是認定應該完全戒除，而不是使用另一項藥物加以替換，也因此以美沙冬替代療法治療海洛因成癮的方式，並未獲得一致的認同。

一直到 2006 年，有鑑於海洛因濫用進而感染愛滋病的情況劇增，台灣也開始以美沙冬替代療法治療海洛因成癮問題，而雲林分院便是第一波執行推動的醫療機構。

首創美沙冬外展給藥模式

　　臺大雲林分院精神醫學部主任黃偉烈表示，雖然雲林縣的藥物成癮人數未必明顯較其他縣市為高，但依照臨床上看見的情況，或許是受到社會經濟等因素影響，以往雲林縣沿海鄉鎮的藥物成癮問題確實較境內其他鄉鎮嚴重，「遺憾的是，沿海鄉鎮也是醫療資源最缺乏的地區。」

　　自 2006 年至 2010 年，雲林分院建置了一支藥癮治療的完整團隊，包括：精神科主治醫師、美沙冬護理個管師、精神科住院醫師、臨床心理師、職能治療師、社工師、愛滋個管師、藥師、醫檢師，以及護理長，在還沒有其他醫院加入美沙冬替代療法前，擔負治療境內成癮患者的重責大任。

　　然而，實際執行時，「距離」是團隊首先面對的難題。

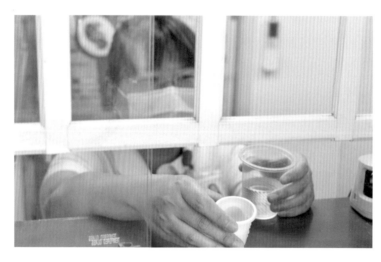

為方便患者取藥，臺大雲林分院首創美沙冬替代療法的外展給藥模式。

雲林分院斗六院區位於山線，沿海鄉鎮要到斗六院區的車程，單趟近一小時，大幅影響患者服藥的意願。

為方便患者取藥，雲林分院首創「外展給藥」模式。

在 2006 年至 2010 年這五年間，建置外展給藥站，透過與衛生局合作，由所屬衛生所擔任給藥站，包括：麥寮、水林、大埤、二崙及林內等衛生所，都是外展給藥站的地點，並持續至今。

「衛生所像是我們的衛星給藥站，個案可固定到衛生所取藥並當場服用，只要每隔一段時間回醫院評估即可，」黃偉烈指出。

推動二級毒品緩起訴

過去，依照《毒品危害防制條例》，非法施打、吸食毒品必須到戒治所執行觀察、勒戒或戒治。然而，這種做法未必可讓藥癮者完全戒癮，甚或為了買毒品而偷竊，形成更大的治安問題。

為何戒除藥癮那麼難？

「藥物成癮者會產生生理依賴，出現戒斷症狀」黃偉烈說明，「一旦停用藥物，身體會不舒服，以海洛因為例，像是冒冷汗、腸胃不適等，如果沒有外力協助，生理不適很容易促使成癮者持續使用毒品，無法戒癮。」

海洛因是一級毒品，與嗎啡、鴉片等藥物屬於同一類，是一種中樞神經抑制劑，使用後有放鬆的效果，而停用所出現的戒斷症狀，則會以反向的「活化」為特徵，例如：情緒焦躁、嘔吐、腹瀉或盜汗等令人難受的症狀。後來，台灣開放使用美沙冬替代療法，費用不高，患者即使

必須自費也能負擔，治療戒斷症狀效果良好。

　　不過，若是二級毒品的甲基安非他命（俗稱冰毒，台灣安非他命最常見的型態），偏向中樞神經興奮劑，使用後精神會特別亢奮，戒斷症狀是容易疲累、精神不繼，並沒有合宜的藥物能改善這些戒斷症狀，就需要採取另外的治療方式，例如：搭配心理治療等。

　　為有效減少毒品使用人口，十多年前，法務部開始推動毒品施用者「緩起訴附命戒癮治療」處分（簡稱緩護療），透過醫療方式停止對毒品依賴，以及減少藥癮者為購買及施用毒品而造成治安危害，避免處於進出監獄的輪迴。

　　如果檢察官認為毒品施用者願意配合戒癮，可以提起緩起訴，但必須轉介至醫院進行治療。然而，不同毒品的治療方式有所差異，緩起訴推動的成果也受到影響。

　　譬如，一級毒品的緩起訴有配套藥物，推動緩起訴成效較佳，隨著十多年前多家醫療院所陸續加入美沙冬替代療法，一級毒品緩護療的服務量能逐漸增加；相對來說，二級毒品的戒癮治療必須搭配醫院的心理與社會治療資源，沒有替代藥物可以使用，緩起訴成效便較差，直到近十年來才開始推動。

　　這樣的差異，臺大雲林分院看見自己可以著墨的切入點。

　　「我們擁有完整的精神醫療資源，包括成癮治療團隊，因此，我們積極推動二級毒品緩起訴，讓成癮者接受治療，承接案量最高時逾每年400人，為境內之最，」黃偉烈說。

　　在緩護療期間，如替代治療間有「無故未依指定時間接受藥物治療連續八日以上」或「採尿送驗呈陽性」等情事，在於情節嚴重、醫療

院所認為缺乏持續治療潛能的狀況下，將被撤銷緩起訴。不過，透過雲林分院與雲林地檢署的緊密合作，雲林一度是少數實施戒癮比例高而撤銷緩起訴比例低的縣市。以 2016 年為例，實施戒癮比例為 4%，撤銷比例僅 2%。

▌打造個別化團體治療

　　每個人成癮原因不盡相同，有人表面上要戒癮以爭取緩起訴，實際上並未做好戒癮準備；有人是有動機想要戒癮，卻苦無方法戒掉。

　　「針對這兩群人的團體治療模式就不同，如果兩群人都放在同一個團體做治療，成效不會好，」黃偉烈說。

　　臺大雲林分院「成癮治療團隊」針對這兩群人採用個別化團體治療，前者的重點是要觸發戒癮動機，例如：動機式晤談，引導他們想像未來願景；後者則是採認知行為治療做法，教他們如何戒掉毒癮。

　　舉例而言，在促發動機的團體治療中，有個案一開始不願講話。某次，治療者帶領團體討論「未成癮前，有什麼想要做的事？」原本酷酷的個案突然掉淚，說「想要回到以往遊山玩水、釣魚的時光」。

　　藉由主題促發個案表露情緒後，個案就會比較願意與治療者互動，接下來的治療也會比較順利。

　　另外，有位個案是離了婚，獨居在北部縣市務農，因為要工作提神、排遣生活無聊，透過朋友介紹，接觸到安非他命。慶幸的是，遭查獲判處緩起訴後，即使交通不便，他仍有機會與動力，規律到雲林分院回診治療。

「這位個案就是有動機戒除，但不知道戒癮方式，」黃偉烈指出，在每次的回診和團體治療中，治療者讓個案逐漸了解生活中可以安排其他健康的休閒活動，讓自己不無聊，就比較能降低接觸毒品的風險，而個案也學會利用農閒時回雲林老家與家人聚聚，遠離用毒的朋友圈。

「針對不同個案予以個別化團體治療方式，會有更高的機會戒毒，」黃偉烈強調。

數據顯示，這套整合基礎藥物治療與個別化心理治療的模式，成果斐然。以 2021 年度為例，個案回診與服藥的出席率大多維持在九成以上。而依據 2013 年至 2017 年的統計，患者在醫院治療的留治率，七個月以上占 61.69％，高於《國際神經心理藥學期刊》（ *International Journal of Neuropsychopharmacology* ）曾提到的 52.1％；治療期間，患者重返工作的比例為 92％，亦優於國際數據的 70％。

▌強化對個案的影響力

協助民眾對抗藥癮多年，臺大雲林分院已有不錯的心得與斬獲，但仍有一些挑戰還難以克服。譬如，部分個案未規則服藥，增加個案自行用藥的風險。

有鑑於此，雲林分院成癮治療團隊推出「改善成癮個案出席率行動方案」，個管師會定期電話追蹤，從原本的缺席超過七天、十四天各打一次電話，縮短為缺席三天就打電話，以及向不規則服藥者衛教穩定服藥的重要性，並關心個案近況、工作情況，增進對個案的影響力。

這套整合照護模式於 2017 年獲得國家生技醫療產業策進會（簡稱

生策會）「點亮人生光明燈的五心級照護——物質成癮整合照護模式」國家品質標章，帶領精神醫學部的黃偉烈更於 2021 年獲行政院頒發「全國反毒有功人士（毒品戒治組）」的榮譽。目前，全台共有 155 家醫療院所成為衛福部指定的藥癮戒治機構，雲林縣縣內有 7 家，其中的核心醫院就是臺大雲林分院。

　　基於預防勝於治療的概念，雲林分院成癮治療團隊積極走向醫院圍籬之外，到學校舉辦反毒教育演講、參與社區反毒等活動，並持續投入與司法單位合作以擴大緩起訴治療案量等社會關懷事項，期盼以醫療的力量，減少毒品問題帶來的社會問題，為許多不慎走向歧路的成癮者，點亮一盞光明燈，引導至人生正軌。　　　　　　　（文／林惠君）

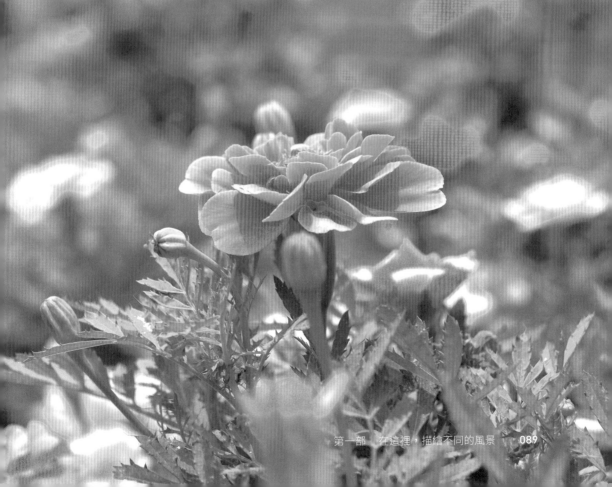

09

繫上紫絲帶，
保護兒少遠離虐待

國際上，「紫絲帶運動」象徵「反暴力」的精神，尤其兒少、婦女等相對弱勢族群，無力或無法自我保護，需要各界的奧援，其中醫院扮演關鍵角色。

然而，在雲林，婦兒科醫師人力薄弱，能夠肩負起這樣的責任嗎？

▋1：3,000 的落差

內政部戶政司的統計資料顯示，2017 年雲林縣全縣約 69 萬人口，其中 18 歲以下人口數約 11.5 萬人、20 歲至 44 歲的育齡婦女約 24.4 萬人，然而，翻開全雲林縣的醫師執業登記資料，只有約 50 位婦產科醫師、70 位兒科醫師。

這意味著，在雲林，百來位婦幼專科醫師要擔負起超過 35 萬婦幼的照護責任。

衛福部定義的專科醫師與服務人口數的比率是 1：1,500，雲林縣卻是 1：3,000，醫療資源明顯不足。

雲林，該如何是好？

一站式保護婦幼兒少

為了解決問題，臺大雲林分院於 2017 年 3 月成立婦幼醫學中心，並陸續建立高危險妊娠照護團隊、高危險新生兒轉接團隊；隔年起，每兩個月召開一次聯合學術會議，邀請合作的各個婦產科及小兒科醫師共同討論，再加上電子聯繫通訊平台，平日、假日轉診均可即時連絡，做到雲林縣的婦幼區域聯防。

緊接著，雲林分院又跨入兒少保護領域。

時任雲林分院急診醫學部主任李建璋於 2014 年至 2015 年申請通過衛福部「推動醫療機構建立兒少保護醫療服務模式計畫」，雲林分院成為中區兒童醫療保護示範中心，也是中部醫院兒少保護的先驅。

2017 年 12 月，雲林分院進一步達成跨領域的聯繫，由時任雲林縣地檢署檢察長鄭銘謙、雲林縣縣長李進勇、雲林縣地方法院家事法庭庭長黃瑞井，以及雲林分院院長黃瑞仁，共同主持成立「雲林地區婦幼保護聯繫平台」；隔年，再成立「性侵害被害人一站式服務」，第一時間結合司法（法院及地檢署）、警政、醫療及社政人力作業，保護性侵被害人權益，這也是六都之外首創的一站式流程。

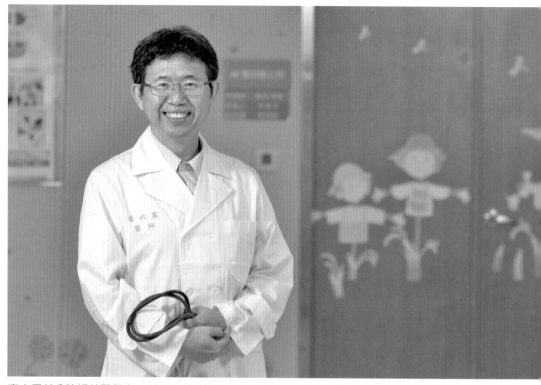

臺大雲林分院婦幼醫學中心副主任蔡政憲，長期關心兒少保護領域。

不料，沒多久就發生一起震撼醫護人員的疑似嬰兒受虐案件。

比醫療更複雜的事

那天，由 119 消防局轉診，臺大雲林分院收治了一位三個月大的嬰兒，小小身軀卻有嚴重外傷性腦部受損，大腿上還有咬痕。

「嬰兒急診就醫時病情緊急，家長對病情經過描述卻不一致，」雲林分院婦幼醫學中心副主任蔡政憲警覺有異，經兩位醫師研判屬於疑似重大兒童保護案件，在急診處通報雲林縣政府社會處，啟動「雲林地區婦幼保護聯繫平台」的跨界合作，同時動員醫療、社政、警政、司法等團隊。

　　雲林縣的婦幼社福與醫療資源不足，重大案例也較為少見，但「對於每個不尋常的兒童案例，我們都會認真檢視是否有嬰兒警訊式受傷，當檢查與病史不一致，或有延遲就醫、反覆受傷、兒童受傷與他的動作發展能力不符合等情況時，醫護人員就要及早通報，由兒少保護團隊來整體評估，」他說。

　　所謂「嬰兒警訊式受傷」，是指還無法扶著支撐物橫向行走的嬰兒有不尋常的受傷，例如：舌唇繫帶、下巴角、臉頰內外側等，不是一般受傷的位置。一旦出現這樣的傷勢，孩子身上任何一個徵兆都必須認真檢視；若是不只一處受傷瘀青，應有行動方案（通報就醫），做腦部、腹部及骨骼等相關檢查，進行潛在傷害監測。

　　蔡政憲關心兒虐事件卻不失冷靜，強調：「醫師在第一線可以懷疑，但不能魯莽定案，綜合專家會議、社政、警政、檢調司法等領域進行完整調查，才能達到兒虐實證醫學的診斷。」

重視溝通，強化跨領域連結

　　「以前，我只是從醫師的角度思考，總覺得社工師、警察、檢察官都不聽醫師的建議，卻不斷要求醫師配合，做很多文書工作，或是回答

一些很難回答的問題，例如：虐待案何時發生？最有可能受傷的方式是什麼？那樣做會不會導致這麼嚴重的受傷？」蔡政憲說。

後來，他參加了雲林地方法院「安全防護網高危機案件個案研討」，每兩個月一次，從中學習到各領域關注的重點和語彙的意思，才慢慢理解箇中緣由，「在高危機會議中，我學到很多，譬如，保存醫療證據很重要，所以一定會在第一時間幫傷口拍照。」

此外，「除了制度的建立，還需要跨領域的連結，」蔡政憲指出，那些『難以理解』的要求，其實是希望透過不同專業領域相互協助，精準釐清案情，「我慢慢體會到，社會安全網的建構需要各種網絡相互溝通與尊重。」

他指出，「在成大醫院南區兒保醫療整合中心主任王世敏、臺大兒少保護醫療整合中心主任呂立的輪流帶領下，當有傷勢研判困難、需要醫學中心參加重大兒保個案聯合討論會議時，南、北兩大醫學中心兒保主任對於臺大雲林分院總是不吝伸出援手與專業協助。」

▌掌握三要點，做好兒少保護

笑起來靦腆，有「暖男醫生」之稱的蔡政憲，曾為改善候診環境，自掏腰包在候診區打造「臺大雲林兒科門診故事屋」，邀請雲林蒲公英故事志工團，到醫院為候診兒童和住院病童講故事，將小朋友最怕的醫院變成「兒童樂園」，讓哭鬧聲轉換為歡笑聲。

進入兒少保護專科醫師領域後，蔡政憲開始不時侃侃而談，分享做好兒少保護的關鍵。

他談到：「兒童不善於表達，何況是不會說話的嬰幼兒，身為兒科醫師，要保持警覺，對於不尋常受傷或是遭受疏忽對待的兒童，也應該提高警覺，留心種種線索，例如：四歲以下兒童有軀幹、耳朵、頸部的瘀青，或是四個月以下幼小嬰兒有任何的瘀青等。」

蔡政憲認為，第一線的醫師平時留意國際實證醫學研究報告、熟悉兒虐的診斷條件與口訣，就能更容易了解受虐兒童的受傷不同於一般意外受傷，受虐兒童的瘀青型態也和一般意外受傷發生的位置不同，並且要與兒少保護團隊保持連結，做好準備才能隨時面對各式各樣的兒少保護個案。

為了能夠讓更多第一線醫師及時掌握關鍵資訊，從兒童受傷狀況

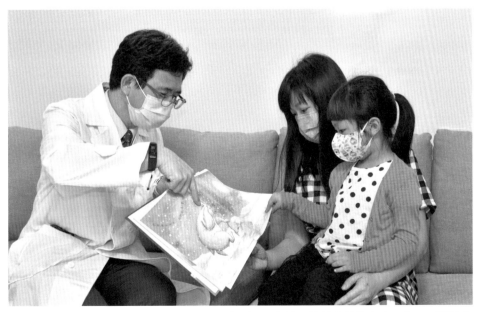

臺大雲林分院婦幼醫學中心副主任蔡政憲（左）曾邀請雲林蒲公英故事志工團，到醫院為候診兒童和住院病童講故事。

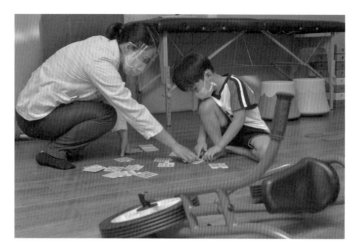

兒童保護事件可能發生
在任何一個地方，每個
人都應隨時保持警覺。

判斷後續應該如何處理，蔡政憲參考 2020 年美國兒科醫學會出版的
第四版兒虐診斷與治療教科書《兒童虐待：醫學診斷與處置》（*Child
Abuse: Medical Diagnosis and Management*），將第一章〈嬰兒警訊式受
傷〉（Sentinel Injury）翻譯成中文介紹與行動方案，並運用在雲林兒少
保護個案的照會諮商。

　　「警訊式傷口是在預告可能的悲劇，它必須被看見，」他指出，如
果能夠及早為小嬰兒做潛在傷害檢查，就更有機會及早發現是否發生兒
虐事件、及時補救。

　　這份用心，為蔡政憲贏得 2020 年衛福部保護服務司的「紫絲帶
獎」，那是台灣保護服務工作的最高榮譽。而在眾人的共同努力下，臺
大雲林分院也通過衛福部保護司甄選，自 2021 年起，擔起雲林縣、嘉
義縣、嘉義市兒少保護區域醫療整合中心的重任。

為孩子建立社會安全網

一路走來，從事兒少保護工作已有六、七年時間的蔡政憲樂見這些好的改變，同時也有了更深的期許：「2022 年度本院繼續辦理衛福部『兒少保護區域醫療整合中心』計畫，以整合醫院內醫療團隊，強化醫療院所與社政單位的合作，並推廣兒少保護相關教育訓練，帶動區域內醫療院所了解兒保醫療專業知能及敏感度。」

未來的路還很長遠，因此他不斷提醒周遭的人：「兒童保護事件可能發生在任一地方、任一醫院，任一家庭，每個人保持警覺、醫療專業人員做好準備，當有疑似案件發生時，盡速勇於通報，保持連結，建立社會安全網，我們就能提供每個孩子幸福的未來。」　　（文／林惠君）

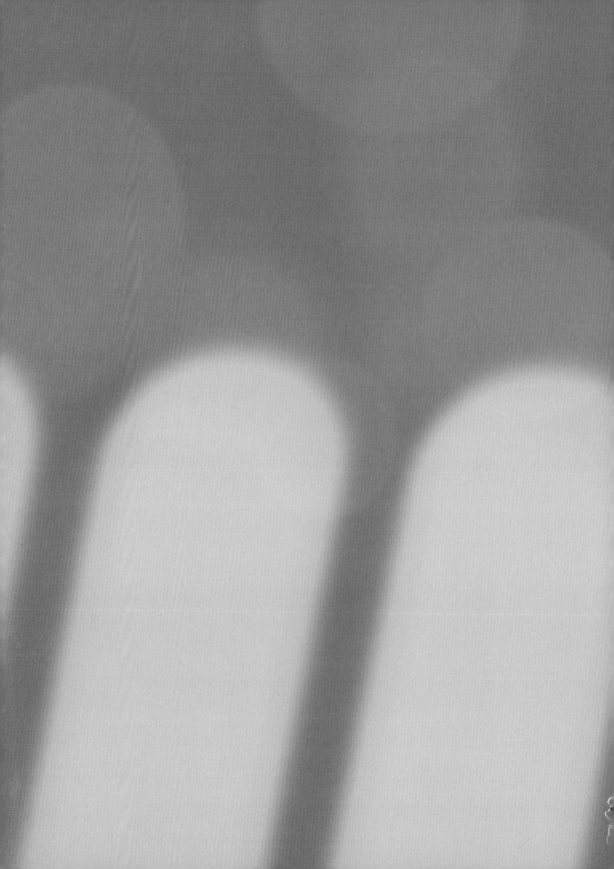

第二部

他們
就這樣留了下來

臺大人改變雲林，雲林也改變了臺大

與其問他們為何留下

他們更想問：為什麼不可以留下？

01
不負阿公期許

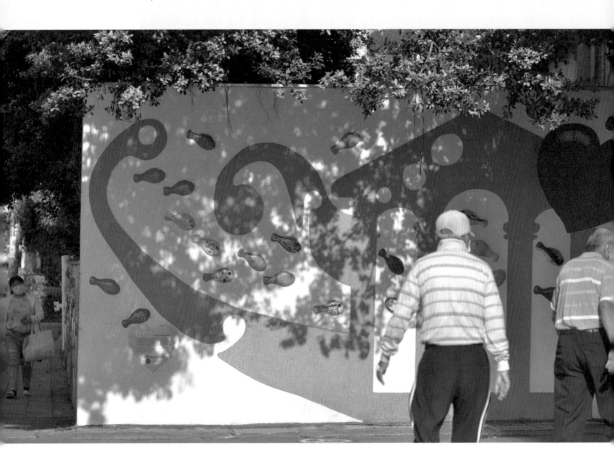

對大多數醫師來說，「到監獄為收容人看診」可能是一個不得不的選擇，但臺大雲林分院社區及家庭醫學部主任洪壽宏，已經連續十多年維持每個星期到監獄為收容人看診的習慣，從未間斷。

家醫科不可推卸的責任

「監獄就像一個小社會，」洪壽宏說：「收容人來自社會各階層，五湖四海皆有，各種疾病也都有，需要對各種疾病都熟悉的醫師解決疑難雜症，家庭醫學科醫師想當然就是最佳人選。」

台灣從 2013 年開始，將矯正機關的收容人納入全民健康保險，引入社區醫療在監內開設日間門診，但早在收容人還沒有納入健保給付的年代，洪壽宏就已經開始利用下班後的晚餐時間，進到矯正署雲林監獄，為收容人做健康諮詢、醫療協助。現在，每週四下午，便是洪壽宏為收容人保留的時間。

「會不會怕？」「會不會擔心沒有醫好被找麻煩？」……

聽到洪壽宏每個星期到監獄去，很多人難免感覺不可思議，或是抱著獵奇的心態，提出種種問題。

然而，洪壽宏搖搖頭，說：「醫師的天職就是幫助有病痛的患者，不分親疏、貴賤。高牆內外的病患，對我來說沒有不同。」

十多年來每週到雲林監獄，洪壽宏的暖心和醫療專業，照顧了許多有慢性病、刑期長的收容人。好幾個為糖尿病所苦的收容人，在遇到他之後，才開始定期打胰島素控制血糖；也是在他的苦口婆心下，學習控制飲食、規律使用藥物。

▍醫生世家的志業

1970 年次的洪壽宏是雲林在地人，台北醫學大學畢業後，到臺大醫院接受家醫科住院醫師與總醫師訓練。訓練結束，洪壽宏沒有和同屆醫師一起留在台北都會區執業，而是選擇回到雲林故鄉服務。

曾經有過掙扎嗎？

「沒有，」洪壽宏毫無遲疑立刻回答，因為從小就被耳提面命：「以後一定要回家、回雲林當醫生，幫忙雲林鄉親。」

故事要從日據時代留學日本的雲林北港鎮醫師洪滄海講起。

洪滄海是洪壽宏的阿公，1936 年從東京醫學專門學校畢業後，回到北港開設「英山診所」，救人無數；兒子洪毅一（洪壽宏父親）自中國醫藥學院（中國醫藥大學前身）醫學系畢業後，因為父親一句「回來造福鄉親」，返回北港當小診所醫師。

洪壽宏就是這個「醫生世家」的第三代，肩負著同樣奉獻雲林鄉里的使命。

2001 年，臺大醫院雲林分部成立，洪壽宏從台北南下，成為第一批支援署立雲醫的開路先鋒，並開設了家庭醫學科。

2004 年，臺大雲林分部改制為臺大雲林分院，洪壽宏擔任社區及家庭醫學部主任一職，到 2022 年已有十八年時間。當初一起到雲林的醫師們相繼完成階段任務回台北後，洪壽宏成為首批元老中留下來的唯一一位。

「當時的雲林民眾只知道醫師分為內科、外科，對『家庭醫學科』完全沒有概念，還曾經有門診病人以為家醫科醫師就是專門到病人家裡

看診的醫師，」洪壽宏笑著回憶當年從無到有建置臺大雲林分院家醫科的時候。

現在，「家醫科」這個名詞已經逐漸為人熟悉，但什麼時候要看家醫科，還是不少民眾不清楚。

其實，「家醫科就是扮演守門員的角色，」洪壽宏說，現在大醫院分科愈來愈詳細，「經常有民眾到醫院看診，不知道要掛哪一科，往往胸部不舒服就掛胸腔科門診，檢查半天發現不是胸腔相關疾病，再跑到心臟科掛號，結果心臟科醫師也說沒有問題，在醫院裡周遊各科，最後不知該如何是好。」

洪壽宏強調，許多疾病初期的症狀都不典型，就可以由家醫科醫師判斷、診察，理出需要的治療方向，如果有需要，再幫忙轉診到相關的專科科別，「也就是說，當你不知道要看哪一科時，家醫科是最好的選擇。」

▌ 構築社區醫療網

身為在地雲林人，洪壽宏對雲林醫療資源匱乏非常有感，回到雲林後帶領團隊深入社區、校園、監獄和偏遠地區巡迴醫療，提供可近性與持續性的醫療照護。

但是很快的，洪壽宏就發現：雲林太大了，只靠臺大雲林分院一支團隊單打獨鬥，還是經常得面對緩不濟急的窘境。

怎麼辦？

洪壽宏積極推動「家庭醫師整合照護計畫」，2003 年和社區診所

成立「雲頂社區醫療群」。

這個名稱的由來，是因為計畫涵蓋區域橫跨雲林縣古坑鄉、林內鄉、莿桐鄉、斗六市、斗南鎮、虎尾鎮，計6個鄉鎮，地屬雲林山區，就以「雲頂」為名。

透過雲林分院和社區診所群的緊密結合，建構起完整的社區醫療網絡，讓彼此的互動從競爭轉變為合作。

平日，雲頂醫療群的醫師會利用休診時間到會員家裡訪視，如果遇到會員需要轉診、轉檢，便轉介到雲林分院，在地的基層醫療服務從此進入全新階段。

▋ 解決醫療不便問題

「雲林偏遠地區的醫療很不方便，」洪壽宏以草嶺、古坑舉例：「開車上山，動輒要一個小時，而且山路難行，如果不是有雲頂社區醫療群的巡迴醫療服務，住在這些地方的雲林鄉親，有了病痛要下山看病，何嘗容易？」

除了偏遠地區的醫療問題，洪壽宏也看見，雲林屬於人口外移嚴重的老化縣市，高齡的阿公、阿嬤經常都是「老人照顧老人」或「自己照顧自己」。

配合政府長照2.0政策推動，洪壽宏整合院內資源，組成專業的老年照護團隊。

2017年，申請成立長照2.0複合型服務中心，提供長照與醫療無縫接軌的連續照護，並引進「樂齡寶貝機」，運用智慧科技推動預防或延

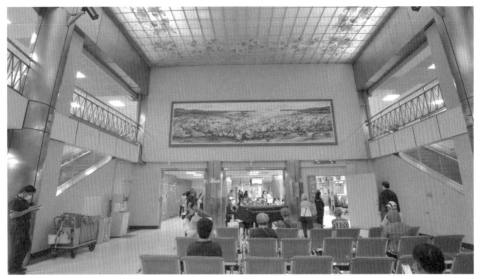

家庭醫學科就像是醫療守門員，因為許多疾病初期症狀不典型，就可透過家醫科醫師理出治療方向或轉診到相關科別。

緩長者的失能、失智；2019 年，參與推動「休士頓阿波羅計畫」，以核心醫療結合在地食堂與診所，推行遠端視訊照護，為銀髮族從醫院到家裡織起綿密的醫療照護網。

▌讓落葉能歸根，人心可得安處

癌症，是雲林縣的另一個大問題。

根據統計，癌症多年以來都是雲林縣十大死因的第一名，但因為縣內缺乏安寧緩和的醫療照護，雲林縣的癌末病患到了生命末期，總是必須被迫留在外縣市的醫學中心，走完人生最後一哩路，「無法落葉歸

根、安寧善終」的遺憾，對身為雲林子弟的洪壽宏來說，難受的感覺格外深刻。

「我可以為雲林的癌症病患做些什麼？」這樣的想法總是在洪壽宏的腦海中揮之不去，直到具備安寧緩和專科醫師資格的他，受命負責規劃成立臺大雲林分院的安寧緩和醫療團隊。

2008 年，洪壽宏在院方全力支持下，成立五星級緩和醫療病房，使雲林分院成為雲林地區唯一提供住院、共照與居家全方位安寧照護的醫療院所。十多年來，雲林分院的緩和安寧醫療已經服務超過一千五百人次的住院病患，其中包括一百多位長年住在外縣市的雲林人，可以完成落葉歸根，在家鄉走完人生旅程的心願。

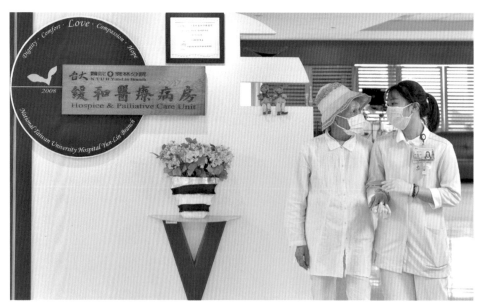

2008 年，臺大雲林分院成立五星級緩和醫療病房。

醫療弱勢在哪裡，他就在那裡

從有記憶開始，洪壽宏對父親最鮮明的印象就是「聞聲救苦」，只要交通不便、行動困難、病情嚴重的病患一通電話，無論早晚、晴雨，父親都會拿起醫生包、跨上摩托車，到病患家中「出診」，從來不問病患的身分或經濟狀況。

傳承同樣的醫者仁心，從監獄的收容人、偏鄉村落民眾、孤老無依的長者，到癌末病患……，2001 年離開台北回到雲林後，雲林的醫療弱勢鄉親在哪裡，洪壽宏的身影也就會出現在那裡。

「我總算不負阿公、爸爸要我回家鄉的使命，」洪壽宏露出滿足的微笑這麼說。　　　　　　　　　　　　　　　　　　　　（文／朱乙真）

02

一直記得
柳丁阿伯的託付

　　幾乎全台肺癌病友都知道，有一個「肺肺揚揚」臉書粉絲專頁，無論是罹癌心路歷程、面臨的困境、治療方式……，任何和肺癌相關的問題，都可以在平台上暢所欲言。

　　只要是醫療專業的提問，大從「我發現了一個腦下垂體腫瘤，是否應該暫停肺癌標靶藥物治療？」小到「我每個月都打骨針，可以去洗牙嗎？」一律會在二十四小時之內，得到「版主」親自回答。

　　這位「版主」，正是臺大雲林分院醫務特別助理陳崇裕，他是醫師，也是「肺肺揚揚」粉絲團發起人兼「小編」。

　　「生病很辛苦啊，那是一種心事沒人知的感覺。可是，如果有同溫層互相取暖、紓解壓力，對抗病魔的力量是可以加倍的……」臉圓圓、笑起來露出兩個淺淺酒窩的陳崇裕，看起來就像是尊好脾氣的彌勒佛，

讓病人第一眼就能很安心。

除了開轉診單，還能做什麼？

陳崇裕畢業於中國醫藥大學醫學系，在臺大總院完成胸腔內科住院醫師訓練後，沒有留在台北總院，而是選擇去當時才剛改制兩年的臺大雲林分院。「我覺得自己的經驗和所學還不夠，去雲林可以在學長帶領下學習，」陳崇裕回憶，「到了雲林才發現，事情跟自己想的不太一樣，我想要做的肺癌，在雲林竟然是一片空白。」

當時，雲林分院的肺癌診斷工具，只有最基本的超音波、支氣管鏡，沒有精密儀器可以確認長在肺部深處的腫瘤，更遑論肺癌確診後的治療計畫，化療、標靶、放射線治療……

「切片檢查確診後，我下一步能為病人做的，就是開轉診單，問他們：『你要轉去彰化？還是台中？』」

2006 年，32 歲的陳崇裕，正是蓄勢待發一展長才之際。一身武功無處發揮、寸步難行的窘境並不好受，一度考慮回臺大台北總院。

沒想到，在雲林分院的第二年、最低潮的時候，一位種柳丁的老阿伯在陳崇裕門診確診肺癌第三期。也是這位阿伯，讓他看見自己的價值。陳崇裕記得，當時他習慣性拿出轉診單，邊寫邊問阿伯：「要轉去台中、還是彰化？」沒想到阿伯反問他：「我的病，你不會治嗎？」

「我愣了三秒，說不出話來，」陳崇裕說：「我沒想到阿伯會這樣問。」他告訴阿伯：「我會啊！」

「那就好，」柳丁阿伯堅定的看著陳崇裕，說：「我是雲林人，生

在雲林，一輩子都在雲林，死也要死在雲林。陳醫師，我把自己交給你，請你在雲林幫我治療吧！」

陳崇裕深吸一口氣，跟阿伯說：「好，我們一起在雲林努力！」

柳丁阿伯的第三期肺癌已經不適合開刀，陳崇裕就利用雲林分院虎尾院區陸續到位的直線加速器幫阿伯做放射線治療，邊做邊摸索，有問題就和台北總院的老師討論。後來阿伯存活了五年多，治療期間體力一直都很好，當他在每年柳丁盛產的季節回診時，總會扛一袋半個人高的柳丁到診間，分給大家吃。

「我一直很謝謝柳丁阿伯給我的信任和託付，讓我踏出在雲林治療肺癌的第一步，」陳崇裕說。

後來還曾經動心起念回台北嗎？

陳崇裕笑著透露：「其實治療柳丁阿伯五、六年後，台北總院曾經有一個缺，問我要不要回去。」

他回憶，當時腦海中像幻燈片般閃過每一位在雲林分院治療的病人，想到他們把生命交給自己的表情、一起治療的每一步路：「說沒有掙扎太過矯情，但想一想，我還真的放不下這邊的鄉親。」

陳崇裕發現，自己已經和雲林串起一段緊密不可分的關係，於是他就這樣留了下來，再也沒有離開。

超越醫學中心的治療水準

「另一個讓我決定留下來的原因是，」陳崇裕語重心長的說：「直到在第一線治療肺癌，我才了解，雲林鄉親得到肺癌的機會確實比其他

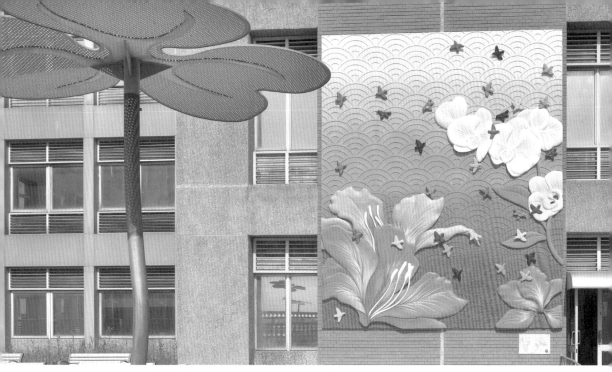

臺大雲林分院秉持著「以病人為中心」的全方位癌症醫療服務理念，讓肺癌病人可在家鄉安心接受治療。

縣市高，偏偏民眾對癌症和健康的意識，因為醫療資源不足，或是受限於交通、經濟因素，都影響了早期發現肺癌的機會。」

陳崇裕以降低癌症發生率、提高癌症病人存活率為目標，逐步建置臺大雲林分院的胸腔醫療規模，包括：成立肺癌多專科團隊，整合院內各專科資源，從篩檢、診斷、化療、放射線治療到安寧照護，實現「以病人為中心」的全方位癌症醫療服務理念。

2013 年開始，陳崇裕整合醫院資源，深入社區、校園、監獄、無醫村、偏遠地區，進行巡迴醫療服務；接著，他又推動雲林縣肺癌早期發現、早期治療，2016 年、2018 年、2020 年分別針對雲林縣內警察與清

潔隊員、縣轄內國中小教師，以及包括吸菸者、有肺癌家族病史、有肺部疾患、長期暴露於致癌環境者四大類肺癌高危險民眾，施行低劑量胸部電腦斷層肺癌篩檢。2016 年，有 2% 接受掃描的警察與清潔隊員被篩檢出肺癌。

2018 年到 2020 年，四年時間，陳崇裕帶領雲林分院「肺肺揚揚 —— 肺癌治療團隊，齊心協力、永不放棄希望」連續獲得國家品質標章認證。

這段期間，雲林分院的肺癌治療也在持續進步，像是胸腔醫學中心，就在 2019 年年底揭牌，也陸續出現成績。

陳崇裕舉例：「全台灣醫院肺癌的五年存活率平均是 7％、醫學中心是 10％，而雲林分院現在已經可以做到 10％〜 13％。」露出酒窩，他難掩驕傲的笑著說：「代表我們的肺癌治療，已經有超越全國醫學中心的水準了！」

當年「確診肺癌必轉診」的窘境，現在又是如何？

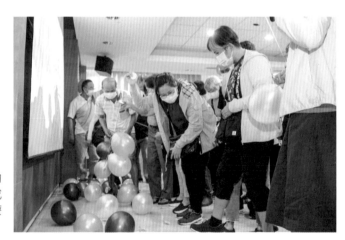

由臺大雲林分院成立的「肺肺揚揚」病友會，成員們定期交流彼此的診療及生活經驗。

陳崇裕笑得更開心：「現在的留治率（確診後留院治療比率）是93％～97％，除了幾個病患由於特殊原因必須轉院，幾乎所有在雲林分院確診的肺癌病人都不用離鄉背井，可以在家鄉安心治療。」

在雲林找到自己的定位點

臺大雲林分院的肺癌治療站穩腳步後，陳崇裕接著將眼光放向「通常只有都會區醫學中心才會有」的臨床試驗，將觸角往國際延伸，成功將幾種免疫治療、細胞治療、標靶藥物等帶進雲林分院。

「這些在國際上都是非常昂貴的自費治療，雲林肺癌患者因為參加臨床試驗而能得到國際級的肺癌治療機會，真的很棒！」他開心的說。

經歷肺癌醫療、胸腔醫療從無到有的建置，那位十六年前懵懂下鄉的年輕醫師陳崇裕，早已成為「資深學長」；而這位資深學長始終沒有忘記，自己當年渴望學習的心路歷程。在雲林分院服務期間，除申請至美國和日本短期進修，也完成了臨床醫學的碩士與病理學的博士學位。

除了臨床工作，陳崇裕現在也積極進行教學研究，結合臨床實務積極參與各種教師培訓課程，在雲林分院進行個案教學，多次獲得雲林分院內科部住院／實習醫師課程教學回饋第一名的肯定，並獲選臺大2018年度「教學優良教師」。

「我希望學弟、妹們不用再走我之前獨自摸索的路，希望年輕醫師在雲林也能找到自己的定位點。最重要的是……」陳崇裕說：「我不希望自己老了以後，在雲林沒有醫師幫我看病……」話還沒說完，忍不住哈哈大笑起來。　　　　　　　　　　　　　　　　　　（文／朱乙真）

03

那裡需要，
便留在那裡

　　新冠肺炎疫情延燒超過兩年，由中央流行疫情指揮中心幾乎每天都舉行的記者會內容中，令大家注意到感染症專科的專業；在中台灣，有一位感染科醫師默默為地區防疫做出貢獻，也為許多愛滋患者提供醫療服務，甚至是替愛滋受刑人看診，那就是臺大雲林分院感染科兼感染管制中心主任林綺英。

▌雲監看診，十年如一日

　　曾在臺大醫院接受感染科訓練的林綺英，長期為雲林愛滋病友看診，包括每月至雲林監獄為愛滋受刑人看診，十餘年如一日。

　　2021年，林綺英獲選「 教育部與所屬機關學校 110 年度模範公務

人員」，同年也獲得雲林縣政府頒發的「善愛雲林醫療奉獻獎」。

從臺大醫學系畢業後，她在臺大醫院內科部擔任住院醫師期間，對感染科產生興趣，從此積極投入。

但，為什麼會到雲林分院？

擔任總醫師後，「因為希望可以留在熟悉的醫療體系繼續主治醫師的工作和學習，再加上住院醫師階段曾經到雲林分院的內科病房工作，而剛好當時雲林分院需要感染科主治醫師，就申請到雲林分院服務，」林綺英說。

為什麼會繼續留在雲林？

「那時候，覺得這裡需要自己，也希望可以把之前努力的成果延續下去，」這是林綺英堅持留在雲林的主因。

▍為弱勢者點亮一絲光明

十多年來，林綺英收到許多病人的回饋感謝，其中讓她印象深刻的，是在雲林監獄看診時的一位患者阿古（化名），出獄後仍到她的門診就醫，前後竟有十年之久。

「阿古正值壯年時，因共用針頭施打毒品，不僅感染愛滋病毒，也感染肝炎病毒，在雲林監獄服刑時就是我的患者，」林綺英回憶。

相較許多更生人，阿古算是幸運的，他擁有家人的支持，出獄後仍然能夠到雲林分院看診；不幸的是，「他的肝炎演變為肝硬化，最後因肝癌過世，但是……」她說，「阿古往生前，還有家屬在他往生後，都特地到門診感謝我和個管師這些年來的照顧，讓我們相當感動。」

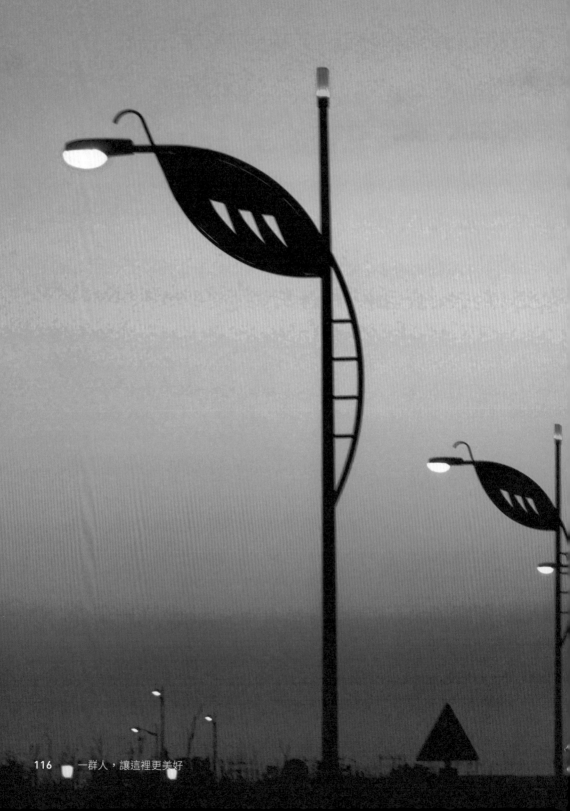

一群人，讓這裡更美好

愛滋病友加上更生人的雙重身分，像阿古這樣的患者，可以說是弱勢中的弱勢，但話不多的林綺英用醫術默默協助他們對抗病魔，為他們在灰暗的人生中帶來一些光明。

　　除了照顧愛滋病友，林綺英在這些年來也累積不少其他傳染疾病的照顧經驗，例如：結核病、黴菌感染、特殊細菌感染等。

▎累積經驗，期許未來

　　臺大雲林分院是雲林縣的防疫應變醫院，多年來，林綺英在這裡策劃、參與了多項防疫相關事務及活動，面對新冠肺炎疫情，除了在隔離病房照顧病人，也需要帶領感管團隊盤點、執行各項防疫措施，並隨時配合政策和疫情變化相應調整。

　　目前，雲林分院內科部感染科包含她在內，僅有三位醫師，而感染管制工作內容繁多，且因疫情關係出現眾多新工作或新狀況，科內人力相對不足，但她沒有抱怨，而是幾番自我期許。

　　「之後的工作重點，將是努力給予科內同仁支持和肯定，隨時注意防疫政策及疫情變化，提醒同仁最新訊息，同時招募新人加入團隊，」林綺英用沉穩的語氣說著她對未來的規劃，持續思考如何讓感染科做得更多、更好。　　　　　　　　　　　　　　　　　　（文／林惠君）

04

離不開雲林的深刻情誼

六十多歲的臺大雲林分院精神醫學部前主治醫師兼主任葉寶專，是成大醫學系第一屆畢業生，在成大醫院接受四年住院醫師訓練，到嘉義林綜合醫院擔任了一年主治醫師，便來到雲林，一待就是二十八年，可以說一輩子都扎根在這裡。他不是拓荒者，但他的名字已經跟雲林的精神醫療網畫上等號，並在 2018 年獲頒「醫療奉獻獎」，是史上第二位獲得這項殊榮的精神科醫師。

有時只需要多聆聽

精神科與其他分科最大的不同，在於外界的眼光、精神疾病易被汙名化，以及患者缺乏病識感。選擇這個專科，需要一點傻勁與勇氣。

葉寶專笑著回憶，當年醫學院的同學半開玩笑的說，「葉寶專選精神科就對了！」因為他個性內向，常常若有所思，有時學長甚至會來關心探問「你還好嗎？」

內向，不是不愛跟人打交道。

精神科可能是最需要跟人打交道的科別，精神科醫師要面對的不只是身體病癥，更多的是藏在大腦裡、心靈層面，講不清楚、難以量化的疾患。

葉寶專要跟各種不同形態的患者打交道，傾聽他們真真假假的「心裡話」；病患不一定是蓄意要騙醫生，有時候他們自己也不知道自己說的到底是真的、假的，有時候他們需要一點不全然真實的語境來自我寬慰，或寬慰家人。

有時候，他的病患不用講的，用唱的，而且唱的還是歌仔戲。

「她唱完我問她，唱出來人有卡輕鬆嘸？她說有。有就好啦！」葉寶專知道，精神科醫師很多時候是在面對並且鼓勵病患發洩情緒。

他形容，醫生的生活就像待在象牙塔裡，與外界的接觸面很少、很固定；尤其，精神科醫師不需要向外探索，就有人來跟你說很多故事，而且年紀愈大，愈有耐性聽，也愈明白有時候只需要聆聽，就能解決一些問題。

「我寧願他得到的是癌症」

精神疾病的汙名化，與患者缺乏病識感，讓葉寶專很需要跟病患家屬打交道，一方面透過家屬了解患者的情況，一方面則是要鼓勵家屬把

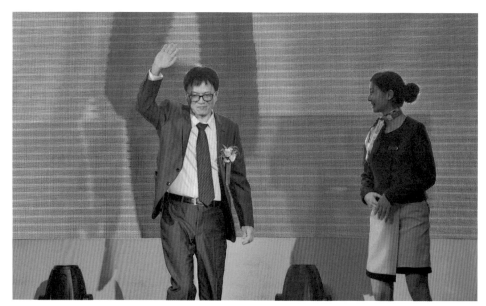

臺大雲林分院精神醫學部前主治醫師兼主任葉寶專（左），在 2018 年獲頒「醫療奉獻獎」。

患者帶出去，尋求醫療協助。

1994 年 7 月，葉寶專剛到省立雲醫的時候，整個雲林縣根本沒有精神科病房，精神專科醫師只有不到五位。就醫不便，加上諱疾忌醫，他曾經遇過家屬把患者關在牛棚三十年，只因照顧不來，怕病患出去闖禍；也有初診患者坦承，猶豫了好幾年才敢踏進診間，就怕鄰里投以異樣眼光。

葉寶專說，他讀過一篇美國老太太寫的文章，那位媽媽照顧罹患思覺失調症的兒子多年之後寫道，「我寧願兒子得到的是癌症」，這種照顧的辛苦及辛酸，外人難以想像。

他在雲林也遇過類似案例。

最讓葉寶專印象深刻的，是一位務農的老太太，個子非常瘦小，卻得獨力照顧兩個身材壯碩、罹患精神疾病的兒子。「我看著她，感覺好像用扁擔，左右兩邊各挑著一個一百公斤的兒子，在黃昏的路上踽踽獨行。她沒有很多怨言，只幽幽的說了一句：『就生到了啊！』很多精神病患者的母親就這樣照顧了他們一輩子，真的非常需要醫療系統好好去幫忙。」

讓任何人不會求助無門

跟公部門打交道，也是葉寶專的工作重點。

「我剛來的時候，雲醫資源真的很有限，但它又是精神醫療網的責任醫院。要照顧嚴重精神病患是一個艱巨的任務，可以說人力、物力維艱，卻又不能不做，只好勉為其難試著去把這個醫療網編織起來，讓它可以承擔照護精神病患的責任。」

葉寶專回憶那段日子，每一步都走得不容易。

後來，硬體設備陸續完成。精神衛生大樓蓋起來了，提供比較現代化的急性病房 50 床，讓急性病患可以就近治療，不必再翻山越嶺到其他縣市，甚至被送到非正統治療養護機構（如：龍發堂）。

緊接著，慢性復健病房 110 床也設立起來，加上原有的日間病房 40 床，到 2000 年左右，署立雲醫已經有 200 床的規模，堪比一個中小型的精神療養醫院，在當時的公立醫院算是數一數二，病房的規模甚至比醫學中心的臺大、成大都還要大。

這一切都在五、六年間拚出來，醫師人力卻始終只有三到五人。

　　「雖然我們的醫師人力非常少，但業務範圍非常廣，我們不僅在院內服務，也有大半的時間在外奔忙，」葉寶專說，他們到處去演講，對象包含衛生、警消、教育、社會司法機關，甚至基層的公衛護理師、村里長、家屬座談會……

　　「無數場的衛教，為的就是把相關單位、機關都拉進精神疾病的防護治療網絡之中，讓病患或家屬不至於求助無門，」葉寶專感慨的說。

　　為了讓患者盡量得到醫療支援，葉寶專和地方衛生單位合作，帶著團隊進行居家訪視，深入社區去找、去診治不願就醫的患者。有一次怎

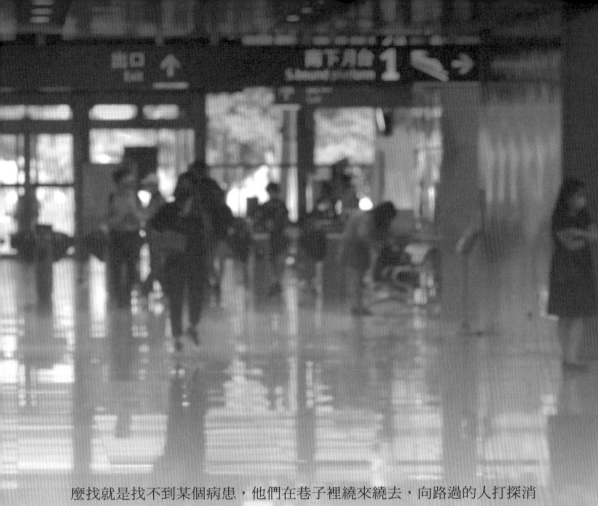

麼找就是找不到某個病患，他們在巷子裡繞來繞去，向路過的人打探消息，路人說那個某某「已經死了」，搞了半天這個路人就是他們要找的患者，因為不想就醫，隨口敷衍。

▎首開精神科巡迴醫療先河

就算「布下天羅地網」，還是會有漏網之「魚」，和不願就醫或因地處偏僻而就醫困難的個案。「山不（能）向我走來，我便向山走去，」因此，在居家照護之外，葉寶專發動了一件很難、挑戰性很高，全國首

創的精神科醫療業務 —— 巡迴醫療。

1996 年，雲醫巡迴醫療啟動，第一個站設在台西，可惜沒多久就因為主責醫師離職而中斷。但葉寶專不死心，不想中斷，因為他覺得巡迴醫療對偏遠地區的病患非常重要，於是偕同另一位醫師陳廣鵬一起找上衛生局局長，力爭恢復巡迴醫療，但改成水林、東勢兩個點，因為他們攤開地圖發現，這兩個點可以涵納最多的偏鄉病患，他還拍胸脯保證：「只要我在一天，巡迴醫療就不會中斷。」

就這樣，二十年來，每個月兩次巡迴醫療，葉寶專和他的團隊堅持了下來，讓很多偏遠地區的重症精神病患因為得到持續性的照護，慢慢穩定下來，也讓家人或社區的焦慮得到緩解。

「大部分病友只要願意進入並且持續待在治療體系，都可以維持一定的生活品質及功能，不但減少家庭、社區的負擔，還可以對社會有貢獻，」葉寶專說，他有一位病患原本沒有病識感、不肯就醫，對家庭、社區形成威脅，經過居家治療努力兩次之後，可以固定兩個星期回診一次，維持了二十年；他也碰過，發病時很嚴重的躁鬱症患者，好了的時候狀況不錯，甚至可以當主管。

這些實例證明，有些精神疾病可以「好得很完全」，但這些患者更需要接受規律的治療，以及社區的接納，才能夠更安全的回到社會，進一步發揮他們的才能。

▋ 既然要做，就要堅持做完

葉寶專當年去到雲林的理由很單純，「因為我有通過高考檢定，可

以在公家醫院任職，又聽說省立雲醫在當時的前輩醫師陳宏主任帶領下已頗負盛名。經人引介，我就來了。」

二十八年過去，葉寶專一直在這裡。2020 年 9 月退休之後，他轉任私立信安醫院副院長，同時繼續在臺大雲林分院看診，依舊留在雲林，持續守護雲林的精神醫療網。

既然退休了，為什麼不回故鄉嘉義閒雲野鶴，全心投入他熱愛的水彩畫、書法之樂？葉寶專答得直接：「我在雲林已經二十八年，對自己曾全心努力過的地方有著相當的感情，所以其實不是病患離不開我，是我離不開雲林。」

這位成大醫學系第一屆畢業生始終記得當年醫學院創院院長黃崑巖的教導：「不想走完不啟程。」既然要做，就要堅持把它做完。葉寶專的工作就是實現承諾，在雲林的努力，是他對自己的承諾，也是他對病患的承諾。

（文／黃筱潔）

05

享受照顧好鄉親
的成就感

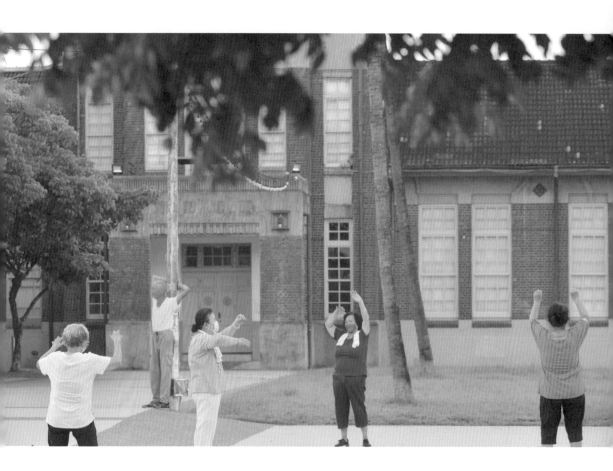

「有時候，我覺得自己並沒有做這麼多，病人卻這樣信任我、回報我，讓我好感動！」這樣的心情，賴鵬升從十六年前來到臺大醫院雲林分院任職後，一直沒變，「這裡的病人很可愛，很真性情！」他說。

2004 年，署立雲醫改制為臺大雲林分院，賴鵬升在 2006 年便自願「下鄉服務」，算是改制後的「元老級醫師」。十六年過去，他從 30 歲的年輕醫師升任為一般外科主任，從尚且生澀的模樣到帶領著年輕醫師一起服務鄉里，他的蛻變，也見證了雲林分院的成長。

「很多人問我，為什麼會選擇在臺大雲林分院服務？」賴鵬升說，「其實就是喜歡南台灣的陽光，而正好這裡缺醫師，所以就來了！」

從小在嘉義縣民雄鄉長大，「南部囝仔」到台北求學，一直不習慣台北經常下雨的氣候，尤其冬天濕冷更讓他難以適應；直到 2006 年，他在臺大醫院完成外科訓練，毅然選擇到雲林分院服務。

「有這個機會回到家鄉附近工作，求之不得，」賴鵬升與太太討論後，太太也支持他的決定，於是夫妻一起到雲林定居。

不過，一路走來，賴鵬升可以說是體驗了一場「驚奇之旅」。

▌看見最好的轉變

「剛到雲林分院時，醫療人員或器械設備都不足，民眾來看診經常遇到『有一科沒一科』的情況，」他舉例談到，「有些科別甚至可能今天才來一位醫師，不久就離職；或者，即使這個科別有醫師，卻只有一個人，但他不可能三百六十五天、二十四小時全天候待命，時不時就會發生病人需要緊急手術，然而，卻因為缺乏醫療團隊奧援，只能請病人

轉院⋯⋯」

當時，有位病人的狀況令賴鵬升印象深刻。

「有位嚴重的『壞死性筋膜炎』患者被送到雲林分院，一般外科醫師進行清創手術後，原本接下來應該要有整形外科醫師為患者進行植皮或皮瓣手術覆蓋傷口，以提高復原與存活率，但那時院內沒有整外醫師協同，等於沒有後援，就算心裡再怎麼不捨，也只能把病人轉院，」他遺憾的說。

還有一些車禍或外傷嚴重的患者，身體多處受創，這樣的病人需要全身性檢查與搶救，除了一般外科醫師之外，也需要會同胸腔外科、腦神經外科等相關醫師，如果沒有各專科醫師，擔心照顧不周全，也會讓病人轉院。

「團隊缺了一角或多角，真是很無奈的事。病人來找你，你卻要把他轉走，對每位醫師來說，心裡都是難受的，」賴鵬升感慨，所幸這些年醫護人力逐漸齊全、也不斷添購更新更好的醫療設備，類似情況幾乎已不復見。

「我們有能力留下病人，複雜或嚴重病症也幾乎可以處理，病人也能放心把自己交給我們，」賴鵬升笑著說：「這是最棒的轉變。」

從病家出發，醫療升級才有意義

賴鵬升還記得，剛到臺大雲林分院的兩、三年，院內大腸直腸癌手術仍以傳統剖腹手術為主，不少病人擔心傷口過大，只好捨近求遠，到台中或台北有執行腹腔鏡手術的大醫院就診。

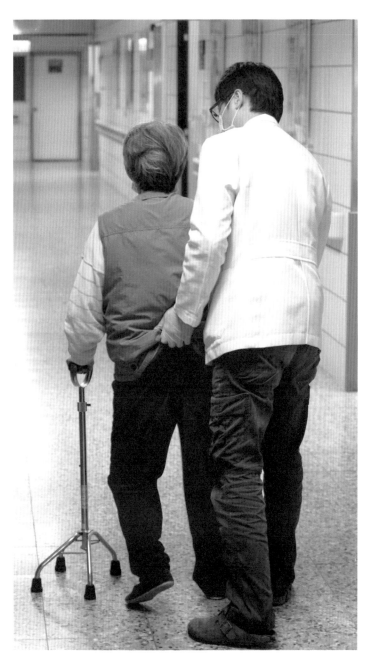

從病家的角度進行醫療升級，讓病人不必奔波就能享有更好的醫療服務，才是最重要的意義與價值。

幸好這樣的情況沒有持續太久，賴鵬升恩師、臺大醫學院大腸直腸外科教授梁金銅在 2008 年時，到雲林分院擔任癌症中心主任；在他的指導下，雲林分院的大腸直腸腹腔鏡手術顯著進步，逐漸跟上總院腳步，減少病人因醫療資源不足而需要舟車勞頓求醫的問題。

「現在，雲林分院一年執行近一百台大腸癌手術，其中 95% 以上是用腹腔鏡進行，比例已經跟醫學中心不相上下，」賴鵬升驕傲的說。

2019 年 7 月，雲林分院進一步引進「紳漢（Senhance）機器手臂系統」，傷口更小、恢復時間短，也因為先進的輔助設備，幫助醫師降低手術風險，讓許多以往因為年紀或身體狀況很難接受手術治療的病人，有了更適合的選擇，為雲林地區的微創手術寫下歷史新頁。

賴鵬升說，技術和設備的升級，顯示醫師和醫院不斷與時俱進，更重要的是，病人能享有更好的醫療服務，不必像過去一樣辛苦奔波尋求治療，家屬也能夠就近照顧，「醫療升級不只是為了競爭，而是貼心的從病家的角度出發，才是醫療升級更深層的意義與價值。」

▌人情濃厚是最暖心的禮物

身為外科醫師，看過無數的生離死別，但賴鵬升說：「就算行醫這麼久，還是經常會為生命的韌性和堅毅而感動，尤其當急重症患者命懸一線，經醫療團隊搶救重生，那是身為醫師最大的成就，而病人的感謝方式，也讓醫師印象深刻。」

他記得，十年前某次值班，收治一位重大車禍病患，她是年約 50 歲的中年婦人，當時病患的狀態不甚理想，後腹腔出血、胰臟頭斷裂，

大部分的主治醫師都覺得無法救活，或是預後狀況不佳，但病患很努力的眨眼，彷彿對他說：「我很努力想活下來，請救我！」

歷經十多小時的手術，從深夜到天明，「終於把病人從鬼門關前救回來，後來也順利康復出院，」賴鵬升原本以為事情就到這裡結束，沒想到，有天他逛市場時，巧遇這位婦人，她問他：「醫生你來這裡幹嘛？」他回說：「吃早餐。」從此，這位婦人回診時，都會帶上一份早餐送給賴鵬升。

「令人感動的不是那一份早餐，而是那份窩心的舉動，」賴鵬升繼續說著：「還有一位務農的阿嬤，感謝我幫她開刀治療，每次家裡柳丁收成時，都會扛著一大布袋送到醫院，還會不好意思的說：『醫生，這柳丁不值錢啦！自己種的啦！』」

鄉下阿嬤的心意和古意，讓賴鵬升既感動又心疼，一方面很慶幸阿嬤體力不錯，能扛起這麼重的農作物，另一方面又怕阿嬤會受傷。

因這許多誠摯真切的熱情、濃厚的人情味，賴鵬升說，早已不把行醫當成一份工作而已，還有更多的是責任。留在這裡、盡最大努力把鄉親們照顧好，帶來的成就感比什麼都快樂。　　　　　　（文／黃筱珮）

06
只要願意，
就能找到留下的理由

　　這天，天氣晴朗，臺大雲林分院心血管中心主任許智能提早從家裡出發，走了兩公里多的路到醫院上班，這是他的生活日常。

　　「在醫院工作難免遇到緊急狀況，為搶救病人生命，一分一秒都慢不得，」他微笑說，只能在工作之外體現「慢活」步調，讓自己的心靜下來。

▎習慣不塞車的生活

　　出生於彰化，在台北念書，卻選擇到雲林當醫生，在臺大雲林分院工作邁入第十七個年頭。留在這裡是不是有什麼特別的情懷？「我沒那麼偉大，」許智能靦腆的說，「對我來說，在哪裡當醫生都一樣，『都

做一樣的事」，習慣了這裡的人事物，自然而然就留下來。」

2001 年，在臺大醫院擔任住院醫師的許智能，原本和雲林沒有任何連結，因為院方指派他到署立雲醫支援，從此結緣。

「回想起二十年前初來乍到的雲林，跟現在完全不同，」許智能說，當年沒有高鐵，從台北到斗六只能搭火車或客運，再走路進醫院。斗六街上除了少數幾家店鋪，其他都是住家，晚上很暗。記得有次太太和她的弟弟到斗六找他，晚上想找地方吃飯都很難，餐廳沒幾家，跟現在有著天壤之別。

不過，即使有這段經驗，但只有在住院醫師第二年及第三年各到雲林一個月，許智能與雲林還是沒有太多淵源。

沒想到，一年多之後，時任臺大雲林分院副院長黃瑞仁向他招手，問他：「要不要到雲林分院貢獻所長？」開啟他常駐雲林的契機，那時是 2006 年 7 月。

許智能沒有考慮太久就答應，他心想：太太是南部人，自己在桃園工作，逢年過節要回雙方父母家，雲林剛好在中間點，方便探視雙方長輩。後來，許智能的太太把工作調至雲林，兩人都習慣了不塞車的生活，自此在雲林落地生根。

▌從只有 10% 能做，到只有 10% 不能做

對許智能來說，這十幾二十年間，雲林除了生活機能更便利，醫療也有長足進步。

「2001 年來支援時，心臟病患者幾乎都不會選擇在這裡治療，」他

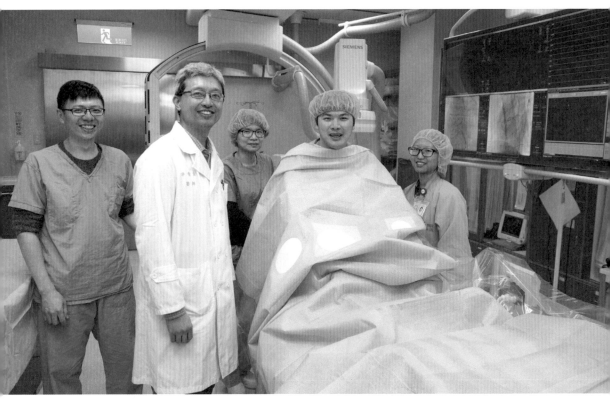

臺大雲林分院心血管中心主任許智能（左二）表示，心臟科是臺大雲林分院的發展重點及強項。

回顧，「當時還是署立醫院編制，心臟科醫師不多，能做的事也不多，特別是心血管急重症患者，就算醫師有意願處理，但設備不夠，只能請救護車把病人載走。」

可是，「當時雲林地區沒有醫院能夠執行心導管手術，很多心肌梗塞的急症病人在往北送或是往南送的路程中喪命，讓人看了很不捨，」許智能難過的說，可以走動的病人必須趕早搭第一班客運到北部看病，

下午再回雲林，「心臟病患者多半年事已高，還要舟車勞頓、奔波看病，看了很心痛，卻又無可奈何。」

經過這些年的努力，「改制前的署立醫院能處理的心臟病人大約只占 10%，10 個求診病人之中，9 個幾乎都轉走；臺大雲林分院接手後，現在大約只有不到一成的病人需要轉至醫學中心進一步治療，90% 以上的病人都可以放心交給臺大雲林分院，」許智能見證了雲林分院醫療量能的變化。

有鑑於雲林地區老年人口多，心臟科是雲林分院的發展重點及強項，目前院內有 13 位心臟內科醫師、4 位心臟外科醫師，許智能用「陣容豪華」形容，這樣的醫師團隊人數甚至比部分都會區大醫院還多。

成為中南部心導管重鎮

正是因為不捨病人就醫遠求，臺大雲林分院從 2004 年開始，就加速心臟醫學團隊發展，並且引進心導管治療設備和醫師人才，成立全雲林第一個心導管室；2022 年初，第二間心導管室啟用。

許智能指出，院內本來只有一間心導管室，但需要治療的病患太多，排程經常壅塞，「心臟醫學團隊的人經常要加班，做到晚上八點、十點是常有的事，儘管同仁們都任勞任怨配合，但一旦遇到心肌梗塞的緊急病人，就顯現出處理量能不足的無力感，因此在 2022 年擴充第二間心導管室，以滿足廣大的需求。」

現在的雲林分院，已經是中南部心導管重鎮，以 2020 年來說，心導管檢查達到 2,000 件以上，其中檢查後確認必須施行氣球擴張術、置

放支架的心導管手術，一年至少 1,200 件，每個月都超過 100 件。

「這樣的量能甚至比部分醫學中心還高，」許智能說，以臺大總院來說，心導管手術的數量大約是雲林分院的兩倍左右，但總院有 4 間心導管室，所以雲林分院的施行密度更高。

為什麼雲林分院的心導管施行密度這麼高？

「主要因為雲林是一個人口老化的農業大縣，心血管疾病本就常伴隨老化而來，很多老人家有冠狀動脈阻塞或狹窄的情形，狹心症、心絞痛患者很常見，心臟衰竭、心律不整的病人也為數不少，因此這裡極度需要心血管專科醫師，」許智能說。

因此，每次看診，許智能總是不厭其煩叮嚀長者注意三高問題，高血脂、高血糖和高血壓都是心血管健康的殺手，「多講幾次，拜託阿公、阿嬤聽進去，定期檢查、注重保養，避免併發急重症危害生命。」

吃在嘴裡，回甘心裡

十幾年下來，許智能和很多病人早已變成朋友，甚至像家人。

「有的長輩根本把我當成小孩一樣依賴，任何不舒服，不管是感冒、心悸、腳麻……，大大小小的事都要掛號來看診，」許智能說，「還有病人因緣際會得知我家住處，晚上直接到家裡按門鈴問診。」這種事在大都市聽起來不可思議，在鄉下卻不稀奇。因為覺得麻煩了醫生，很多鄉親都會送上自家栽種的農產品表達謝意。

有位阿嬤病人年年送上自種、自製的醃蘿蔔，一送就是十幾年；還有病人西瓜收成時，一次載來六大顆，診間瞬間變成「水果店」；也有

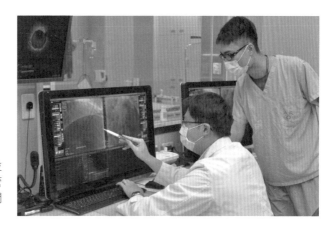

臺大雲林分院從 2004 年起，加速心臟醫學團隊發展，並且成立全雲林第一個心導管室，2022 年更設立了第二間心導管室。

病人是古坑柳丁農，每次豐收的季節，病人專程送來的柳丁香就會充滿診間。

這些平實的農產品，許智能吃起來卻特別香甜，「禮輕情義重」，每一口都蘊藏著病人的心意，憨厚古意的個性很動人，讓人格外珍惜。

這些年來，為了孩子的教育，許智能確實曾經考慮是否要搬到都市工作，「但一想到這裡的病人如此可愛，這些念頭就擱置下來。」

孩子的教育怎麼辦？

「幸好現在網路資源豐富，城鄉之間的教育落差可以靠網路彌補，孩子後來的升學之路也都順利，」許智能留在雲林的信念就更堅定了。

「高鐵或許縮短城鄉距離，但醫療差距依舊存在，鄉下的醫療資源還是差一大截，」許智能希望號召更多新血醫師加入偏鄉醫療行列，只要願意，就能找到留下的理由，相信最終必將感覺不虛此行。

（文／黃筱珮）

07

救人哪有城鄉之別

二十年歲月，能夠改變什麼？

二十年前，若說雲林是一處「醫療沙漠」，大概沒人否認；二十年後，這裡在醫療史上留下許多榮耀和「第一」的紀錄，在地人也不再需要離鄉背景就醫，可以安心留在雲林治療。

這些演進，臺大雲林分院心臟外科主治醫師許鈞全程參與。

▍碰到「大醫院沒看過的事」

從臺大醫學系畢業、在臺大醫院接受完總醫師訓練，恰逢 2004 年署立雲醫改制為臺大雲林分院後，他就自願選擇離開台北、前往雲林，當一個「鄉下」醫師，是雲林分院建立後第一批「元老級」醫師。

為什麼選擇離開台北這個許多人戲稱為「天龍國」的地方？

「當年聽到雲林分院很缺醫生，正是需要人力的時候，我是嘉義人，想說離家裡近，就決定來了，一直到現在，」許鈞說。

從臺大總院到雲林鄉下，一轉眼邁入十八年，許鈞說：「剛到斗六院區時，雲林分院還是沿用署立雲醫留下的老建築，病人很少，院區空空蕩蕩，非常冷清，跟現在近九成占床率，病人川流不息的景象對比，差別很大。」

更震驚的在後頭。

許鈞一直記得，初來乍到時，一位病人心肌梗塞，大半夜被送去急救，患者情況危急需要緊急開刀，醫療團隊都已經準備就緒，值班的麻醉科醫師卻自掏腰包拿錢給病人家屬，請救護車把病人送到其他醫院，還跟病人家屬說：「不要在這裡開刀，會死掉！」

許鈞當下目瞪口呆，心想：「這到底在幹什麼？」

後來他才知道，原來這種在大醫院常見的救命手術，過去在署立雲醫卻很少處理，值班麻醉科醫師沒把握能做，基於病人安全，好意請病人轉院。

對許鈞來說，這起事件無疑是一場震撼教育，真正看到城鄉醫療的巨大鴻溝。

醫療資源不對等的情況不只於此。那段篳路藍縷的歲月，許鈞看到許多「大醫院沒看過的事」。

他說，相較於都會區的醫療設備，雲林分院的部分設備顯得「克難」，即使現在，也礙於預算問題，這幾年才汰換掉一台使用超過二十年的心血管超音波──觸控面板已經無法顯示了，醫療人員都是憑著對

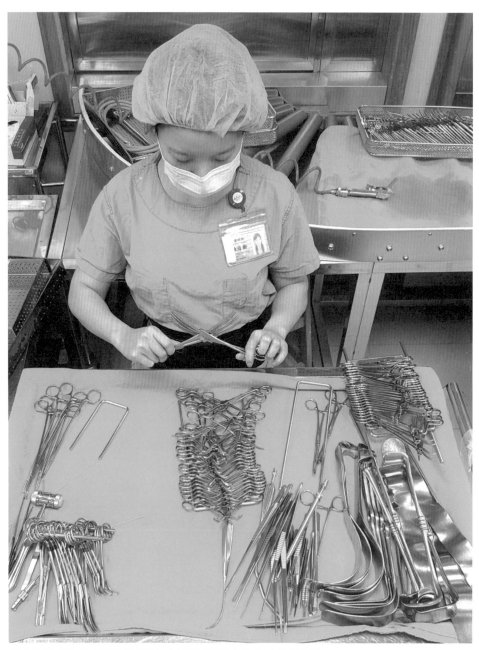

臺大雲林分院的心臟外科手術，已經具備醫療中心層級的水準。

相對位置的記憶來操作。這是在都會區醫院很難想像的情況。

▌體質改造，心臟手術團隊再上層樓

「幸好，『把急重症病人轉走』這種情況很快就不再重演，」許鈞談到，他的恩師、臺大醫院心臟外科權威陳益祥在 2005 年接任雲林分院心臟外科主任，積極擴充編制，在當時成為台灣中部地區除台中榮總外，唯一有 4 位心臟外科醫師的地區醫院。

「你大概很難想像，在臺大醫院進駐之前，雲林地區幾乎從來沒有做過一般的開心手術，是『從來沒有喔』！」他強調，即使在總院屬於常見的心臟常規手術，來這裡一開就是雲林首例，「這代表過去有心臟手術需求的鄉親都得跑外縣市就醫。」

隨著心臟手術團隊發展的成熟，雲林分院心臟外科也開始實施微創手術。

許鈞說，過去心臟外科手術一直被認為是「大刀大傷口」，因為傳統手術是把整個胸骨切開，後來微創概念興起，「儘管困難度高不少，幸而在陳益祥教授指導下，雲林分院跟上總院步伐，把心臟手術傷口從 30 公分大幅縮小至不到 10 公分。」

更令他自豪的是：「這幾年，不單是心臟外科，雲林分院所有科別的醫療水準都已提高到醫學中心層級，跟總院差不多，大家一起完成很多了不起的事。」

現在，「鄉親到雲林分院就診幾乎不用轉院，以心臟外科來說，除了少數手術，例如：經導管主動脈瓣膜置換（TAVI）因設備未符合健

保要求，病人必須轉回總院，其餘絕大部分都可以留在雲林治療，省去奔波辛苦，也方便陪病家屬就近照顧，」許鈞說。

▌ 能幫一個是一個

在偏鄉服務，醫療設備或資源相對缺乏，職涯發展也比較受限，但許鈞認為：「不管在城市或鄉下，醫生都是做一樣的事，都是在幫助病人。只要病人能夠好好出院就可以了，我們當醫師，為的不就是可以幫助病人回復生活嗎？」

許鈞說：「都會區的病人多，如果在大都市能夠幫十個病人，這裡只能幫到一個，那也是一個，重點是盡力把手上的病人都醫治好，讓他們不用再遠求，這才是最重要的事，不是去看病人數，也不是汲汲營營爭位置。」

這些年在雲林服務闖出口碑，他不否認有薪資更優渥的職務向他招手，但他想：「如果我們沒有留在這裡，這些病人怎麼辦？」他並不羨慕賺更多錢的機會，「想留在這裡，就是對臺大醫院及偏鄉的一份心。」

而且，「在鄉下當醫生，或許沒辦法賺太多錢，好吃的農產品卻『賺很大』，」許鈞開玩笑說，雲林鄉親很淳樸，會送自家收成的農作物給醫護人員，他的診間時不時會出現一位 86 歲的阿婆，是他長年照顧的心臟病患者，而且阿婆這年紀沒拄柺杖、還能扛著兩袋不算輕的水果小跑步進診間，爽朗的說：「這是我家種的，乎（給）你！」想起那個場景，他說：「有什麼禮物比這更好？」

有人送農作物，也有人特地打造黃金金牌或是包大紅包，答謝手術

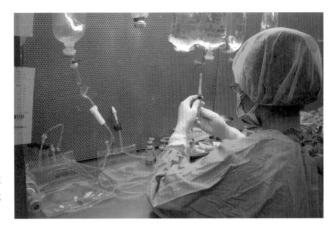

臺大雲林分院的醫療水準
高，在地人可安心留在雲林
治療。

成功。這時許鈞都會義正言辭對病人說：「我是公職人員，送金子和現
金會害我被抓去關。」

　　如果病人堅持，他會更堅持：「真的對我們的服務很滿意、想要回
饋的話，就請您把這些貴重物品捐給醫院社工室，當做急難救助金，讓
其他有需要的病人使用，成就美事一件。」

　　在偏鄉行醫有苦有樂，許鈞說，在這裡人員編制不若大醫院，很多
行政工作得自己來，遇到的困難很多，其中辛苦不足為外人道，但成就
感與喜樂也特別多。

　　他想起之前曾有醫師前輩說：「在台北，工作環境好，仁愛路和
敦化南、北路那邊很多行道樹，每天開車上、下班經過時，心情都很
好。」若這樣說起來，雲林更多綠樹，還有大片田野，而且很少塞車，
豈不更好？所以當人家問他：「為什麼留在雲林？」他反而想問：「Why
Not？」　　　　　　　　　　　　　　　　　　　　　（文／黃筱珮）

08

想讓在地醫療
與總院無二

　　「心律不整和高血壓不一樣，是會隨時發作的，什麼時候要來都不知道，」操著熟練的台語，臺大雲林分院心臟內科主任邱富群在醫院的衛教教室裡，手把手教三十幾位雲林鄉親如何簡單的量測手部動脈，判斷有沒有心律不整、心房顫動等問題，預防中風。

▌下診後的衛教班

　　「來，自己量一量……」邱富群舉起自己的左手，一個步驟、一個步驟慢慢講解：「順著食指直線延伸，在手掌、前臂間大概 1 公分左右的地方，輕輕按壓，有沒有感覺到橈動脈在跳動？」

　　「很好！再用手錶或時鐘計時，就可以知道自己心跳的狀況

了……」淺顯易懂的口語表達，現場平均年齡超過 65 歲的老人家們，一下子就學會了。下課前，邱富群繼續耳提面命：「脈搏不規則，就要趕快來心臟科檢查，因為很有可能是心律不整。在家裡用血壓計量，心跳都是九十幾、一百，也要趕快來找我！」

這是邱富群每星期四個門診時間以外的日常。

心房顫動是最常見的心律不整，引發腦中風機率是正常人的五倍，而雲林是農業縣，人口外移嚴重，留下來的大多是老人家，有時住的地方離醫院比較遠，如果突然在家裡發作，常會錯過搶救的黃金時機。

幾年前開始，邱富群便利用門診外的時間，替鄉親們做衛教，傳授簡單把脈的技巧，讓老人家利用時間自己檢查心臟跳動的情形，希望減少憾事發生。

邱富群是台北人，臺大醫學院畢業，在總院接受完整的內科住院醫師、總醫師、研究員訓練後，面臨高雄義大醫院和臺大雲林分院兩個選擇。最後，是長輩到廟裡拜拜抽籤，「跑了好幾間廟，每一支籤都說到雲林發展比較好，我和太太就一起到雲林來了……」他笑著說。

沒想到，一待十四個年頭。

邱富群一路跟著臺大雲林分院規模不斷成長，累積服務的病患數目逐漸增加，工作也相對穩定，他甚至在雲林拿到心臟電生理暨介入治療專科證書。

為了讓自己的臨床技術更精進，使雲林鄉親能得到和臺大醫院台北總院同等級的心臟病治療品質和水準，十四年來，邱富群每星期五都排開所有事情，搭高鐵往返台北、雲林，到總院心導管室執行高頻導管電燒手術。

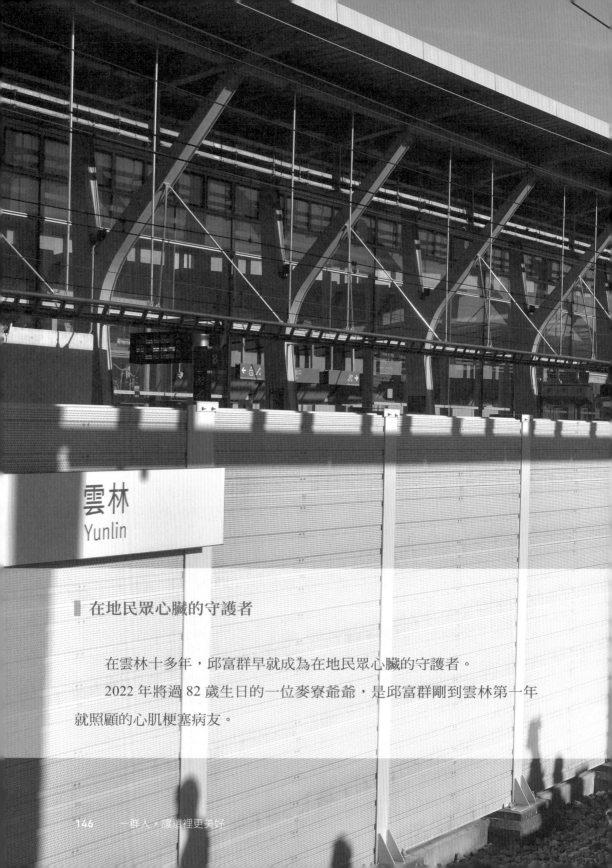

雲林
Yunlin

▌在地民眾心臟的守護者

在雲林十多年，邱富群早就成為在地民眾心臟的守護者。

2022 年將過 82 歲生日的一位麥寮爺爺，是邱富群剛到雲林第一年就照顧的心肌梗塞病友。

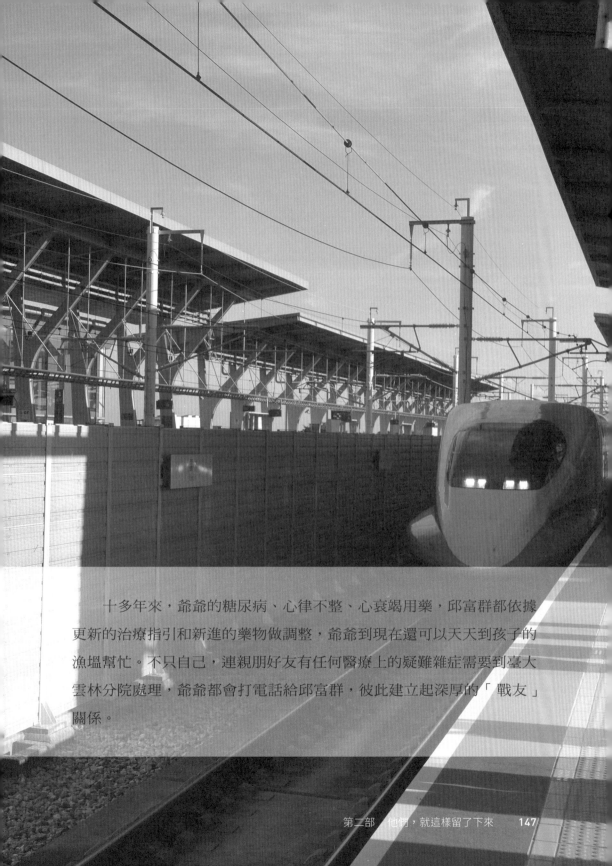

　　十多年來，爺爺的糖尿病、心律不整、心衰竭用藥，邱富群都依據更新的治療指引和新進的藥物做調整，爺爺到現在還可以天天到孩子的漁塭幫忙。不只自己，連親朋好友有任何醫療上的疑難雜症需要到臺大雲林分院處理，爺爺都會打電話給邱富群，彼此建立起深厚的「戰友」關係。

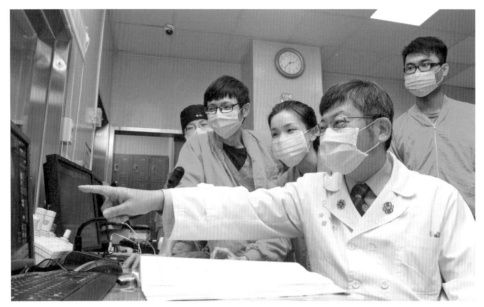
憑藉精湛的醫術，臺大雲林分院逐步累積居民的信賴。

　　另一位讓邱富群印象深刻的，是六十多歲的心房顫動患者，他服用抗血栓藥物卻仍然中風，增加抗血栓藥物竟又產生腦出血。

　　剛好那時邱富群從臺大醫院學會左心耳封阻器的置放術，在總院教授蔡佳醒的協助下，回到雲林分院順利幫患者置放左心耳封阻器，「現在病患狀況良好，還能自己到門診回診，」他開心的說。

▌是同事，也是家人

　　當年一眾神明的選擇，讓雲林多了一位心臟科醫師，也讓雲林成了

邱富群第二個家。

十幾年來，邱富群和太太在雲林成為爸爸、媽媽，孩子在雲林接受教育；邱富群交了許多在地朋友，成為「道地的雲林人」，甚至吸引原本住在台北的父母親搬到雲林，享受三代同堂的天倫之樂。

因為爸媽跟自己住，邱富群的父親幾年前診斷出大腸癌，也才能在臺大雲林分院就近接受醫院同事跨科別的治療。

「我其實很自責，」邱富群說，當時每天忙著臨床工作，忽略了父親的身體健康，父親不舒服、確診大腸癌時竟然直腸已經快要全部阻塞了，「幸好在雲林分院，大家像一家人般互相幫忙，腸胃科、腫瘤科和放射腫瘤科同事先做放射化療治療，再由外科醫師侯奕仲用腹腔鏡手術直接切除腫瘤，加上術後化療，治好了父親的大腸癌。」

「去年（2021 年）新冠肺炎疫情期間，也還好爸爸跟我們一起在雲林，」邱富群說，父親在疫情最緊張、醫療量能最吃緊的時候，被發現左肺有大顆的轉移腫瘤，如果不是離自己很近，他可能會心急如焚，也沒辦法順利找到就醫資源。

「還好有外科醫師曾宇鼎、主任黃培銘，幫肺功能很差的爸爸完成胸腔鏡腫瘤冷凍手術，」身分從「醫師」成為「病患家屬」，邱富群對雲林分院同仁高超的醫術和各科間的合作，信賴又感動；經過父親的抗癌一役，他也更堅定自己留在雲林，為鄉里服務的決心。

（文／朱乙真）

09

因為這裡珍惜人才

　　每個星期一、三、四上午，在臺大醫院雲林分院的腎臟內科門診診間外，總有坐得滿滿的腎臟病友，他們看起來皮膚顏色比較深、比較沒有精神，但還是很有耐心的等待護理師叫號。

　　一位滿頭白髮梳得整整齊齊的阿嬤一邊等，一邊跟旁邊的阿伯閒聊著：「吼，我給李醫師看門診好多年了啦。她足厲害，讓我呷到欲一百歲了！」

　　阿嬤口中的李醫師，就是臺大雲林分院腎臟內科主治醫師李玟儀。

　　然而，一個「女醫師」要在觀念相對保守、傳統的雲林立足，並不容易。

　　李玟儀回想，剛到雲林時，發現鄉親雖然人情溫暖，卻存在性別刻板印象，「以為醫師都是男的，女生都是護理師。看到我是女生，甚至

說要去查我有沒有醫師執照。」

現在還會嗎？

李玟儀大笑說：「當然不會啦！你看看外面的阿公、阿嬤，好多人都在我的門診十幾年了。他們後來發現女醫生也滿好的，我台語又很溜，就有愈來愈多長輩指定要給『那個查某醫生』看。」

▎有些不自在的處境

身為台南人，台南女中畢業後，李玟儀考上臺大醫學系。當從南部北上念大學的同學們忙著探索台北市的各種新奇有趣時，李玟儀卻陷入適應環境的難關。

台北百貨公司很多、捷運很方便，但她卻連說話都很不自在。

「有一次我在臺大總院的電梯裡幫病人按樓層，順口用台語問：『欲去幾樓？』電梯裡每個人都用訝異的眼光看著我，讓我這個『鄉下人』超尷尬……」事隔多年，李玟儀還是對當時電梯裡一時凍結的氣氛印象深刻。

此外，台北濕冷的天氣對李玟儀也是大挑戰。

「台北的冬天濕濕冷冷的，不常看到陽光，而我來自陽光普照的南台灣，非常不習慣……」李玟儀印象中的台北寒冬，都是在臺大女六宿舍裡，抱著棉被挑燈夜戰準備考試中度過，非常辛苦。醫學院六年、住院醫師訓練五年，十一年中，李玟儀一直告訴自己：「完成了就要回南部服務。」

這個難以融入台北都會的女孩，2007 年結束住院醫師訓練便如願

回到南部，進入臺大雲林分院擔任腎臟內科主治醫師，至今（2022 年）
十五年。

「這麼多年來，我經歷雲林分院腎臟科的興衰，最多 11 位主治醫
師，最少 3 位。而我，永遠是其中的 1 位，」她笑著說。

▌ 對抗腎病大魔王

堅持留在雲林，除了熱愛中南部鄉親的人情溫暖，更多的是李玟儀
看到在地民眾需要的幫助。

李玟儀說：「腎臟病是雲林地區的慢性病大魔王。」

根據雲林縣衛生局公布的 2020 年全縣十大死因，腎臟病排名第九，
有醫師坦言，雲嘉南是全台腎病人口最多的地方。

到腎臟科就診的病患，有一部分是尿毒症患者，需要進行血液透
析，也就是俗稱的洗腎。為了讓洗腎病患能夠穩定接受治療，臺大雲林
分院的血液透析室全年無休，就連過年、國定假日和颱風天，都得照常
運作。

李玟儀記得，2009 年 8 月，莫拉克颱風造成中南部嚴重水災那天，
她剛好值完班，搭著交通車準備回家，「交通車經過虎尾平和橋，洶湧
的大水差一點淹到橋上，我幾乎以為自己要跟著交通車被沖走了，心臟
差點跳出來。」

連莫拉克颱風天都要上班的精神，讓臺大雲林分院的血液透析業務
穩定，也讓李玟儀獲得在地鄉親的肯定。

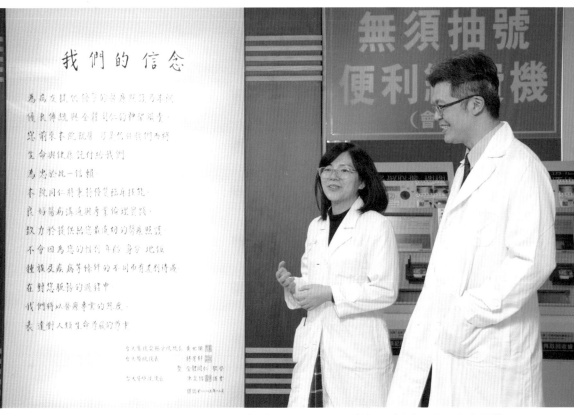

臺大雲林分院腎臟內科主治醫師李玟儀（左）和骨科部主任林鎮江（右），都已經在雲林
分院任職十多年，深獲在地鄉親肯定。

▍見證雲林的實力

　　2015 年，李玟儀接下另一個重任——進入臺大雲林分院教學研究部
擔任主任。

　　李玟儀解釋，教學研究部的使命是積極培育人才，提供多元服務、

舉辦在職教育精進專業，透過研究發現醫學新知，主要任務範疇涵蓋管理教學資源、實習、見習醫師、不分科住院醫師訓練（PGY）及住院醫師及各職類的臨床訓練，以及各項醫學研究計畫。

接任教學研究部主任後，在教學副院長的帶領下，李玟儀針對各醫療科部及九大職類教學進行全面檢討改善，使雲林分院通過 2015 年教學醫院評鑑。

2016 年，雲林分院改制十二週年，教學研究部邁出國際化的腳步，主辦國際學術研討會，邀請日本、新加坡學者，以及台灣產、官、學界，共同探討台灣面臨高齡化社會的健康照護體系，全台各地共 210 人趕赴雲林參加研討會，證明了雲林也有舉辦國際級學術研討會的能力，且之後每年國際學術研討會的議題與講者愈來愈有吸引力，參加人數也不斷增加。

接下來，李玟儀所盤點規劃的 2017 年新制教學醫院評鑑，也順利通過。

認識並愛上雲林

目前，她正積極導入學習歷程電子化、申請 2023 年 PGY 主訓醫院資格、準備 2024 年醫學中心等級的教學醫院評鑑；研究方面，由臺大總院領航指導，也積極媒合鄰近大學進行在地化的跨學界合作，提升研究論文的質與量。同時，還要規劃新建虎尾醫院的臨床技能中心、共同實驗室空間與設備……

在雲林待了十五年，完成了許多事。她坦言，的確有不少醫護人員

還來不及認識雲林，就被「偏鄉印象」嚇跑了，而她卻愛上了雲林，選擇在雲林安家。

身為教學研究部主任，李玟儀最喜歡這麼和新來的住院醫師分享：「對很多人來說，雲林比日本遠，但雲林分院有教學資源、有師資培訓計畫，也能夠讓想做研究的人持續做研究。更重要的是，臺大雲林分院會珍惜你。」 （文／朱乙真）

10

雲林就是我的家

「長久以來，到偏鄉服務的醫師總會和許多充滿光環的標籤劃上等號，但其實對我來說，原因很簡單：有家人、有病人，雲林就是我的家，」臺大雲林分院心臟內科主治醫師林昭維沉靜的這樣說。

然而，與他平靜語調截然不同的是，打開過往學經歷，只能用「華麗」來形容。

在 Google 搜尋林昭維，會找到以下這些相關資訊：

臺大醫學系畢業、美國哈佛大學公共衛生碩士、美國哥倫比亞大學醫學資訊博士；曾任臺大雲林分院心臟內科主任、教學研究部副主任、健康管理中心主任、雲林分院副院長……

到目前為止，林昭維也是雲林分院唯一的臺大醫學院臨床教授。

擁有如此傲人的學歷和經歷，林昭維經常被問：「怎麼辦到的？」

或是想參考「林昭維路線」培養小孩，而他總是這麼回答：「每個人都是獨立個體，有不同經歷，自然會有不同的想法跟做法，沒辦法複製同樣的過程吧？」

▌ 以雲林為家的台北人

1993 年臺大醫學系畢業後，當所有醫學系同學忙著到臺大總院進行住院醫師訓練時，林昭維在 1994 年負笈千里，遠渡重洋到美國求學，花了四年半的時間，一路從碩士讀到博士。

1999 年，林昭維拿到哥倫比亞博士學位回到台灣，同學們剛好完成住院醫師訓練，而他卻在此時以哲學博士學歷，回到臺大總院當起菜鳥住院醫師。

2004 年，林昭維在臺大總院完成心臟內科專科訓練，奉派到剛剛改制的臺大雲林分院服務，「沒有什麼動人的理由，只是因為太太在嘉義中正大學找到教職，我就跟著太太來了。」

沒有過掙扎或猶豫嗎？

「花了幾年慢慢習慣，後來就順其自然了，」林昭維說，大學畢業後就在美國幾個地方漂流，完成學業後，終於可以回到自己的土地，「無論在哪個城鎮落腳，都很開心。」

而且，「可能是真的待太久了，雲林分院的同事都把我當成了在地人，有好些人聽到我來自台北，還會大吃一驚，」林昭維笑著說。

其實，林昭維是在台北出生、長大、求學的台北人，當過「紐約客」（New Yorker），也在美國鄉間待過一些時間，「雲林的城鎮跟美

國比起來，無論斗六或虎尾，都更便利、更容易找到好吃的東西。這麼多年來，我一點都沒有自己是到一個偏僻落後的地方服務、幫助偏鄉這樣的感覺⋯⋯」

至於「臺大的醫師們來雲林是給當地一個 favor（恩惠）、犧牲奉獻」這樣的說法，林昭維則是摸摸自己的肚子，邊笑邊說：「剛來的頭兩年，就被排骨便當跟珍珠奶茶養胖了十幾公斤，到現在還沒有恢復原狀，是不是犧牲很大？」

一轉眼，林昭維從台北南下雲林服務已經十八年，當時和他一起到雲林的第一批「元老」，幾乎都已經回到台北，而留在雲林的林昭維，

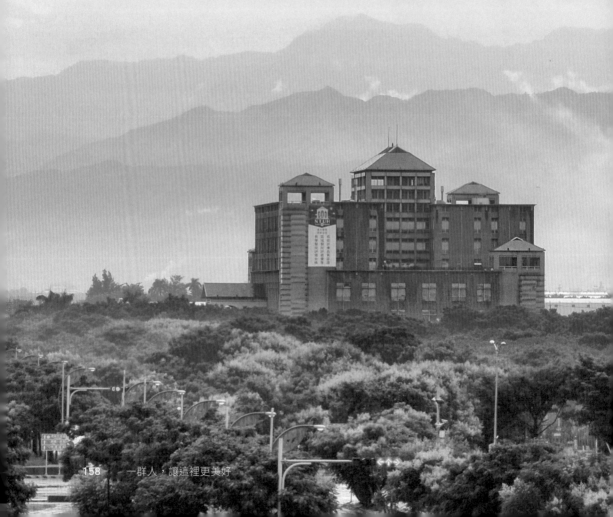

則找到了最好的平衡方式。

▋ 在家庭和工作達成平衡

　　「我有同學到雲林來，一直數著饅頭要回台北，因為雲林沒有百貨
公司，」林昭維坦言，「台北很吸引人、學習資源很多，我常駐在這
裡，也是每個星期都要回台北一趟，教教醫學系學生，享受一下熱鬧的
都市生活。」

　　所以，「常常有人問我，為什麼不乾脆直接回台北？」林昭維笑著

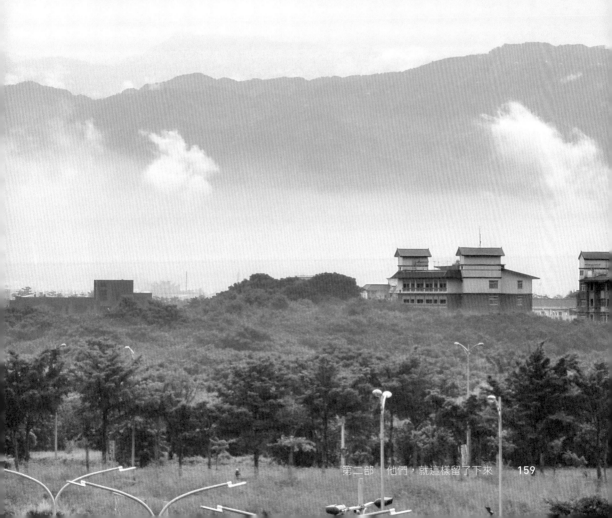

說：「台北很棒啊，資源很豐富，但雲林、嘉義有很好的人情、陽光、空氣，而且現在高鐵很方便，想要回台北隨時都可以回去。」

林昭維面對生活的態度，也反應在工作上。

「很多同學看我，覺得我『很厲害』，怎麼可以待在『這個地方』？」林昭維說：「對我而言，這份工作很穩定，可以好好照顧病人，醫院也提供很充足的研究資源，讓我能夠自給自足發表論文。家庭生活跟工作可以達成平衡，我也不知道有沒有其他地方更適合，就一直留下來了。」

可以好好生活的地方

從台北到美國，再到雲林，不同城市的醫療資源差距，是否讓林昭維很有感呢？

「雲林地區高齡人口比例較高，到醫院就醫時，常常病況已經比較嚴重，」林昭維觀察：「雲林分院自從改制以來，便努力提升雲林及附近地區的醫療服務品質，但醫療資源差距，有很多是結構上的問題，很難克服。」

停頓幾秒，他想了想，說：「我們就是努力做好自己醫療工作的本分吧！」

和臺大雲林分院一起經歷十多年從無到有、披荊斬棘的歷程，林昭維卸下所有職稱，回歸到當醫師的初心，專心當一個「教授級心臟內科主治醫師」。現在的他，專注在控制血壓、血糖、膽固醇等危險因子對心臟影響的研究，希望從問題的根源開始，讓雲林的心血管疾病患者早

期診斷、早期治療。

林昭維說：「雲林分院心導管設備很先進，治療人數可以比得上大城市，醫師們技術很好……，同樣的，我們也需要在疾病早期進行危險因子控制、預防三高，避免進展成嚴重的心臟病，延緩或減少急重症發生。醫者之心當然都希望病人可以不用做心導管、繞道手術、甚至放葉克膜。」

▌ 生命中不可或缺的存在

當他鄉變故鄉，林昭維和雲林早已建立起緊密連結。

「當這個病人打開門走進診間，我就知道他又要跟我嘮叨他的家人，那個病人則是會跟我抱怨小孩……」對林昭維來說，能在每一天照顧好自己、家人、病人及所有關心的人，就是他最感動，也最有成就感的事。

「我謝謝雲林滋養了我和家人，」林昭維輕輕的說：「在這裡工作了快二十年，雲林已經變成我生命中最重要的一部分。」

醫生有很多不同的樣貌，林昭維在雲林做好「當醫生」這件事，然後把有興趣的事情拿來研究分析做成報告，他用親身經歷告訴大家，在這裡，也能變成臺大教授。

簡單，而純粹。　　　　　　　　　　　　　　　　（文／朱乙真）

11

醫事人員
也能成為前進的力量

　　「如果把醫院比喻成軍隊，」有一位醫師這麼形容醫院的工作團隊：「醫師在前線打仗，護理部是最佳盟友，醫事單位則是最佳後勤支援部隊。」

　　臺大醫院雲林分院這支精良的軍隊，同樣也是如此。將近 900 人的護理部團隊，占了全院員工數 50％，醫事單位則有約 261 人左右。他們，有些是土生土長的雲林人，有些則是離開故鄉，到達雲林。

　　每個人留在雲林的理由不盡相同、停留時間也不一樣，但是在臺大雲林分院誕生的前、中、後期，許多關鍵時刻都有他們的身影，為雲林的醫療與健康做出同樣的貢獻。

　　臺大雲林分院院長室行政祕書簡毓芬是土生土長的雲林人，從 1989 年開始，在省立雲醫擔任檢驗科醫檢師，改制後擔任檢驗醫學部主任

（2011 年接任雲林分院院長室行政祕書），之後便不曾離開。

回顧當年的職場狀況，她以「忙、盲、茫」形容每天的工作：忙碌，卻又茫然不知自己為何而忙，也不知道醫院的未來、自己的未來在哪裡，只能閉起眼睛拚命工作。

後來，進入署立雲醫時期，她回憶，有一年，一個教育部的國小學童健康檢查標案，醫院組成醫師、護理師、醫檢師在內共十幾人的醫療團，上山下海到縣內二十幾個鄉鎮、三百多所小學為小一新生做健康檢查，「這個案子做了半年，在現場檢查、採檢，回醫院還要檢驗，工作非常繁重，但經費只有 200 萬元，卻是該年度的重要收入，可以想見當時營運的困窘。」

因為院內醫療資源不夠完善，簡毓芬當時還曾遭遇人生重大打擊。

1999 年，她快 80 歲、身體硬朗的阿嬤，突然不明原因發燒，想當然耳到孫女工作的署立雲醫住院檢查；兩個星期過去，始終查不出原因，只能一直打抗生素、營養劑，「我每天去看阿嬤，都沒有進展，也沒有新的治療方式，我壓力好大。」

後來，家人決定將阿嬤轉到醫療設備比較好的三峽恩主公醫院。

阿公、阿嬤在同一天不見了

「那天中午過後，也是在現在這棟大樓（斗六院區）一樓急診門口，」簡毓芬回想當時看著救護車把阿嬤和陪阿嬤轉院的阿公一起載走，心裡因為自己工作的醫院沒辦法幫忙阿嬤而感到無奈。

沒多久，情緒低落的簡毓芬竟然收到救護車在高速公路上發生嚴重

車禍、老人家在到院前心肺功能停止（OHCA）的噩耗，「這件事對我的衝擊太大、太大了……」

儘管已經事隔二十多年，想到那段過程，她仍然難掩傷痛，哽咽說：「雖然沒有任何家人責備我，但我非常、非常自責，也憂鬱了好長一段時間走不出來。」

無數個夜不成眠的深夜，簡毓芬一直想：「為什麼我工作的醫院，資源、設備這麼不足？為什麼在雲林，看醫生、查病因、做檢查這麼困難？為什麼阿嬤不得不轉院，也讓阿公、阿嬤在同一天不見了……」

▍生命因為有了責任而不同

臺大醫院團隊從台北南下，進駐雲林，簡毓芬感受到壓力，卻也重燃對醫療的希望。

「以前我自詡可以應付所有醫師在檢驗上的疑問，但臺大醫師來了以後，他們的問題我卻不一定答得出來，」簡毓芬坦言，「迎頭趕上臺大等級的專業」是給自己的壓力，卻也是進步的動力，「我終於有一種有前景、有未來的感覺。」

更重要的是，她總算不用再擔心家人、朋友遇到跟阿嬤同樣的事情，「雲林人終於有一個可以安心治療的醫院。」

同樣在雲林土生土長的臺大雲林分院檢驗醫學部主任謝月貞，1992年取得醫檢師證照後，參加公職人員考試，錄取分發到台北的臺大醫院總院。「當時，雲林縣沒有大型醫院，鄉親生病都得搭凌晨四點的第一班日統客運北上就醫，我經常受託幫親戚朋友掛總院的各科名醫，」她

記得，即使是院內人士，「還是得跟同事換大夜班，在凌晨四、五點，拿著小板凳或雨傘排隊占位置，才能掛到號……」

雲林鄉親為了看病南北奔波的辛苦，謝月貞深刻感受，因此當署立雲醫改制為臺大雲林分院，她便毅然請調回故鄉服務，「雲林是我的家，這裡有我愛的家人、親戚及朋友。幫助他們在地獲得醫療照護、在地老化，最終化為在地塵土，一直是我心裡甜蜜的負擔。」

露出淺淺微笑，謝月貞溫柔的說：「生命因為有了責任而不同，人生因為有了負擔而更加充實，我會繼續在雲林奉獻我的專業，為雲林人的健康打拚。」

▌ 提高藥師的職場競爭力

廖玲巧從台北醫學院（今為台北醫學大學）藥學系畢業後，為了家人回雲林，1999 年接任署立雲醫藥劑部主任，2004 年後擔任臺大雲林分院藥劑部主任至今。

「2016 年受到大環境影響，臺大雲林分院藥劑部藥師人力極度缺乏，屢次招募都不順利，」廖玲巧還記得，當時得拜託退休藥師回醫院幫忙才能勉強維持人力，「如何吸引年輕藥師加入，是我們在偏鄉醫院面臨的問題。」

為了突破困境，廖玲巧開始積極推動多項增進藥師待遇的措施，例如：調整藥師甄選制度、改善藥師進用時效，並爭取優化藥師薪資福利、打破藥師薪級天花板、提供公職晉升機會、提高雲林分院藥師的職場競爭力，逐漸減緩藥師招募不易的窘境。

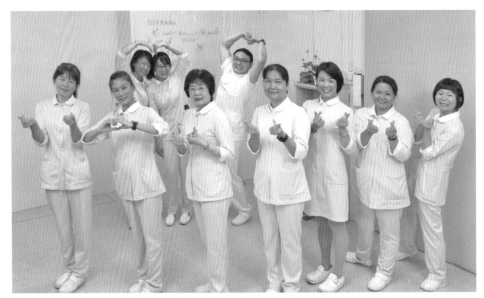

將近 900 人的護理部團隊，占了全雲林分院員工數 50%，可說是醫師的最佳盟友。

協助長輩看懂並吃對藥

出生、成長都在雲林，廖玲巧比任何人都了解家鄉青壯人口外移的影響，留下來的老人家多半得自己照顧自己，或是老人照顧老人；如何讓視力退化、不識字，甚至是記憶力衰退的長輩，可以正確看懂並且吃對藥品，一直都是藥劑部努力的重點。

「還好，我們的藥師都有雲林人熱情、純樸的個性，也都把長輩當成自己家裡面的阿公、阿嬤照顧，」她笑著分享，最喜歡聽見長輩們和藥師的對話：「阿公，這次記號和之前一樣，寫『三』的就是要照三餐吃喔。」「阿嬤，你的每包藥都做好記號了，回家要準時吃藥，血壓才

能好好控制喔！」

看到長輩們從滿臉疑惑，到開心、滿意的離開藥物諮詢室，就是廖玲巧最有成就感的時刻。

▌異鄉人的付出，讓自己更努力

臺大雲林分院護理部副主任黃美玲是在三十年前念護專時，才第一次離開雲林。畢業後，她參加公務人員普考，如願分發到離家最近的省立雲醫。

1999 年，升上護理長後，黃美玲被指派到精神病房擔任護理師。在完全沒有經驗的情況下，她先到當時的台北市立療養院受訓 3 個月，第一次感受到醫療資源的城鄉差距。

當時她的受訓心得是：「萬一哪天發瘋了，我要在台北市就醫，不要在雲林。」

黃美玲回憶，當時雲林全縣的精神病房只有署立雲醫的 50 床，「床位根本不夠，所以，在雲林，精神病人被囚禁在家或到處遊蕩的，比比皆是。」

醫院後來陸續申請到慢性精神病床 50 床、60 床，從申請到整建只有精神科主任、護理長、社工、包商，「當時只想盡力做就對了。遇到沒經費粉刷牆壁，就號召功能比較好的病友一起刷油漆、搬病床。」

這麼克難的環境，是否曾經改變主意，想上台北到臺大總院工作？

「沒有耶！」改制為臺大雲林分院後，黃美玲最開心的是，可以有更多到總院學習、傳承經驗的機會。

「每次到台北學習，都是很大的刺激，」她記得一開始，護理部同仁連洗手台、一個杯子、一張海報，都會拍照回來開會討論，想辦法改善雲林分院護理部照顧病人的品質、流程，「辛苦，卻感覺很滿足。」

影響更大的，是「人」。

黃美玲說：「改制十多年來，歷任院長、副院長、科部主任，各個都是大名醫，而且都不是雲林人。看到他們每星期往返台北、雲林，甚至『拋家棄子』一個人留在雲林，我都告訴自己：『不是雲林人都這麼努力幫忙我們，那我們自己呢？』然後不管遇到什麼困難和挑戰，我就會想想長官們，再繼續努力下去。」

▎為生養之地盡心

臺大雲林分院護理部督導長吳春桂喜歡以「莫忘初衷」形容自己1989年進入省立雲醫至今的護理職涯。曾經在北部醫院服務數年，當雲林家中長輩逐漸年長，她便毫無猶豫請調回雲林，「我是雲林女兒，應該要回家鄉照顧家鄉長輩、為生養我的雲林盡自己的綿薄之力。」

這個決定，有情懷，也有現實的衝擊。

「當時我們真的好鄉下，只能處理最基本、簡單的醫療，」吳春桂回想，有一次公公發生車禍造成頭部外傷，但省立雲醫時代，神經外科只有一位住在台中的醫師，當下根本趕不回來，只好緊急將公公轉送嘉義一間綜合醫院開刀。

也是因為這個切身經驗，在醫院改制後，她便積極參與各種醫療品質、服務的建構，例如：2014年護理部成立全台首創的護理快速反應小

組（RRT），也更能同理病人和家屬，希望讓雲林分院成為一間更有溫度的醫院。

▍從急重症外送到成為就醫第一選擇

除了土生土長的雲林人，在護理醫事單位也有許多人來自四面八方，例如：臺大雲林分院祕書室主任洪雪貞、護理部前主任陳姝年、護理部主任詹靜媛，就是分別從離島金門或台北到雲林分院服務。

來自金門的洪雪貞，1982 年因為結婚而調職到當時的省立雲醫，到 2022 年剛好滿四十年。

洪雪貞見證同一家醫院從省立、署立到臺大醫療體系，自己也一路經歷門診、急診室、婦產科、嬰兒室、手術房、內科病房、燒燙傷病房、內視鏡超音波檢查室、門診、外骨科病房等各科病房，2007 年升任護理部督導長，更在 2011 年轉換跑道，進入行政管理體系擔任祕書室主任。

早年待在急診室的日子，洪雪貞經常見到一個情況——送到急診的重症病患，因為醫院沒辦法處理，只能外轉到彰化、嘉義或台中。

「我們盡力協助病患安全轉院，但心裡其實很不好受，」她描述當年的內心掙扎，「還好，改制為臺大醫院雲林分院後，自己也受惠，親友心肌梗塞直接送到斗六院區緊急心導管處置，在地民眾不管遇到什麼急重症也都不用再奔波外縣市就醫。」

甚至，「現在非但不用外送，我們還成為大雲林、南投、彰化地區民眾就醫的第一選擇，」洪雪貞神情驕傲的說，許多親朋好友告訴她，

現在只要有緊急的醫療需求，或是身體突然很不舒服，再也不用擔心「看醫生」這件事，因為雲林分院讓人很安心，「我們在裡面工作，也會覺得很光榮。」

成為最優秀的後援部隊

其實，所有的戰場，要能克敵制勝，都不能只有先鋒部隊，後勤支援也同樣重要。臺大雲林分院祕書室，便扮演了這樣的角色。

「我們這群人，是院內、院外協調的最佳窗口，也是院長室長官的最佳幕僚，」洪雪貞說，遠從已經有十八年歷史的每週院長室晨會管理，近到 2020 年 2 月起協助院內新冠肺炎緊急應變與疫苗工作小組會議，從各個不同面向整合相關單位作業，可以說是『使命必達』，完成組織賦予的各項目標，」洪雪貞自豪的說。

她談到：「像是腫瘤醫學部以『守護大雲林的癌症照護——你農我農，不離不棄』獲得行政院第三屆政府服務獎，我們就很與有榮焉，因為在服務獎推動期間，醫療團隊的努力自然功不可沒，但祕書室也積極協助蒐集服務獎相關資訊、安排標竿學習與專家輔導，協助單位共同彙集資料的呈現，我們可以很自豪的說自己是最優秀的行政支援團隊。」

不僅如此，好的事情需要讓更多人看見，才能得道多助。

許多好的故事，雲林分院祕書室透過週年慶活動呈現，例如：九週年時，祕書室將時任雲林分院一般外科醫師楊雅雯的故事拍成《外科刀下土豆情》微電影，傳達良好醫病關係的重要；十四週年時，以西非鼓介紹西非布吉納法索醫療團醫療長王馨儀，帶出國際醫療成果；十七週

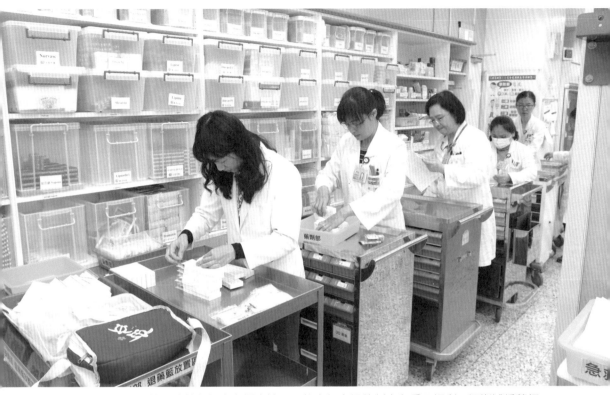

早期的臺大雲林分院藥劑部人力極度缺乏，後來經由調整制度和爭取福利，逐漸減緩藥師招募不易的窘境。

年時，以布袋戲方式，帶出雲林分院整形外科主治醫師張惠琇執行遠距智慧醫療，推廣傷口照護……

當這些成果被看見，來自外部的助力隨之出現。

2008 年、2017 年、2019 年、2022 年，大山電線電纜公司陸續捐贈四台中型巴士；2018 年，文曄科技執行董事許文紅回饋鄉里捐贈 6.9 公噸廂型貨車；2019 年，嘉楠集團總裁陳和春捐贈九人座休旅車做為偏鄉

醫療巡迴車⋯⋯，結果，就是「雲林分院的醫療服務品質逐年提升了，」洪雪貞笑著說。

▌善用自身，發揮正向影響力

一個優秀的團隊，每個成員都是不可缺少的戰鬥力量，無論最終人在何處，曾經一起走過的路，都會留下痕跡。2020 年 9 月完成階段性任務回到臺大台北總院的陳姝年，在臺大體系任職超過三十年，她以「職涯上一條非計畫也很特別的彎路」，形容自己從 2015 年開始，在雲林分院擔任護理部主任的五年。

剛到雲林分院的最初兩年，陳姝年大多忙著醫院評鑑，直到評鑑告一段落，她才開始思索：我要帶給雲林分院護理部什麼？我要怎麼讓護理部有些許突破？

陳姝年第一個想到的方向，是要做人才培訓及人員教育訓練。於是，她積極為雲林分院護理部聘請外部師資，協助開設各種訓練班，同時展開院內的師資培訓，讓護理部人員不用再舟車勞頓北上受訓。

此外，她也觀察到，雲林分院在護理人力招募上的困難，甚至曾經因此造成人力不足而關閉 85 床，嚴重影響當地民眾就醫權益。

「能夠讓大家在工作中找到成就感，才有留住人才的可能，」陳姝年認為，在薪資福利之外，「我還需要幫助護理部同仁看到自己的護理專業價值與影響力，展現護理價值的願景開始在我心裡萌芽。」

在雲林分院任職的五年多期間，陳姝年帶領護理部贏得許多獎項，包括：護理部快速反應小組的「國家品質標章」銅獎、「南丁格爾獎」

團體金獎、護理管理及出院規劃小組的「國家品質標章」認證等，而護理部成員的個人獎項更是不計其數。

和陳姝年共事過的雲林分院護理師最常聽到她這麼鼓舞團隊：「不論你是站在哪個位置、科別為何，每個人的角色一定都有自己的價值，就看個人能不能善用自己的角色，發揮正向影響力。」

勇於改變，不進則退

臺大雲林分院護理部主任詹靜媛，於 1995 年從臺大醫學院護理系畢業後，便進入臺大總院任職，2008 年外派北海岸的金山醫院（臺大醫院金山分院前身）擔任護理主任，2020 年又迎來第二次外派，接任臺大雲林分院護理部主任。

面對人生兩次外派的決定，詹靜媛為自己下了「勇於改變，不進則退」的註解。

回想 2020 年 9 月決定放下總院外科加護督導、醫療支援執行長任務及留在台北的家人，「所有人都質疑我到雲林的理由，」她笑說。

不過，對詹靜媛來說，許多感受只有她自己知道。

「到了雲林分院，我立刻感受到護理部同仁對工作的熱忱及對學習的渴望，更有動力進行組織改造、提升執行力等專案，」她神采奕奕的說，目前，雲林分院護理部已經成立護理資訊小組，讓護理資訊朝智慧化、多元方向發展，以減輕護理師的工作負擔，未來可望看見很不一樣的改變。

（文／朱乙真）

12

做好醫院管理，從幫
一個病人變幫好幾萬人

　　臺大醫院雲林分院從 2004 年改制以來，歷經李源德、林芳郁、黃
世傑、王崇禮、黃瑞仁五任院長，從台北南下雲林的他們，怎麼知道雲
林鄉親需要什麼？

　　居中引導，讓台北來的院長們能夠「接地氣」的，是在當地土生
土長的雲林分院院長室顧問林宏茂，他不僅扮演類似軍師的角色，也在
當地深入耕耘，獲得 2020 年中華民國醫師聯合會頒發的「台灣醫療貢
獻獎」。

▋ 當醫師的浪漫樂趣

　　林宏茂獲獎後，雲林縣政府曾經發布新聞稿，說到：

「林宏茂顧問帶領同仁團隊，與時俱進輔佐歷任院長完成醫院改制之變革、分院籌設之完成。歷年來完成各項重大方案與業務，穩定基層醫療系統之基礎建設，提供民眾信任之醫療服務，輔導外傷中心、婦幼醫學中心、國際醫療中心、遠距醫療中心、急重症醫學中心等，強化醫療服務的廣度及深度，使雲林分院成為民眾最信賴的大學醫院。」

「沒有啦！」身材瘦長、笑起來眼睛像是躲在厚厚的鏡片後面，幾乎只看得到兩條細線的林宏茂，聽到這段文稿被提起，說話節拍加快許多倍：「這些都是歷任院長共同完成的，我只是協助他們……」

如此低調且認真的林宏茂，其實一開始對當醫師這件事，沒有很大的興趣。

最經典的例子，當屬林宏茂在 1978 年考進陽明醫學院（陽明交通大學前身）醫學系之後，寫信給他念清華大學的同學：「醫學院根本不是在念大學……，每天不停上課、讀書、背書，我覺得這裡比較像是職業訓練所，每個進來的學生未來只有一條路：當醫生！我感到痛苦無比……」

林宏茂心目中的「大學生」，是什麼樣子？

他笑著說：「我不喜歡讀教科書，剛好建國中學風氣很自由，老師也不太管，我就每天到師大巷弄裡的龍泉街（路邊書攤）尋覓一些清末民初的異類書，最嚮往西南聯大的大學生，以為念大學都應當如此浪漫、滿是理想和抱負。」

還好，七年過去，滿溢的人文情懷沒有消磨殆盡，反倒習得一身好功夫，也找到當醫生的浪漫樂趣：「我發現跟病人相處很有趣。看門診、幫病人解決病痛、陪病人說話，竟然成為我期待的事情。」

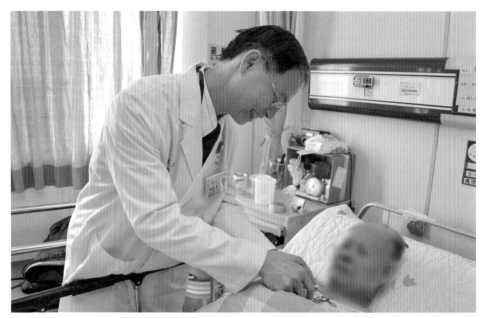

臺大雲林分院院長室顧問林宏茂（左）表示，能夠幫病人解決病痛、陪伴和說話，是最令他期待的事情。

▌ 不一樣的浪漫情懷

　　1985 年，醫學院畢業後，林宏茂到台北榮民總醫院接受外科住院醫師、總醫師訓練，次專科是大腸直腸外科（現已從外科獨立出來），專長是大腸、直腸、肛門外科手術和大腸直腸癌臨床治療，以及肛門疾病診療。

　　這些的次專科，和他的「浪漫主義」放在一起，似乎有些「跳 tone」？

　　林宏茂又笑成瞇瞇眼，說：「不會啊！大腸直腸癌是台灣人癌症發

生率第一名，死亡率第三名，能夠用手術切除這個可怕的腫瘤，和病人並肩作戰、與死神搏鬥，我覺得超浪漫的……」

1994 年，在雲林的老爸爸呼喚身為長子的林宏茂回家鄉。

林宏茂從小成績不錯，高中挑戰跨區聯考又一舉考上第一志願（建國中學），爸爸最大的心願就是這個長子能成為家裡的「醫生囝仔」，回雲林鄉下開診所賺大錢、光耀門楣。

「偏偏說到賺錢就有距離感，」林宏茂告訴爸爸：「為什麼當醫生一定要賺大錢？我就是那個不想賺大錢的醫生。」

不想賺大錢的他，選擇回到當時的省立雲醫，當一個領公務人員薪水的公職醫師，至今（2022 年）已是二十八年，未曾離開。

▍歸鄉遊子的雲林體驗

林宏茂回想小時候的雲林鄉下，感冒到藥房配藥、找相熟的「赤腳大夫」，發高燒就到鎮上的診所打「大筒的」。

他表示，「大概只有重度外傷、車禍這些非常嚴重的，才會送到雲林醫院急診。我記得老一輩口耳相傳：『雲林醫院毋湯（不要）去，走著進去、躺著出來……』」鄉親對雲林醫院缺乏安全感，寧可捨近求遠，到台北看病。

林宏茂回到省立雲醫的最初幾年，情況依然如此。

他苦笑說，當時雲林往台北的第一班客運清晨五點半發車，總是客滿；七點半到林口長庚醫院後，車就空了，原來乘客全都是要到北部看病的，「在省立雲醫當醫師，還真的有點掛不住面子。」

林宏茂必須調適的還不只如此。

1995 年，健保制度實施後，醫療生態環境改變，省立雲醫遭遇一波又一波的醫師離職潮，「醫師流失像是潰堤般，到 2000 年，整間醫院的外科醫師只剩我和楊進發（現任臺大雲林分院急診醫學部主治醫師）兩位，他是一般外科、我是直腸外科，但所有跟外科有關的，都是歸我們管……」

林宏茂用「難兄難弟」形容這兩人組，平時「交互蹲跳」，輪流看守急診和病房；如果遇到要開刀，就一起上場。

「在醫學中心開刀是有主刀醫師、助手醫師、麻醉科、護理人員的團隊合作，由總醫師或實習醫師負責拉勾，讓主刀醫師看清楚手術部位；但當時開刀房裡的醫師只有我們兩個，一個開刀、一個拉勾，現在想想真的很不可思議……」林宏茂邊搖頭邊說：「以前看小說時，常常讀到『鬧空城』這個形容詞，我後來才深刻體會，真的會有這麼窘的情況。」

林宏茂透露，就連當時的雲林縣長蘇文雄，都深受雲林醫療資源不足之苦。

▌幫台北人接地氣

省立雲醫時代，蘇文雄曾經食道靜脈曲張出血被送到醫院，卻因為資源不足無法在院內處理，只好由林宏茂當隨行醫師，陪縣長坐直升機到台北就醫。

「那次在直升機上，縣長很感慨，雲林人繳的健保費沒有比較少，

為什麼醫療資源差這麼多？大病非得離開雲林、到外縣市不可？」回憶過往，他忍不住嘆氣。

因為切身之痛，蘇文雄後來主動接觸當時的臺大醫院院長李源德，成為臺大總院派團隊南下支援雲林醫院的契機，也才進一步有了2004年的改制。

「雖然縣長後來不幸因病去世，」林宏茂說：「但蘇縣長為雲林完成了美好的任務，讓雲林鄉親擺脫醫療次等公民的地位。」

當時在臺大總院團隊南下支援後，林宏茂、楊進發終於擺脫苦撐外科的困境。

院方任命林宏茂為外科主任，接受管理課程訓練。沒想到，這段過

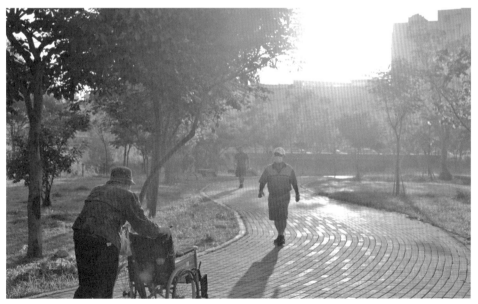

多年來，臺大雲林分院致力於守護鄉親們的健康。

程意外激發他對行政、管理的興趣；2005 年轉職到行政領域，擔任改制後的臺大雲林分院醫務祕書（時任院長為黃世傑）、2010 年接任副院長（時任院長為王崇禮）、2016 年改任院長室顧問（院長為黃瑞仁）至今。

職稱不同，但林宏茂肩負的重責大任相同：輔佐雲林分院院長，完成雲林分院每一階段的目標與使命。

「雲林人獨特的草根性和鄉土人情，只有在地人才會懂……」一位同樣一路走過雲林醫院從省立、署立到改制為臺大雲林分院過程的資深員工表示：「林宏茂陪著從『天龍國』來的『天龍人』，調整腳步和心態，並且在臺大雲林分院成為『真正在地醫院』的過程中，心存感激。」

心甘情願享受「封刀人生」

曾經是大腸直腸外科界的「江湖一把刀」，中途轉行到行政管理，是否有捨不得手術刀的時刻？

「當然會，」林宏茂坦言：「外科醫師對手術刀都會有無法割捨的熱愛，我也不例外。」

但他接著說：「開一個刀、看一個病人，是一個一個累積幫助病人的數字；做好醫院管理，讓醫院有很棒的制度，能夠幫助好幾千、好幾萬個病人。」

看著臺大雲林分院從一棵小樹慢慢成長、開枝散葉，林宏茂心甘情願繼續「封刀人生」。

從被爸爸期待回雲林當一個賺錢的開業醫師，到輔佐三任院長、協助雲林醫院轉型、改制，成為守護雲林鄉親健康最重要的臺大雲林分院，這位北漂二十幾年後回到家鄉的醫師，用自己的浪漫堅持，讓已經在天上的父親，以他為榮。　　　　　　　　　　（文／朱乙真）

13

能讓這裡變好，
為什麼要拒絕？

　　為了讓雲林縣民擁有更完善的醫療環境，臺大雲林分院院長黃瑞仁積極延攬「教授級主治醫師」下鄉服務，協助雲林分院進行各項建置，朝醫學中心格局挺進。

　　然而，在雲林分院服務年限屆滿後，這些教授級的主治醫師不乏有人選擇繼續留在雲林。為什麼？

　　對於這些來自台北總院的「大P」，黃瑞仁用「自願留營的一群人」來形容他們，不論是被雲林的風土民情吸引、抑或對病人的責任感驅使，即使每週往返台北、雲林路途遙遠，他們仍堅守崗位、奉獻所長，抱持服務鄉親、要讓雲林醫療更好的信念，成為創造改變的一群人。

　　國內燒燙傷治療權威、臺大雲林分院醫學美容中心前主任楊永健，從事燒燙傷治療逾二十年，曾在八仙塵爆事件中收治33位嚴重燒傷患

者，創下全數存活紀錄。

然而，2016 年 8 月，處理八仙塵爆事件告一段落後，他就接到外派雲林分院外科部主任的通知。

有人說：「這樣的安排，好像是被貶到邊疆。」

但楊永健說：「那明明是服務的好機會！」

走馬上任後，他立刻向黃瑞仁提出改革外科加護病房空間的要求，包括：增加床位數、設立燒燙傷加護病房。

「中南部大面積燒燙傷病患的存活率不高，我希望把台北的經驗移植到雲林，讓燒燙傷患者得到完善的治療，」楊永健說。後來，這個雲林地區的第一間燒燙傷加護病房建成，總統蔡英文還專程前往視察，表達肯定之意。

光是治療燒燙傷還不夠，楊永健認為，醫美中心需要再擴大。

這個想法，不僅考量時下追求亮麗外形的需求，更是基於燒燙傷後必要的美容整形。因此，他提議，在新設的虎尾院區設置醫美中心，統合整外、皮膚科、眼科和耳鼻喉科，提供全方位服務與更舒適的空間，此外還共同推動機械手臂協助手術在雲林的發展，讓一些需要精準操作的手術在雲林落地生根。

▌ 心頭上濃墨重彩的一筆

工作之餘，楊永健也在生活中展現自己對於生命的熱情。

譬如，他創辦「疤痕合唱團」，以音樂幫助傷友樂觀面對自己身上美麗的烙印，還為雲林譜寫《雲霧森林》歌曲，描寫他看見的四季風

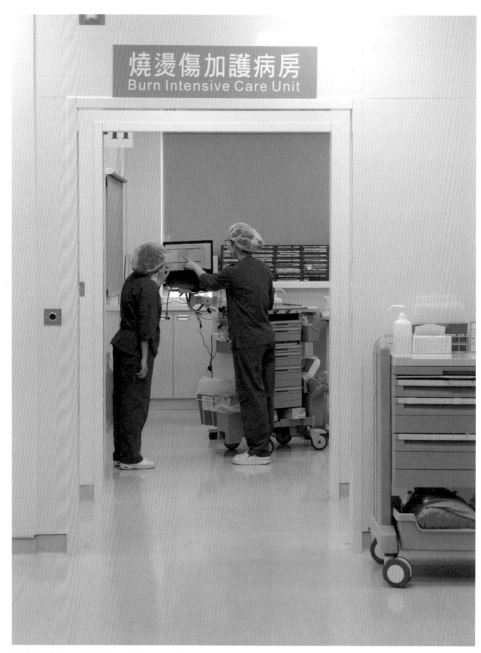

因為有「自願留營的一群人」奉獻所長，方能為雲林醫療創造改變。

光，透過音樂傳唱讓人們認識雲林這塊美麗的土地。這些舉動，為他在 2019 年贏得了「榮譽縣民」證書。

儘管楊永健已完成階段任務回歸臺大總院，擔任整形外科主任，但他還是維持每週一南下虎尾院區醫學美容中心看診、開刀的習慣。他說：「和雲林這塊土地已有三年的感情，擁有『榮譽縣民』身分，從高鐵站到醫院那條長滿花草的幽徑，白日蔚藍的天空、夜裡高掛的明月，這一切已在心靈深處刻劃美麗記憶，再無法輕易離開。」

行醫是「一生懸命」

專精肺癌、食道癌、漏斗胸矯正等領域的黃培銘，是另一位黃瑞仁力邀的權威。他在 2019 年接任雲林分院外科部主任，並在任內規劃成立「胸腔醫學中心」，發展肺癌微創手術及高難度的食道癌內視鏡手術。

對國中即立志當醫師的黃培銘來說，「行醫是一生懸命，」他記得自己當總醫師時，跟著肺臟移植權威李元麒查房，聽到老師對病人說：「你放心、我們會盡全力！」雖然時空已久遠，老師也已辭世，這句話始終烙印在耳邊，「盡全力」一直是他行醫的座右銘。

在臺大總院服務二十年之後，能夠到雲林分院工作，黃培銘其實很開心：「大學期間就曾經多次到偏鄉服務，對偏鄉醫療並不陌生，而且能夠貢獻所長、體驗不同的生活方式及文化，還能夠分擔社會責任，何樂不為？」

然而，實際到了雲林之後，他又有更深的體驗。

根據統計，2014 年、2016 年的雲林，每十萬人口肺癌標準化死亡

率為 32.4 人，是全台肺癌死亡率最高的縣市，其他時間也有許多機會高達全台前三名。

為什麼會這樣？

「這裡高齡化的情況很明顯，所得收入也較低，同時因為幅員大、醫療資源相對匱乏，就醫可近性較差，患者往往有小病拖成大病的情況，到了危及生命才願意就醫，」黃培銘印象深刻，曾收治一位 85 歲的阿嬤，因呼吸困難就診，檢查發現胸腔內居然長了一顆 25 公分大的腫瘤，雖是良性，但已經壓迫肺臟，讓她喘不過氣——直到這種程度，阿嬤才願意看醫生。

因此，「如何讓長者面對疾病，願意盡快接受檢查與治療，也是偏鄉醫療的重點工作，」黃培銘說，雲林分院已積極與各鄉鎮基層醫療院所建立合作關係，期待透過醫療網的概念深耕雲林。

然而，要真正看見需求、守護在地鄉親的健康，醫護人員的眼中就不能只有「病」而已。

▋ 不只看「病」，更要看「人」

「我們服務的對象是民眾和鄉親，不是尿毒素和洗腎機；我們要關心病患的整體，不只是腎臟病，」對臺大雲林分院內科部主任黃政文而言，醫護人員都應該從「人」的角度出發，關懷患者，而不是把自己變成制式的機器操作員，也就是不只是帶「手」來上班，還要帶「心」來上班。

黃政文是國內腎臟疾病與透析專家，臺大總院在 2019 年指派他到

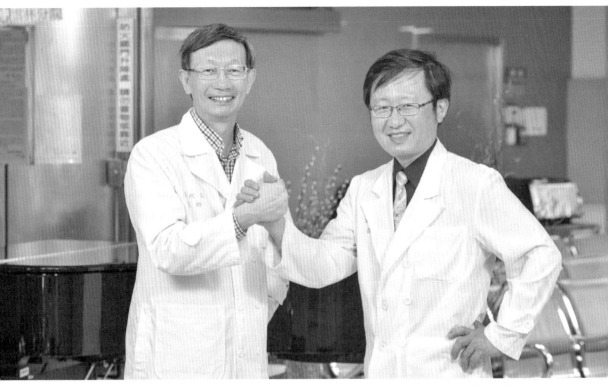

臺大雲林分院外科部主任黃培銘（右）、內科部主任黃政文（左），共同為雲林鄉親提供優質的醫療服務。

雲林分院服務。如今，指定年限早已屆滿，但一方面懷抱著對鄉親的使命，二方面承擔了黃瑞仁的殷切期盼，他決定繼續留在雲林。

「我的爺爺、父親都是雲林水林鄉人，」黃政文小時候曾跟隨家人回到故鄉雲林，對於那裡並不陌生，「只是長大後與雲林的連結變少，直到有機會去雲林分院服務，深入看見城鄉醫療差距，希望可以貢獻所長，讓雲林多一些好的改變。」

「雲林是全台灣洗腎人口最多的縣市，有『洗腎大縣』的稱號，但就醫率卻偏低，不少老人家不舒服就買藥吃，且多半是來路不明的藥物，長期服用反倒容易拖延成重症，也增加洗腎風險，」黃政文說：「看了很無奈，也很心疼。」

有鑑於此，他引進臺大總院的透析電子病歷和透析流程，讓管理升級、避免出錯，提升透析的照護品質，期待能複製臺大總院的經驗與服務，給雲林鄉親更優質的就醫品質，提升就醫意願。

不過，「治療疾病最好的方法還是『預防』，」因此，黃政文除了在門診加強衛教，也透過與地方電視、廣播等媒體合作，推廣「顧腰子」的觀念，呼籲鄉親不亂服藥物、注重健康飲食，「雖然並不容易，可是，只要有一個聽進去，努力就不白費。」

創新模式，建立四贏機制

「希望帶給雲林更好的醫療體驗，」臺大雲林分院婦幼醫學中心主任徐明洸也抱持這樣的信念去到雲林。

從 1987 年行醫至今，時間超過三十五年，徐明洸已接生至少 1.5 萬個新生兒，其中三成都是高危險妊娠，包括：妊娠高血壓、子癇前症、前置胎盤、胎兒異常等。

到雲林之前，他是臺大總院產科主任，亦曾擔任執掌全國高危險妊娠醫師訓練的台灣周產期醫學會理事長。身為國內高危險妊娠醫療權威的他，在 2017 年 3 月奉派到雲林分院，希望可以協助提升偏鄉地區的婦幼醫療水準。

徐明洸到任雲林分院後，就與醫療團隊共同打造「婦幼醫學中心」，推動全方位的婦幼醫療，同時還協助不孕症團隊設立了雲林地區第一個「生殖醫學中心」。以試管嬰兒為例，到 2022 年 6 月 30 日止，已有 72 個成功案例。

此外，同樣是從 2018 年起，徐明洸開始定期舉辦雲林地區的婦幼聯合學術研討會，與地方基層的婦產科、小兒科醫師建立穩定的互助、互信基礎，並接受所有基層醫院的高危險妊娠患者緊急轉診。

2021 年，雲林分院又率全國之先，試辦衛福部推動的「開放產科醫院」計畫；10 月起與 4 家婦產科診所完成簽約，截至 2021 年年底，兩個月內共有 6 例成功案例。

「目前全國試辦這項計畫的 3 家醫院，只有臺大醫院雲林分院有成功案例，」徐明洸說。

他補充指出：「雲林幅員遼闊，開放產科醫院模式讓孕婦可以就近在住家附近產檢，診所可以留住病人，雲林分院等到孕婦臨產前才介入，因資源相對較多，更能保障孕婦生產安全，這是讓孕產婦、診所、雲林分院與衛福部『四贏』的模式，其他偏遠地區也可以參考這樣的運作。」

把醫學中心級的技術帶到雲林

另一個臺大雲林分院寫下的「第一」紀錄，是在 2020 年的時候，以「射頻燒灼手術」（RFA）進行胎內治療，搶救同卵雙胞胎中的健康孩子。

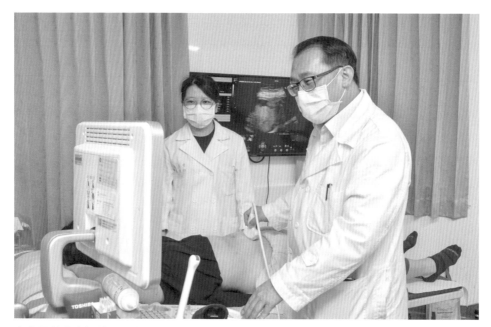

臺大雲林分院婦幼醫學中心主任徐明洸（右），協助不孕症團隊設立雲林地區首間生殖醫學中心。

「這是臺大醫療體系第一例、全台第五例成功案例，」徐明洸談到臺大雲林分院還能夠做到 24 小時全天候執行「經導管動脈栓塞術」（TAE）來處理產後大出血，2021 年 7 月便有一位出血性休克產婦被送到雲林分院急救，經由經導管動脈栓塞術搶回一命，「這已經是醫學中心等級的技術。」

隨著各項措施奏效，醫療水準不斷提升，徐明洸發出豪語：「難生的都到臺大來生！」

過去，雲林地區高危險妊娠產婦幾乎不會到雲林分院生產，即使院

方自己，接到危急病人也是當機立斷為患者轉院，但「現在我們有能力處理複雜情況及高危產婦，院方還設有『高危險新生兒外接小組』，當接獲外院有高危新生兒就可以即刻接手處置，派出醫護人員攜帶早產兒專用的醫療器材與保溫箱前往，以救護車把早產兒或高危險新生兒接回救治，掌握黃金急救時間。」

為勞工安全把關

有了外科、內科、婦產科與兒科，臺大雲林分院也看到當地的勞工職業安全需求。

雲林雖是農業大縣，卻也是全球規模最大的石化工業區之一，「六輕工業區」便設立在雲林。考量相關職業健康問題，雲林分院在 2014 年 7 月 1 日成立「環境暨職業醫學部」，增加並拓展雲嘉南地區環境及職業醫學服務範圍。

2016 年，雲林分院環境職業醫學部主任杜宗禮把他在臺大總院的臨床職業病診療經驗帶到雲林。

他除了從事職災通報與勞工健檢業務，也進行「臨廠服務」，依據勞工健康保護規則，勞工總人數 100 人以上的事業單位，依事業性質分類及規模，必須由從事勞工健康服務的醫師，每季、每月甚至每週進行至少一次的到工廠臨場服務。

「舉凡環境安全管理、院區防疫、員工健康管理、火災預防等事務，都是醫院管理重要的一環，」身兼安全衛生室主任的杜宗禮計劃，透過院內危害風險評估、員工健康通報、暴力防範等，希望將災害控制

在先、防患未然。

甚至，新冠肺炎防治，也成為杜宗禮的工作重點之一。

在雲林分院，他擔任疫苗施打指揮官，推動員工與縣民施打，截至
2022 年 6 月中，已施打超過 8.3 萬人次。

捨不得病患為肝病所苦

「肝若不好，人生是黑白的」，這句廣告詞深植人心，尤其雲林縣
是肝病防治的一級戰區，慢性 C 型肝炎、肝癌發生率及死亡率長期高於
國內其他縣市。

「雲林縣的醫療資源缺乏，既然擁有肝膽方面的專長，正好有機
會，我就希望能為這裡的肝病防治盡一份心力，」臺大雲林分院肝膽醫
學中心前主任徐士哲回憶，2006 年時，他剛在臺大總院完成住院醫師訓
練，升任主治醫師，當時臺大醫院肝炎中心的師長詢問他是否有南下服
務的意願，他沒多想就點頭答應了。

一個點頭答應，一待就是十幾年。

「從注射干擾素進展為口服抗病毒藥物，在幾乎沒有副作用的情況
下，只要規律服藥兩、三個月就能治癒，」徐士哲感性的說：「看見病
人擺脫『肝苦人生』，是我最有成就感的時候，儘管中間不乏機會調
回臺大總院，但我捨不下病患們，太太也很支持我的決定，並且跟著南
下，於是就這樣待下來在雲林服務。」

深耕雲林肝病防治、收獲不少病患好評，徐士哲至今仍常不顧自身
辛苦，從白天開始為大排長龍的患者看診，病患臨時加號也來者不拒，

因為「我捨不得讓病人辛苦到醫院卻看不到診，」徐士哲說。

他的認真負責並沒有被辜負。

2018 年，徐士哲獲頒「教育部模範公務人員獎」，但他只是謙虛的說：「這是醫療大環境改善，加上其他同仁的努力，才能造福眾多病患，不是我一個人的功勞。」（文／黃筱珮）

14

盡己之力落實醫療正義

　　帕拉林匹克運動會（Paralympic Games，簡稱帕運）是全世界身心障礙運動員競技水準最高的運動盛事，與奧林匹克運動會相當，通常會在奧運閉幕後一個月內於同一個城市舉行。2020 年奧運及帕運受全球新冠肺炎疫情影響，雙雙延期至 2021 年於東京舉行，由黃雅萍擔任東京帕運中華代表團醫療長，於備賽及賽會期間照護參賽選手及代表團成員，成為我國帕運選手站上帕運舞台的堅強後盾。

　　帕運結束卸下醫療長身分，回到台灣，她是臺大雲林分院復健部專科醫師，專長領域為神經復健、骨骼關節肌肉疾病復健、超音波檢查及導引注射治療、運動醫學、老人醫學。

　　黃雅萍在臺大醫院完成復健專科醫師訓練，隨後即到臺大雲林分院服務，一步一腳印的成為在臨床、教學及研究場域都獨當一面的醫師。

從台北到雲林，有沒有什麼感受深刻的事？

「感受最深的是各種層面的城鄉差距，」黃雅萍說，雲林縣是年輕人口外流、高度老化的縣市，病患住院時，照顧者常是年老的另一半、離鄉工作臨時請假輪替照護的家屬，或是語言溝通受限的外籍看護。

在語言隔閡或教育水平的落差下，難免產生醫療資訊的不對等，但她始終不厭其煩，以口語化、患者容易理解的方式，解釋病情及治療計畫目標。

此外，相較於都會區，雲林顯著匱乏的醫療社會福利資源，她也盡力協助病人及家屬獲取相關資訊，不致求助無門。

落實醫療社福資源公平化

「希望醫療社福資源公平化，讓病人獲得應有的分配正義」是黃雅萍在醫療第一線致力實踐的信念。

然而，如何落實卻是一大難題。

「政府正視並縮短台灣城鄉醫療差距問題，才是解決之道，」她說。

為了能夠提供雲林民眾更多元的醫療照護資源，黃雅萍嘗試在力所能及之處，積極創造改變。

2014 年，她主動爭取加入健保署推行的「急性後期照護試辦計畫」，這項計畫也在 2017 年成為正式急性後期照護計畫，並且在臺大雲林分院成立急性後期照護團隊，規劃急性後期醫療照護模式，減少病患在急性醫療照護後出現失能，以降低對醫療體系、家庭和社會照顧的負擔和依賴。

身為雲林縣急性後期照護計畫跨院團隊主責醫院計畫總主持人，黃雅萍說：「當時我最希望在參與過程中，讓政府體認雲林醫療資源缺乏的困境、醫療資源的城鄉分配不均，以期能落實醫療的公平正義。」

臨床醫療外的精采人生

跨「院」之外，黃雅萍也嘗試跨出醫療臨床領域。

2014 年，她參與臺大雲林分院與明道大學、雲林科技大學（簡稱雲科大）共同合作的跨領域研究計畫，由雲林分院復健部治療團隊提供醫學專業知識與復健動作建議，雲科大則針對需要長期復健的患者設計開發「復健體感遊戲」，讓患者「邊打怪、邊復健」，可訓練軀幹協調度與肌耐力，也有助提高復健意願。

在復健醫療專業領域，臨床上常會面對需要長期復健或需要他人照護的失能患者。黃雅萍說：「許多患者是在生命最恣意揮灑精采之際，突然失去自我照護及行動能力，身體及心理的復健是一條漫長的路。」

於是，黃雅萍自問：「除了醫療專業協助外，我還可以為他們做些什麼？」

2008 年，黃雅萍應中華帕拉林匹克總會徵召，擔任我國視障選手至美國參加國際賽事的隨隊隊醫，成為她參與推動身心障礙運動的契機。「那次隨隊出賽，我看到身障選手的自信和光彩，以及他們勇敢面對人生各種難關的精神，長久以來我一直無法找到的答案，迎刃而解。」

從那時候開始，黃雅萍就積極投入身心障礙選手照護，並受訓成為帕拉林匹克運動分級師，擔負分級重任，讓身障運動更公平。

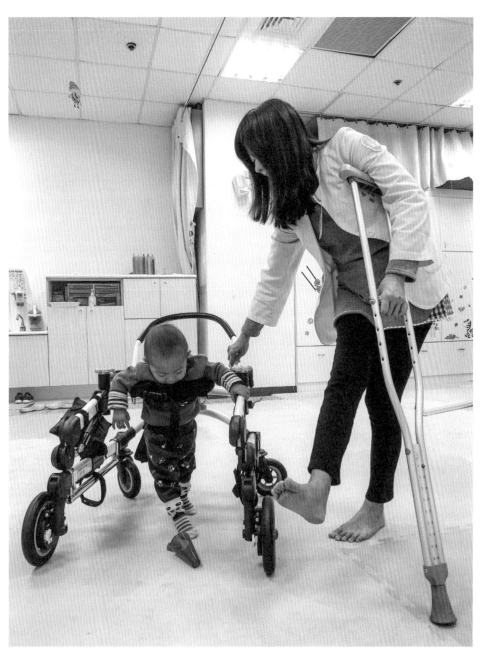

對於身障者來說，身體及心理的復健都是條漫長的路。

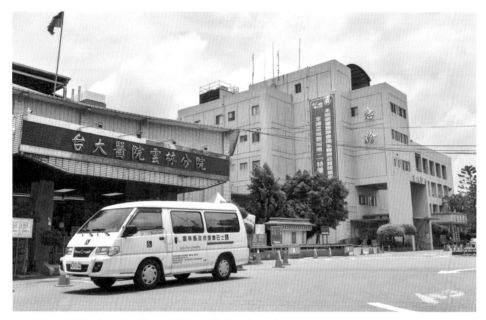
唯有讓醫療社福資源公平化，才能使病人獲得應有的分配正義。

鼓勵身障者及照護者自我實現

憑藉豐富的身障選手國際大賽隨隊經歷，在賽會期間除了執行醫療勤務，黃雅萍也能夠即時提供分級相關問題的資訊和協助。「我從身心障礙選手身上學習看見自己的擁有，」她說，「他們每個人克服難以想像的困難及挫折，代表國家在國際賽場上競賽，每每都讓我對生命有更多感激。」

這份參與身障運動的見聞和感動，不僅在她的心底留下印記，更帶

回到她在臺大雲林分院的臨床工作，鼓勵患者在復健訓練外，嘗試將運動做為休閒活動，甚至成為運動選手。「專注運動時，你會忘記自己是個病人，」她微笑著鼓勵病人。

面對未來，黃雅萍期望自己的每一個病患都能撕下「病人」的標籤，家屬也能擺脫「身障病患照護者」的單一角色，看到生命中更多的可能，逆風高飛。　　　　　　　　　　　　　　　（文／朱乙真）

15

留在能實現理想的場域

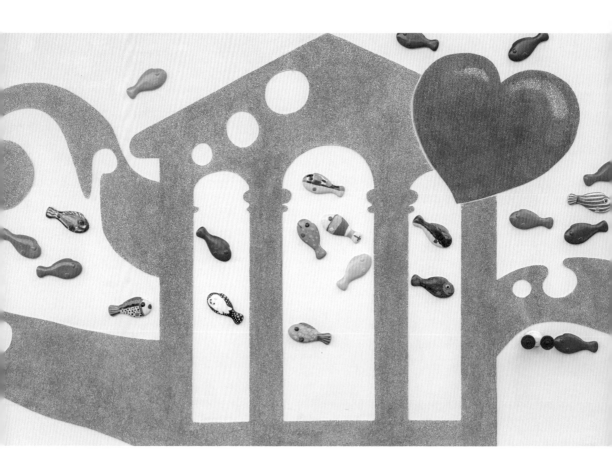

2020 年年初，美國《自然》（*Nature*）期刊中，一篇由 Google 工程師麥金尼（Scott Mayer McKinney）等人撰寫的論文，提出「AI（人工智慧）取代放射科醫師的時代已經來臨」引發關注，而核子醫學科因為同樣以影像為主，也面臨「醫師該何去何從」的問題。

台灣臨床醫學現場也是如此。2018 年 10 月，衛福部公布醫療專科醫師招收統計，核子醫學科全台核定容額 10 人，最後只招到 2 人。

在這種情況下，臺大雲林分院核子醫學部前主任劉嘉儒成為少數幾位「非主流」投入這個冷門科別的年輕醫師之一。2008 年從臺大醫學系畢業後，他便在臺大醫院完成住院醫師訓練，2015 年擔任核子醫學部院聘主治醫師。

▌單純想當醫師

為什麼「雖千萬人，吾往矣」選核子醫學？

「沒什麼特別動人的原因耶！」劉嘉儒露出靦腆笑容，說：「住院醫師前半段在內科，我發現自己對『面對病人』比較沒有興趣，單純喜歡『當醫師』，也喜歡做研究，就轉到核子醫學了。」

「單純想要當醫師」這樣的初衷，或者說是有想法就去落實的性格，反映在劉嘉儒的許多人生抉擇。

2015 年，因為「想到美國看看別人怎麼做癌症」，他便飛到美國紐約；一年後，結束「紀念斯隆 —— 凱特琳癌症中心」（Memorial Sloan Kettering Cancer Center）的訪問學者研究回到台灣，之後他捨棄了中、南部較高待遇的職缺，選擇回到臺大體系的雲林分院任職。

至於為何會選擇雲林這個許多人眼中的「偏鄉」，緣分卻是早在劉嘉儒求學期間便已結下。

享受淳樸的人情味

在臺大念醫學院、受訓期間，劉嘉儒就曾經到雲林分院許多次，包含擔任實習醫師（大七）時，在雲林進行兩個多月內、外科實習課程，住院醫師時期也多次到雲林支援，「我一直滿喜歡雲林那種庄腳（鄉下）的人情味，」劉嘉儒笑著說。

而且，「在雲林當醫生真的跟在都市很不一樣，」他發現，雲林分院對當地民眾來說，就像是住家旁邊的診所，有很深的依賴感，對醫生的信任感也比較高，「這是很多醫生會心甘情願留下來的原因之一。」

他舉例，核子醫學檢查項目等待時間有時比較長，如果是大城市的醫學中心，醫師日常遇到的對話不外乎「醫生，我到底還要等多久？」「醫生我很忙，我還要回公司開會！」或是追根究柢詢問「我做這個檢查輻射量有多少？」

而在雲林，劉嘉儒從來沒有遇過病人因為等待、流程問題不開心。病患頂多問：「大夫，我做這個檢查有沒有要緊？」如果他說「沒關係」，病患也會完全信任他。

有時遇到檢查影像照不清楚，劉嘉儒建議等核醫藥物多排泄一些再重新檢查，病患也都欣然答應。如果是在其他地方，他可能就會被「為什麼我還要再回去照一次？一定是你有疏失，沒有照好！」這類指責砸得滿頭包。他直言：「互信度較高的醫病關係，對治療絕對有好處。」

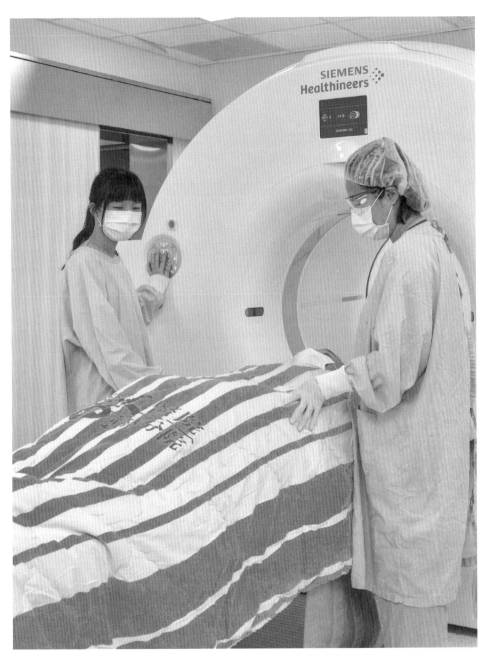

臺大雲林分院核子醫學部提供完善的檢查項目，讓鄉親能就近受到照護。

▍實現做臨床研究的理想

對劉嘉儒來說，臺大雲林分院的另一個魅力所在，是它的規模、組織比總院小，主治醫師相對年輕，他因此有更多機會實現自己要做臨床研究的想法。

「從學生時期，我們就很喜歡選雲林，」劉嘉儒透露，總院老師都是大醫師、大教授，「比我們還忙，有問題時也不敢打電話，而雲林分院的學長姊年輕、熱情，也比較有空，有任何問題想討論，學長姊都非常樂意幫忙，相對來說，學到的東西反而多。」

雲林分院主治醫師人數少，幾乎互相認識，對需要「一線科」啟動研究計畫的核子醫學部來說，相對容易，也有更多機會。

2021 年，劉嘉儒參加了一個研究失智者的視網膜是否會有變化的臨床研究計畫，就是最好的例子。

這個計畫由神經部醫師主導，加入核子醫學部、眼科醫師，評估、檢查病人神經和眼睛變化的情況，加上核子醫學影像，順利拿到當年科技部的計畫經費。預計招收 30 位病患，目前（2022 年）還在進行中，「這樣的機會在其他地方不一定有。」

生活上，單身一人在雲林上班的劉嘉儒，對臺大雲林分院給他「家」的溫暖很有感。「黃瑞仁院長除了重視員工生活品質，大概也怕大家在雲林太無聊，時常舉辦全院活動，運動會、才藝課、同樂會……，歲末還從台北請交響樂團、聲樂家到雲林分院辦音樂會，」他笑著說：「我在台北從來沒想過要去聽聲樂，但在雲林，我就去聽啊，氣氛比坐在國家音樂廳輕鬆多了。」

不僅如此，劉嘉儒到雲林分院任職那年，才剛滿 34 歲，核子醫學部專科醫師只有他和另一位學妹。

沒多久，劉嘉儒接下核子醫學部主任職務，成為雲林分院有史以來最年輕的主任。

然而，一上任，劉嘉儒便迎來第一個挑戰：大型儀器採購案。

當時，雲林分院核子醫學部成立滿十年，斗六院區唯一的一台核醫檢查設備也屆滿十年使用年限，「整個部就靠這一台老儀器做檢查，但是它愈來愈不聽指令，經常罷工，我們就得取消當天所有的檢查預約，」劉嘉儒回憶。

不只要為斗六院區設備汰舊換新，虎尾院區也準備建置正子中心，從最初的採購到最後場地的設置，對劉嘉儒來講，可以說是一場場「驚異之旅」。

「這兩個院區的採購案，合起來金額高達上億元新台幣，對當時的我來說，壓力真的比山大，」劉嘉儒回想當時，他對儀器規格、好壞、品質控管幾乎一無所知，只能上網查資料、到圖書館翻書、到處問學長，還跑到好幾家醫院觀摩採購的新設備，他笑著說：「以前考專科醫師時，我都沒這麼認真。」

更大的困難，是面對廠商。劉嘉儒說，廠商每個人年紀都比他大，在相關領域打滾很久，根本不把這個「小毛頭」看在眼裡。

「當時廠商為了要推銷規格比較低、利潤比較高的設備，甚至繞過我，一路追到院長在台北的門診，等在診間外，企圖說服院長，」劉嘉儒回憶，「還好院長、負責採購的劉宏輝副院長都沒有因為我很年輕而質疑我的決定，全力支持我，完成採購案。」

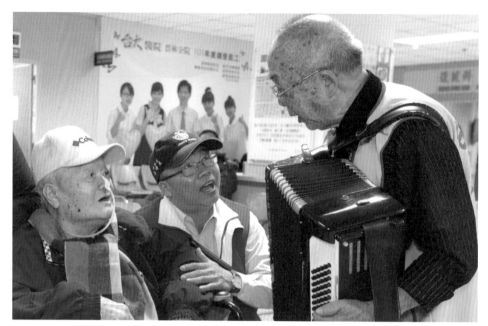

對核子醫學部前主任劉嘉儒來說，臺大雲林分院很有「家」的溫暖感。

▍高層支持，最有力的強心針

2019 年 5 月底，黃瑞仁親自主持臺大雲林分院斗六院區記者會，宣布核子醫學部耗資 3,000 萬元，購置全台最頂級的單光子斷層掃瞄儀，影像品質更清晰，也擁有更多高階分析功能，讓醫師充分掌握病情，精確診斷治療腫瘤是否轉移、心血管是否阻塞，還可以偵測腦神經、內分泌、腎臟、腸胃道等身體系統的生理功能；同年 11 月，黃瑞仁和臺大醫院核子醫學部主任顏若芳、雲林縣衛生局長曾春美共同揭牌，啟用虎尾院區正子中心。

記者會上，黃瑞仁指出，雲林縣截至 2019 年 10 月底，就有 98 位的癌症病患因為雲林地區沒有正子斷層掃描，全部必須到外縣市進行檢查，「為了讓鄉親在地、就近、迅速獲得更好的醫療照顧，不惜耗費巨資在虎尾院區購置正子斷層掃描儀，爾後鄉親不必再舟車勞頓到外縣市檢查。」

　　高層的支持，是劉嘉儒的強心針，也是他繼續前進的重要力量。

▍期待改變核子醫學生態

　　2021 年 8 月，劉嘉儒因為個人生涯規劃離開臺大雲林分院，回到台北總院擔任核子醫學部主治醫師，但在雲林的那四年，已然成為他醫師生涯中的重要里程碑。

　　劉嘉儒離開雲林前，核子醫學部已經在虎尾院區啟動癌症治療的「新型巡弋飛彈」——鐳 233（Radium-233）同位素治療，也正計劃建置同位素治療病房，讓原本需要住院進行療程的病人，可以留在雲林分院，不用因為沒有可以留置過夜治療的病房，而必須轉到其他醫院。

　　站在臺大醫院台北總院，劉嘉儒眼光透過玻璃窗遙望南方，說：「我做的事情只是一個小小的起點，期待臺大雲林分院的核子醫學部可以處理愈來愈多總院辦得到的項目。我相信，很快就能夠改變雲林核子醫學領域的生態。」即使離開了雲林，劉嘉儒對於當地民眾的健康，關心依舊不減。

（文／朱乙真）

16

想做民眾與醫院
最強備援

　　「影像醫學部是醫院裡各個科別的強力備援，也是緊急搶救民眾生命的好幫手，」臺大雲林分院影像醫學部主任謝宏仁對影像醫學部下了這麼一個定義。

　　「和其他一線科別相較，影像醫學部和病人互動比較沒有那麼頻繁，但影像醫學在疾病預防及鑑別診斷上卻都有相當重要的地位，是所有科別檢查的一大幫手，讓潛藏疾病無所遁形，」他補充。

　　早期影像醫學部給一般民眾的印象，只有照 X 光片、CT（電腦斷層）、MRI（磁振造影），然後看看報告就沒事，甚至分不太清楚放射師與放射科醫師有什麼不同；隨著緊急介入性處置的發展，影像醫學部也開始做很多治療的診治，包括：腫瘤治療、出血處理、急性腦中風血栓處理、創傷病人止血、緊急膿瘍引流等，這些都是目前放射科醫師在

做的醫療處置，與二、三十年前早已大相逕庭，連科部名稱都由 X 光科、放射診斷科轉變為影像醫學部。

甚至，「醫院緊急醫療能力分級評定將放射科醫師緊急會診與假日及夜間提供緊急血管攝影栓塞列為最高等級──重度級的評分項目之一，」謝宏仁說，「因為有影像醫學部支援，能做到二十四小時緊急介入性處置，雲林分院是目前雲林地區唯一的重度級急救責任醫院。」

從無能為力到無可取代

羅馬不是一天造成的，影像醫學部的建置也非一蹴可幾。

「2003 年年底，當時還是署立雲醫時期，但隔年就要正式改制為臺大雲林分院，」謝宏仁奉派前往支援，他回憶，「那時候每週一天，早上從台北搭乘五點多發車的 655 車次莒光號到斗六，晚上再搭車回台北；當時我以為，正式改制後，自己就要長時間留駐雲林。」

但是，剛改制時，業務量不大、設備也不足，雖然當時雲林分院放射科只有謝宏仁和一位學弟，一個負責週一到週三、一個負責週三到週五，其他時間還能繼續留在臺大台北總院學習與執行醫療業務，盡量讓各項所學不要生疏，並精進新技能。

在設備不足的情況下，「碰到需要做介入性處置的病患，除了少數可用電腦斷層導引或者借用心導管設備執行外，大多數還是只能外轉至嘉義或彰化，甚至是依照慣例，送到台北臺大總院治療。」謝宏仁感嘆。

這種情況，持續了兩年才開始改變。

2006 年開始，雲林分院陸續增添並更新設備與人力，包括：電腦斷

層掃描儀、血管攝影儀、磁振造影等高階儀器，醫師、放射師與護理師人力逐漸增加，影像醫學部能夠處理的事愈來愈多、醫療服務和救治品質也愈來愈高。

「雖然從 2004 年迄今，醫師人力起伏不定，從最多 5 人至最少 2 人，但在總院支持下，雲林分院執行的醫療服務未曾中斷，在僅有 2 位醫師情況下，仍維持二十四小時緊急介入性診療服務，」謝宏仁說。

從面對患者卻無能為力，到成為雲林地區唯一一家重度級急救責任醫院，更是所有雲林地區及鄰近區域的後送醫院，謝宏仁在這裡看見雲林分院的變化，以及它如何成為當地一種無可取代的存在。

隨著緊急介入性處置成為影像醫學部門的重點發展項目之一，謝宏仁指出，以前，碰到消化道出血的病人，如果內視鏡無法止血，只能麻煩外科醫師開刀進去找出血點；現在，可先採取侵入性較小的血管內栓塞方式，若還是無法止血，再由外科醫師以侵入性較大的開刀方式處理。此外，雲林分院收治許多創傷病人，有急性出血的情形卻不適合緊急開刀止血時，緊急介入性栓塞止血也提供不少幫助。

更重要的是，「將雲林分院發展成可以二十四小時提供緊急救治服務，能夠提供栓塞止血的重度級急救，以及急性阻塞性中風動脈內取栓，對提升雲林醫療品質有一定的幫助，」謝宏仁說。

▌驀然回首十八年

在臺大雲林分院一待就是十八年，莫非起初就打算長住？

謝宏仁笑說：「當然不是。」

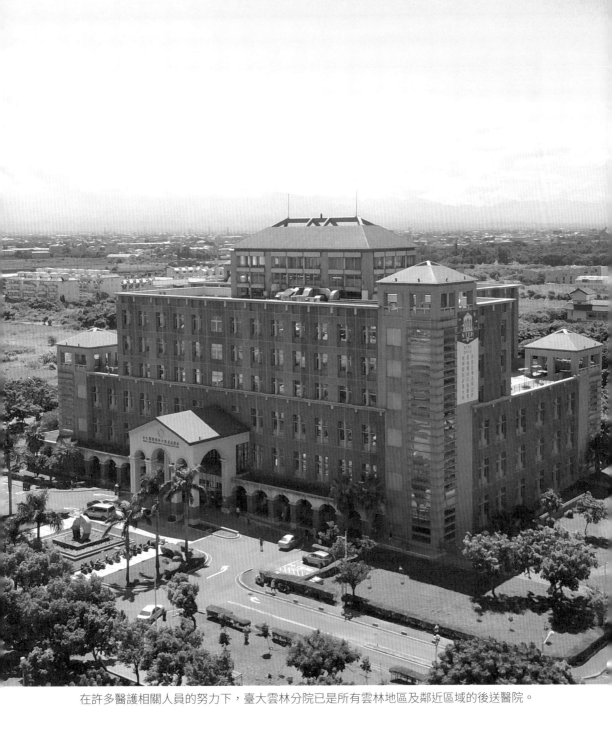

在許多醫護相關人員的努力下，臺大雲林分院已是所有雲林地區及鄰近區域的後送醫院。

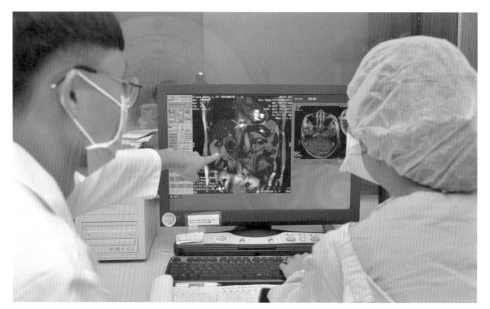
因為有影像醫學部的支援，臺大雲林分院能夠做到二十四小時緊急介入性處置。

　　一開始，他並沒有長待的打算，原因也很直接：「因為總院各方面的資源，包括：教學、研究等，都比較豐富。」所以，一開始被派到雲林分院時，還是每週會回總院一、兩天，執行醫療業務或跟老師學習；但隨著影像醫學部的業務量愈來愈多、留在雲林分院的時間愈來愈多，想提升醫療品質的心情愈來愈濃重，「好像自然而然就留在雲林了，等到回過神來，歲月竟就在不知不覺中流逝了。」

　　不過，「原本以為到雲林分院會比較輕鬆，可以時常回高雄看爸媽，沒想到大多時間都需要留在分院裡待命，回家看爸媽的時間反而比以前在總院時更少了，」謝宏仁開玩笑的說。

▌想讓雲林變好的心，始終如一

「十八年後的雲林分院與一開始已完全不同，」謝宏仁想做的事也愈來愈多。

目前，影像醫學部已經有 5 位專任主治醫師，「比起一開始青黃不接的情況，現在已經改善許多，但還沒有到最理想的狀況，」他表示，「未來我們會持續招攬更多優秀的醫師、放射師與護理師，也會持續增添高階的新設備，期待能夠跟上一級醫學中心的水準，提供更優質的醫療服務。」

不僅如此，「我還希望在研究的部分可以進一步拓展，」謝宏仁指出，學術研究是臺大自我期許的進步的方式，臺大體系一向鼓勵醫生們不只做臨床，還要多做研究，因為醫術的精進不是單靠臨床就可以產生效應，將臨床技能加上學術研究，才能讓醫生研究出的新治療方式或診斷方式，推展到更廣大的區域，拯救更多人。

從一開始毫無預期的被派到雲林，到如今滿心滿眼想著如何提升雲林的醫療環境，謝宏仁相信，憑藉影像醫學部這個最好的「助手」，一定能夠讓雲林有所改變。他已經看見自己留在雲林的價值，也希望將這個價值持續延伸下去。　　　　　　　　　　　　　（文／黃星若）

17

留下是為了
讓更多人留下

　　身為「雲林媳婦」，臺大雲林分院皮膚部主任何冠頤與雲林有著解不開的緣分。從學生時期、住院醫師到主治醫師時期，都在這個善良純樸的地方有過美好的回憶，也讓何冠頤對雲林分院有著難以割捨的感情，自從 2015 年回到這裡便再也不曾離開雲林去其他地方工作。

　　個人情感之外，更是因為對雲林分院皮膚科有著承先啟後的期許和責任感。

▍營造讓醫師願意留下的動力

　　「醫療資源不足和嚴重高齡化，是雲林地區的大問題，」何冠頤說，常看到長輩們必須花費很多錢搭計程車才到得了醫院看病，有時看

一次醫師的成本可能就是一個家庭一整天的薪資。

醫師不足，是問題之一。

「雲林的醫師流動率太大，很少醫師願意長期留下來扎根，」何冠頤嘆道，每經過一次醫師的輪替，總會流失一些病患，也總會讓一些老病人要面對重新認識醫師的不安。

為了將醫師留在雲林、提升雲林的醫療品質，「建立一個合理健全的工作環境，」成為何冠頤在雲林分院的目標。

因此為達到這個目的，何冠頤決定多管齊下。

首先，她重新檢視醫師的工作量，為每位醫師安排適當的門診時段，方便他們兼顧在分院服務和回總院學習；其次，她開始擴展皮膚部的醫療服務，增加科內設備和人力。

「雲林分院增加了門診時段、提供更多夜診服務，還支援雲林監獄的醫療，而且為了增加院內皮膚部的教學資源，我們添購了視訊會議軟體，分院醫師可以和總院皮膚部交流、即時參與重要的討論會，有機會站在巨人的肩膀上學習，現在雲林分院皮膚部也開始朝專科訓練醫院的方向前進……」何冠頤說。

「公立醫院是一個很難變動的地方，但只要它能開始轉變，並且往好的方向轉動，就有機會讓更多醫師看見值得努力的目標、可以努力的希望，因而更願意留下來，」她堅定說明自己的理念。

▍讓患者更願意接受治療

在何冠頤的努力下，雲林分院皮膚部提供的醫療服務愈來愈多。

譬如，為虎尾院區添購新的照光機，讓虎尾地區以西，尤其是台西和麥寮的病人，不會因迫於路途遙遠而放棄治療。

「光線治療可以改善乾癬、白斑、異位性皮膚炎、尿毒性皮癢症等疾病，安全又有效，」何冠頤說明照光機的功效，但她也強調，「要想徹底治癒，患者還是必須長期且規律的到醫院接受治療，因此增添照光機到較偏遠的虎尾院區，並提供患者更多照光時段，就是要增加病患治療的可近性，讓患者更願意接受治療。」

不僅如此，何冠頤並將一些過去沒有的治療和皮膚科新藥引進雲林分院。

她指出：「引進最新的乾癬生物製劑，讓我們成為了雲林地區最大的乾癬治療醫院；引進疥瘡治療的口服藥和外用專案藥品，讓雲林地區疥瘡的盛行率大幅下降。」

增添新治療項目與藥物

刀槍，是軍人上陣殺敵的武器；醫生要上場救人，也需要有足夠的武器。

何冠頤談到，像是臺大雲林分院皮膚部引進圓禿的免疫治療和最新的口服用藥、購買高規格的皮膚鏡和顯微鏡設備等，「我們要讓醫師有更多武器可以幫助病人。」

又譬如，雲林分院擴建了醫學美容中心，添購皮秒雷射、具醫療效果的血管性雷射等各式雷射機種，也添購了微波熱能止汗（miraDry）的機器來協助有多汗症的患者。

此外，「台北隨處可以買到各大醫美品牌的保濕乳液、防曬等藥妝產品，在雲林地區卻經常買不到，」何冠頤認為，雲林的鄉親也需要好的保養品來輔助治療的效果，因此她向醫院申請，委外設置化妝品專櫃，並且做好嚴格規範與管理，「這樣就能讓民眾買到通過醫師把關的優質產品。」

如果我經營醫院，會怎麼做？

「把雲林分院當成是自己經營的醫院，就是我克服所有困難的力

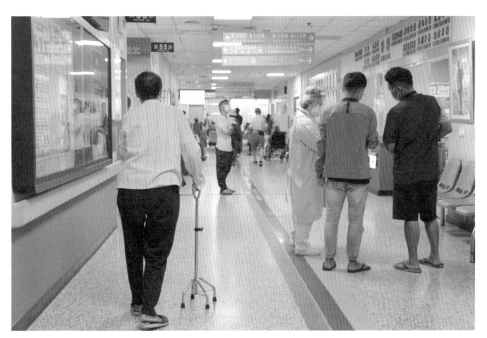

臺大雲林分院用設身處地的態度，營造良好醫病關係。

量，」何冠頤說，「自己覺得怎樣的醫院會讓你願意留下來，就努力把它創造成那樣。只要改變後能夠更好，即使過程再繁瑣，也不會放棄。」她用設身處地的態度，造就了臺大雲林分院皮膚部與患者之間良好的醫病關係。

「醫生，妳不要一聲不響就離開喔！就算要走，也要告訴我妳會去哪裡，」何冠頤笑著談起她與病人的互動，說起患者們常會傾訴對他們的信賴，還表示自己如果遇到皮膚上的問題，總是要給他們看一下才會安心。

事實上，病人捨不得她，她也捨不得病人。

「雲林地區的長輩真的很可愛，很多人來看診時會穿得特別整齊，把醫師講的話都認真記下來，」她忍不住說：「這樣長期、良好的醫病關係，真的很溫馨。」

▎能幫助病人，就是最大成就

有什麼特別感動的事？對何冠頤來說，點點滴滴都是感動。如果一定要說，就是幾位癌症患者留給她的深刻印象。

「他們因為肺癌標靶治療藥物副作用產生的皮膚疾病前來就醫，我知道他們很辛苦，所以總是盡最大的努力，設法改善他們的狀況，」她記得，即使有幾位患者因為癌症過世，但他們的家人特別到醫院向她致謝，甚至一位長輩的女兒還曾告訴她：「媽媽在彌留之際還不忘提醒，叫我一定要記得謝謝何醫師。」

這些種種，讓她不禁發出感嘆：「我想，當一個醫師，能夠盡力幫

助需要幫助的病人，就是我們最大的成就。」

　　如今，雲林分院皮膚部的人力、技術和設備，都有足夠的能力做為雲林地區的後盾。何冠頤期待，在打造專業、友善的醫療環境之後，也能讓雲林的病患享有和總院一樣的醫療品質，「我想更努力，將雲林分院打造成中台灣的臺大醫院。」　　　　　　　　　　　　　（文／黃星若）

18

幫居民
擺脫頭頸癌的陰影

面對白色巨塔中周而復始的生老病死常態，多數醫護人員早已練就一副金剛不壞之身，對於人生的大悲大喜雖感同身受，卻也都能夠平靜以對。然而，對臺大雲林分院耳鼻喉科主治醫師周承翰來說，那年在病房中離去的 72 歲長者，卻在他心中留下永遠難以抹滅的記憶。

▌ 看見患者為病四處奔波

「他是口腔癌第四期的患者，古坑人，前半輩子幾乎沒有踏出雲林一步，下半輩子卻不斷搭車、轉車，徘徊在異鄉的醫院候診區，」周承翰回憶張阿公（化名）的故事。

60 歲之後，張阿公就被反覆復發的口腔癌折磨得疲累不堪。

那些年，他跑了許多地方看醫生，從台北的醫學中心一路看到台中、臉上、脖子上的皮膚一次又一次被切下再植皮，台北、桃園、台中、彰化的手術台幾乎都躺遍了……

後來，一次骨壞死合併大出血，張阿公自己邊開著車、邊捧著臉盆接著血，從古坑開到斗六急診……，這是周承翰與阿公的第一次相遇。之後，張阿公就持續在他的門診追蹤。

這樣，斷斷續續過了一年，腫瘤再度復發。

這次，腫瘤長在頸動脈上，是個十分棘手的位置。

在遺憾中感受到支持

當時，周承翰升任主治醫師剛滿一年，對這個手術不是很有把握，因此他詢問張阿公，是否要帶他回臺大台北總院，請自己的老師動刀？結果張阿公對他說：「我看了十幾年的醫師，最相信你，開不好沒關係，你也算是幫了我，不要有壓力。」

「我不曉得他是真的相信我，還是累了，或者只是不想再離鄉背井，也或許三者都有……」周承翰感慨。後來，手術順利完成，但癌症病魔太過頑強，半年之後，阿公的癌細胞轉移到肺部，不久便在病房過世。

「大家都說，醫師會對自己經手第一個過世的病人印象特別深刻，」周承翰深表同意，他認為，或許自己不是張阿公的貴人，但那位阿公確確實實是他從醫生涯中的貴人，「我很感謝張阿公！即使因為他的離去難過，但他曾說過的話和對我的支持，讓我得到滿滿的正能量。」

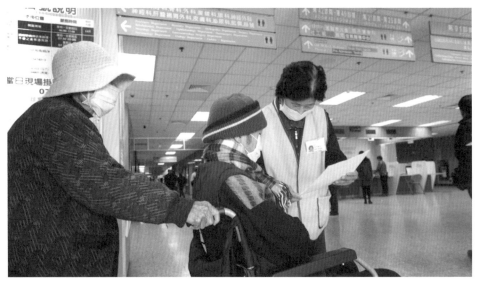

臺大雲林分院的出現，讓許多雲林的患者有獲得更好醫療品質的機會。

▋ 生病不該是不得已的奢侈

這位張阿公的故事，其實是許多雲林病患的縮影。

周承翰說，早在十多年前，他還是實習醫師時，便去過臺大雲林分院幾個月，那時對雲林最大的印象，就是這裡的病人很樸實、也活得很認真，和以往自己在台北看病人的情境大不相同。

在台北，或許醫師和病患都沾染了些許城市的冷漠，大多彼此維持著疏離且客氣的醫病關係；而在雲林，不少是戴著斗笠、赤著雙腳就走進診間看診的病患，因為他們等一會兒還要回田裡忙活。

對這樣一群人來說，生病是不得已的奢侈。

這樣認真活著的一群人，被分配到的醫療資源少得可憐。

懸殊的城鄉差距看在當時還年輕的周承翰眼裡，心中不禁湧起一股熱血：「『大廟』（臺大總院）裡比我厲害、聰明的醫師太多了，應該不差我一個；但在這個地方，或許我可以幫上什麼忙。」

▋ 照顧家人，也要行醫救人

回到中部工作，原本就是周承翰生涯規劃的一環。老家在台中的他，先前求學、住院醫師訓練時，往往一年才能回家一次；八年前，當他完成住院醫師結訓，選擇去向時，因為希望能多多陪伴年歲漸長的父母，興起了回中部就業的念頭。

「雲林分院在中部，離家不遠，回家陪父母很方便，」儘管台中還有其他更大或離家更近的醫院，周承翰不諱言，「會決定到雲林，最主要還是有感於這個地方的人親、土親。」陪伴父母的心願達成了，但若想要發揮所長幫助鄉親，還需要更多努力。

「我們真正的困難，是幫這裡的病患爭取資源，」周承翰表示，「頭頸癌」是生活在這塊土地的人們陰魂不散的苦痛。

因為種種因素，雲林地區居民的社經水準比不上大城市，不少人得靠著勞力養家活口，煙跟檳榔常常是他們提振精神掙錢的鳩酒。長期與菸酒為伴的結果，就是雲林罹患頭頸癌的人數居高不下。

原本就為生活勞碌，一旦罹癌又將面對極大經濟壓力，形同雪上加霜──別說自費醫材花不起，有些人連健保的部分負擔都繳不出來。

「所以我們不僅要當醫師，也要想辦法幫患者尋找社工資源，或者

拜託器材廠商提供免費試用的醫材，」周承翰說，對於一些獨居、無人陪伴的孤寡患者，醫護人員還要想辦法幫忙聯絡家屬，在三更半夜向家屬解釋病情。

這樣的情況在雲林分院幾乎是常態，周承翰表示，「我們所能做的，就是盡可能多幫這些患者們爭取補助或福利。」

▌人情，難以割捨的牽掛

讓周承翰倍感溫馨的是，在臺大雲林分院的付出，常常收到的是在心理上倍數的回報。

他笑說：「我是天生吃不胖的體質，病患們總是擔心我餓著了，只要看診時間一長，就要我趕快去吃東西。」

讓周承翰印象最深刻的是一位阿嬤，因為患有糖尿病，每次回診都會自己帶便當，以防候診太久餓昏。有次上午門診，到一點半才輪到阿嬤看診，結果阿嬤一進診間就拿了個便當給他，對他說：「我是最後一個病人了，你先吃。」

阿嬤堅持要他吃完飯再看診，無奈之下只好照做，後來跟診助理告訴他，阿嬤應該是把自己的便當給他吃，因為診助看到阿嬤在超商買肉燥麵，躲在角落吃。

像這樣與病患之間的小故事不斷在診間上演，也成了周承翰離不開雲林分院的最大牽掛。因著這份感動，他期待，藉由所有醫護人員的努力，能為這個偏鄉帶來更多、更廣的醫療資源，幫質樸的雲林鄉親獲得更好的醫療品質。

（文／黃星若）

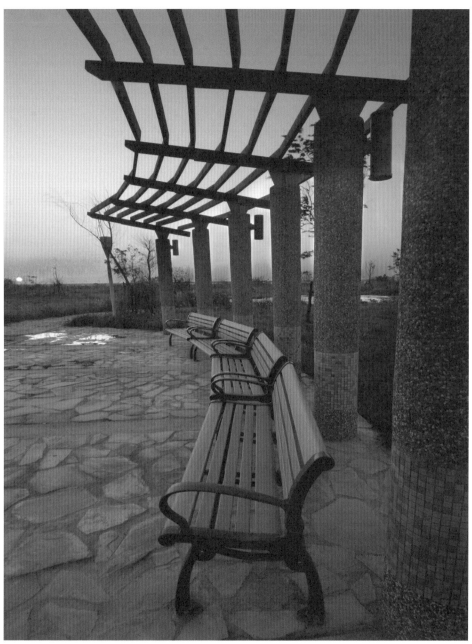

人情，是許多醫師留在臺大雲林分院的主因。

19

看見癌癒婦女懷孕
是最開心的事

　　少子化早已成為台灣社會隱憂，但還是有許多人為了生小孩竭盡所能。在婦產科門診，常會見到求子心切的夫妻，為了一線「生」機拚盡全力的模樣。

　　婦產科包含婦科和產科，身為臺大雲林分院婦產部主治醫師，李文瑞曾在臨床遇到形形色色的孕婦及產婦，也不乏許多患病後積極求子的婦女。而專長在婦科癌症手術的他，更曾遇到許多輕忽定期檢查而錯過癌症黃金治療期的憾事。

　　面對婦科癌症，只有傷心事？

　　倒也並非如此。「在我的婦產科醫師生涯中，最開心的莫過於將患者的癌症治癒後，她順利懷孕了……」李文瑞笑著說。

　　「曾經有位三十幾歲的婦女，被檢查出單側卵巢腫瘤，開刀病理切

片檢查顯示為惡性的卵巢癌，」他談到，患者還沒有子女，希望能保留生育能力，「因此我開刀切除單側卵巢，並且將她轉回台北總院接受後續的化學治療。」

化療後，病患持續在李文瑞的門診追蹤檢查，之後如願順利懷孕，並繼續在他的門診做產檢，後來生下兩個可愛的小男孩。

罹癌的愁雲慘霧，先後在病情治癒和得子的喜悅中獲得解脫。

婦科癌症檢查與治療大躍進

這樣的消息令人振奮，也為許多因罹癌失去一邊卵巢的婦女帶來極大的信心與希望。不過，婦科癌症的檢查與治療，一開始在臺大雲林分院卻是頗為窒礙難行。

李文瑞說，自己在完成四年住院醫師訓練之後取得婦產科專科醫師執照，再繼續兩年的研修醫師訓練，完成後，便在 2005 年 7 月到雲林分院擔任主治醫師，算是臺大醫院第一批南下支援的醫師之一，但當時雲林分院才剛從署立雲醫改制為臺大雲林分院，很多檢查、治療的儀器都沒有。

「卵巢癌手術最重要的是有病理科醫師支援，在手術中馬上做卵巢冷凍病理切片檢查，如果是良性腫瘤就做小範圍手術、如果是惡性腫瘤就改做大範圍手術，」李文瑞回憶，「可是那時雲林分院無法做冷凍病理切片檢查，只能聯絡虎尾的若瑟醫院，請他們的病理科醫師幫忙。」

從工作流程看，「我開刀將卵巢腫瘤拿下來，必須請救護車送到離醫院 20 分鐘車程外的若瑟醫院，他們的病理科醫師再立刻進行冷凍病

理切片檢查，約30分鐘可以知道結果，也就是說，從我把腫瘤切下來，大概要等一個小時才能得到報告，」李文瑞說。

不僅如此，如果是第二期以上的癌症，手術後還要追加化學治療或放射治療，但當時雲林分院也無法做這兩項治療，必須把需要治療的病人轉診回臺大台北總院治療，完成後再回到雲林分院追蹤。

所幸，雲林分院持續改善院內的醫療服務品質，婦產部需要的檢查和治療儀器一一到位，婦科癌症檢查技術也大幅躍進。

從被拒絕開刀到指名求診

曾經生產過的媽媽們一定知道，在台灣，產婦從產檢到生產，通常都是由同一位醫師負責，因此半夜起床接生，對婦產科醫師來說，是再平常不過的事。甚至，如果只是大半夜從被窩被挖起來接生也就罷了，若碰上生產過程中出現緊急狀況，還得和產婦或家屬周旋，讓婦產部醫師十分難為。

這樣的工作日常，讓李文瑞的執業生涯，有喜悅，也有令他印象深刻的驚險故事。

一位二十幾歲的年輕孕婦，約懷孕八個月，半夜三點因為陰道大量出血掛急診，他就是大半夜被人從被窩中叫醒，短暫清醒片刻，就急忙前往診視病人。

「那是胎盤早期剝離造成的大出血，如果不趕快開刀將寶寶取出來，很可能就會胎死腹中，」李文瑞記得，當時他請產婦趕快簽手術同意書進行剖腹手術，不料她竟然大力反對，原因是「寶寶還沒足月，不

能生」。

　　看著情況緊急卻仍固執己見的產婦，李文瑞心想：再不開刀，寶寶就要連命都沒了！還好，後來產婦的母親極力勸說，她終於同意緊急剖腹產，寶寶順利誕生。

　　「幾年後，這位產婦懷了第二胎，掛號回我的門診，自我介紹說她

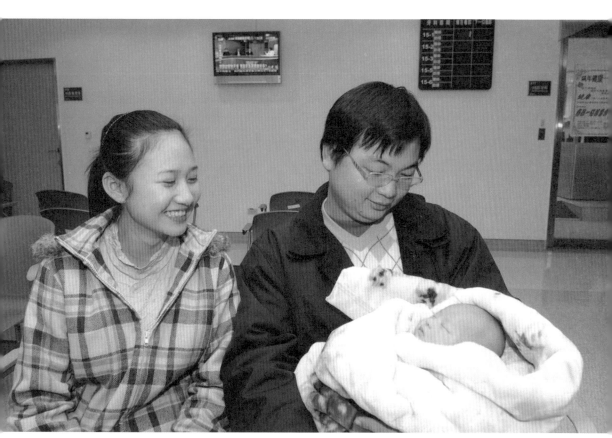

對醫生來說，最開心的莫過於將患者的癌症治癒，甚至聽到順利懷孕的消息。（照片夫妻非當事人）

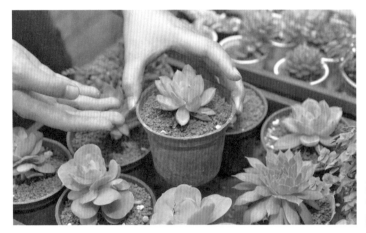

臺大雲林分院婦產
部，持續在雲林關懷
婦女們的健康。

就是當年拒絕我開刀的病人……」李文瑞笑說，由於上回的經驗，這次
一懷孕，產婦的媽媽說什麼都要她來掛自己的門診，希望由他負責產
檢，讓媽媽、寶寶都能健健康康。

▍維持生命的均衡狀態

從小在台中長大，李文瑞原本就希望能到中南部的公立醫院服務；
研修醫師階段到臺大雲林分院支援後，更喜歡上雲林的工作環境。雙重
因素交集，結束研修後，他就毅然選擇到雲林分院服務，轉眼已經十多
年過去。

「早已習慣了南部的生活步調，加上父母還住在台中，有時從斗六
下班還可以開車回台中跟父母吃個晚飯再回來，」工作和家庭都能兼顧

的平衡狀態，讓他就這樣待了下來，持續在雲林守護婦女們的健康安全和生產照顧。

　　而無論何時何地，李文瑞都沒有忘記自己的身分，總會念念不忘提醒：婦女朋友一定要定期做檢查，早期發現才能早期治療，愛寶寶的同時更要多多愛自己。　　　　　　　　　　　　　　　　（文／黃星若）

20

患者的回饋
是持續的動力

「在雲林的臺大體系盡一份力，或許是一種很深層的『臺大人意識』……」臺大雲林分院小兒部主治醫師兼主任陳聖杰如此表示。

▍一通電話，人生大轉彎

要留在雲林？還是要爭取回到總院？

自從到了臺大雲林分院，這個問題就常常被許多人問及。面對這些詢問，陳聖杰說，許多人的既定印象裡，似乎回到臺大總院一路往上升遷才是正確的目標，但是他不禁想問：究竟怎麼樣的抉擇，才是所謂的「正道」？

「其實，換個方向想，」陳聖杰認為，「升遷的這種『成功』不必

在我，也不差我一個。」他當年到雲林的想法，就是認為雲林分院也是臺大醫院的一部分，雲林分院小兒部就像是總院小兒部的一個單位、一個延伸，他也一直認為，在雲林分院經營的不是個人招牌，而應是經營一個「臺大品牌」。

不可否認，對當時住院醫師訓練結束的陳聖杰來說，雲林分院並非他一開始的首要抉擇。臺大醫學系畢業後，到南沙太平島服完兵役後選擇回台北，接受住院醫師訓練，期間也在台北租房子，更重要的是在台北結婚生子，幾乎已算是在台北落地生根。

在這種情況下，結束住院醫師訓練後，在總院沒有職缺的情況下，他想的是要找住家鄰近的醫院工作，原本和現任亞東醫院小兒部主治醫師、時任為主任的葉樹人幾乎已經要談定，卻因為同學的一通電話，讓他迎來了人生路上的大轉彎。

▌關注兒童血液腫瘤治療

那天，陳聖杰接到了一位在臺大雲林分院服務的同學電話，告知他未來虎尾院區要發展腫瘤治療，看他要不要先到雲林，或許一到兩年後也有機會可以調回總院。

小兒血液腫瘤是陳聖杰的次專科，加上臺大畢業後想留在體系內的「臺大情結」，他對同學的提議相當心動，沒思考多久就決定到雲林分院任職。

到了雲林分院，有總院的資深師長與各個完整的照護團隊當後援，一切都還算順利。至於被陳聖杰當成治療重點的小兒血液腫瘤，考量整

體照護人力配置，因此將需要比較強的化學治療、需要住院比較久的病童，轉回到總院兒童癌症病房，雲林分院則是配合進行短期住院化療。

　　然而，雲林分院開始發展腫瘤治療，為當地帶來便利的醫療選擇，但現實環境難以克服的問題，依舊存在。

　　陳聖杰記得，在臺大醫院擔任總醫師時，就曾經收過一位病患。才高一的她，罹患了急性淋巴白血球症，本身是雲林人，為了治療只能由爸媽帶著不斷南北奔波，直到陳聖杰調往雲林分院擔任主治醫師，這位病患也能在雲林當地進行化療，大幅減少奔波往返的辛勞。

　　不過，後來癌症醫院評鑑，化學治療集中於虎尾院區，兒科罹癌病人的照顧出現瓶頸。但由於案例數不多，配合醫院政策與照護品質的考量，雲林分院維持在虎尾院區進行門診化療，需要長期住院化療的病童還是回到總院，部分想要就近治療者，雲林分院也會與鄰近的彰化基督教醫院團隊合作，將患者安排至彰基進行化療。」

▌少子化的隱憂

　　對整體兒科界來說，如今還必須面臨一個共同的問題，就是「少子化」。

　　陳聖杰說，少子化的趨勢，加上留在雲林的同事漸漸資深，在評估病人方面都有相當的成熟度，有些原本需要住院評估的病人在門診即可處理，住院人數有減少的趨勢，導致因為占床率問題，必須和其他科室共用病房，兒科病房變得不是單純兒科病房。

　　這個情況可能影響臺大雲林分院小兒部的長期、專業發展。「不

過，這是整體兒科的共同問題，短期內似乎也不得解，但『婦幼病房』或許是未來的趨勢，」陳聖杰強調，正因為少子化，更要重視兒童癌症治療的品質，「理想上，應該要集中病人、集中團隊。」

在台灣兒童癌症基金會的努力下，幾十年下來，兒童癌症的治療進步，有些疾病甚至是成倍進展的。

每每想起自己的妹妹，在小學時就因「急性淋巴性白血病」過世，陳聖杰總是難免遺憾。而他也是因為這樣的事件，在小學六年級便決定從醫，希望能在這個領域，貢獻一點自己的力量。

妹妹的際遇，讓陳聖杰早早就定下了人生目標；病家的回饋，則在無形中成為堅持的力量。隨著時間流逝，陳聖杰早已沒了回總院的想

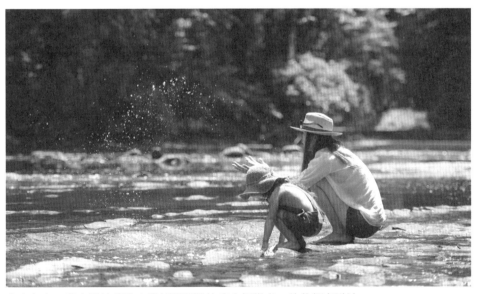

十多年來，臺大雲林分院小兒部照顧過的病人相當多，彼此相處融洽。

法，而病患家長正是將他留下的拉力。

▌因為患者，堅定了留下的決心

陳聖杰回憶，早年剛到臺大雲林分院時，家長帶著孩子看診，有些人會跟他說：「你們醫生這樣調來調去的，我們都不知道要找誰看了。」這些話確實對他造成了影響，他想著：「是啊，為什麼這裡的病童要接受這樣的待遇？」漸漸堅定了他留在雲林的決心。

後來，太太的教職職缺也在這段期間從台北市轉調下雲林，孩子一個一個出生，一家人在雲林落地生根。

十多年來，陳聖杰照顧過的小兒科病人、小兒血液腫瘤病人，也累積了相當數量，有些病患因定期回診成了熟面孔，有些還成為朋友，他不禁笑說，或許再過不久就會有他治療過的小朋友帶小孩回來看他。

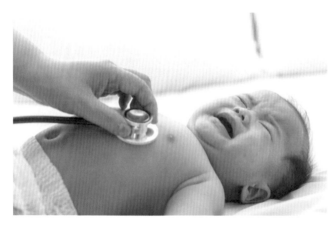

對臺大雲林分院小兒部來說，正因為少子化，更要重視兒童醫療的品質。

對陳聖杰來說，從醫多年，或許這就是最大的價值所在。

▌持續書寫臺大人的驕傲

陳聖杰清楚記得，自己的病患中有一位急性淋巴性白血病患者，已經化療完多年，並且結婚生子；還有一位慢性血小板低下性紫斑症患者，六、七年來嘗試過許多藥物治療，仍然無法順利提升血小板數值，所幸這一、兩年健保針對兒童使用藥物放寬，申請新藥使用後，血小板數值終於獲得提升，並減少出血情況——從幼稚園到高一，是一段漫長艱辛的治療過程，這位小女生始終正面樂觀，讓他相當感動……

這樣感動人心的事蹟多不勝數，也都是陳聖杰在醫師生涯中獲得力量的來源。不過，面對病患的感謝，他卻只說：「當醫師，其實就是當病人有需要的時候，盡量幫忙就是了。」

說起來，真正將陳聖杰留在雲林的原因，他一時間也說不清楚。

也許是看到一些病患治療數據明顯改善的時刻……，也許是收到實習學生感謝函的時刻……，也有可能是一路看著從小看的病人，過了青春期長大的時刻……

因為病患留了下來，在臺大雲林分院裡，陳聖杰用自己的醫師生涯，年復一年，持續書寫著屬於臺大人的驕傲。　　　（文／黃星若）

21
一個急診醫師
必須全力守護的地方

救護車尖銳的鳴笛聲、擔架床被快速推動前進的滾動聲、醫護人員急促的腳步聲……，這些都是急診室常見的背景音，在這裡，與生死爭分奪秒是日常，喜怒哀樂的更迭瞬息萬變。

身為臺大雲林分院急診醫學部主治醫師，這些早已是陳怡中司空見慣的情境。

然而，對於急診醫師來說，當初人力不足的雲林分院，極度高壓又亟需專業的環境，著實是一大考驗。

十多年來，從拿到急診專科證書起，就在雲林分院急診醫學部擔任主治醫師，陳怡中一路見證了雲林分院的成長。從最初沒有醫師想去，到現在成了住院醫師畢業後晉升主治醫師的選擇單位前幾名。在這裡，急診的醫護品質一點兒也不輸大城市。

▋享有和臺大總院同等級的急診服務

說起臺大雲林分院急診醫學部的轉變，陳怡中認為，這是許多人共同努力的成果。

「歷屆院長都對雲林分院做出巨大貢獻，尤其是現任的黃瑞仁院長，曾經擔任金山分院院長及雲林分院副院長，這樣的歷練，讓他熟知偏鄉需求，十分希望讓雲林民眾也能享有和臺大總院同等級的醫療服務，因此十分看重急重症這一塊，對急診部的需求幾乎都是一口答應；而後加入的馬惠明副院長、江文莒主任，更是奉獻了非常多心力……」他感恩的說。

要讓急診團隊順利運作，除了單純的醫療行為，還需要許多軟、硬體配合，以及各科部的協調。這一點，許多人都不清楚，包含陳怡中，也都是在躋身雲林分院急診部管理階層，開始接觸一些行政事務後，才逐漸了解。

譬如，在提升急診醫學部品質的過程中，強化臨床救護能力是最重要的事。因此，陳怡中在雲林分院工作期間，除了每天例行的臨床服務和行政，也同時幫忙規劃教學相關事務，期望提升整個團隊的臨床救護能力。

「現在，雲林分院急診醫學部不僅硬體環境改善，行政流程及收床程序也都有很大的進步，就連城鄉差距最多的『到院前救護』，各救護隊的水準已足可和首善之區的台北市媲美，再加上創傷團隊的成立，更讓急診醫師遇到重大創傷病患的壓力減輕不少，這些病患也能夠得到最好的照護，」陳怡中說。

教學傳承，鞏固團隊應變力

「一開始，是為了提升專科護理師的臨床能力，以及輔導考取執照，部內的主治醫師陸續有一些授課教學。」

陳怡中說，「後來，臺大雲林分院決定要訓練自己的急診住院醫師，讓未來的人力可以自給自足，因此，向臺大總院和其他分院取經之後，開始規劃整體急診專科醫師訓練計畫，並且定期舉行學術活動、安排核心課程。」

然而，人力本就不足，還要做好這些事，就導致主治醫師必須一邊兼顧住院醫師的教學工作，一邊兼顧臨床服務。

「當時其實滿辛苦的，還好，大家一起打拚，我們達成了急診專科訓練標準的要求，學會委員評鑑時，也認可了大家的努力，」陳怡中開心的說。

「而且，透過這些課程和教學的安排，我們學習到許多臨床教學的技巧，急診主治醫師的經驗和技術可以藉由訓練傳承給學弟妹，而未來這些新血就可以解決偏鄉人力不足的隱憂。」

如今的雲林分院，若單純以急診醫師的角度來說，陳怡中認為，已經達到收床程序公平、照會流程順暢、後線支援齊備，而較為扁平化的行政組織，也省去了疊床架屋的繁瑣流程，若遇到突發事件，例如：醫療暴力、急診壅塞、特殊感染及疫病事件等情況，都能夠有迅速應變的能力。

「現在，雲林分院可以說是大雲林地區醫療的最後一線守護者，」陳怡中十分肯定的說道。

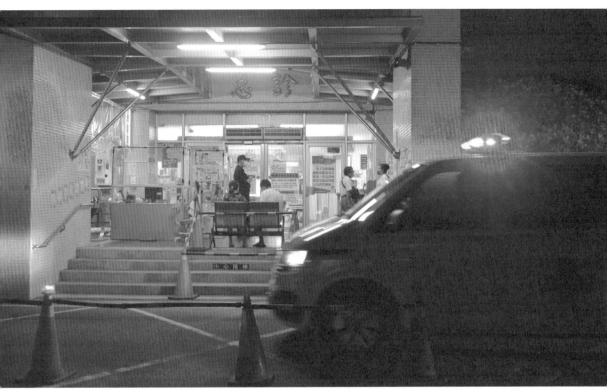

如今的臺大雲林分院急診醫學部，已經擁有媲美台北市區醫院的救護水準。

在雲林分院多年的急診生涯，陳怡中經歷過許多感動的、緊張的事蹟，其中讓他印象最深刻的，莫過於最近執行的一次高風險插管。

累積臨床經驗，強化急診品質

在急診，執行插管原本可說是稀鬆平常，但這次的插管，面對的卻

是一位新冠肺炎患者，不僅困難度倍增，還包括了高傳染力，以及可能的高死亡率。

陳怡中回憶當天的情形，原本是院方的超前部署，預先演練高危病患的插管流程，不料，居然真的傳來病患胸部 X 光變差、人也變喘的訊息，陳怡中和團隊連忙換上俗稱為「兔寶寶裝」的防護衣，準備為患者插管。

面對疫情威脅，陳怡中不斷在腦海中演練步驟，提醒自己萬萬不能有失，因為「多一分不熟練，就是讓在場醫護人員多一分暴露的風險，也讓病患多一分缺氧的時間。」所幸，插管過程流暢完成，順利交棒給重症治療團隊。

當汗流浹背的將身上最後一件防護衣脫除，陳怡中忍不住在心中感謝多年的訓練和師長的教導，也慶幸雲林分院在事前做的演練和計畫，讓患者和醫護人員都能平安。

▌一直留在雲林的原因

一個個案例，都有著一個個故事，無法一一細數，雲林分院的存在讓偏鄉患者也能獲得高品質的急診救護，當急重症發生時能得到立即、有效的醫療處置。

而對陳怡中來說，這些病患也串起了他的雲林急診經驗，藉由臨床救護的累積，讓急診品質更為穩固。

「總而言之，臺大雲林分院是一個可以讓急診醫師大展身手的好地方，」陳怡中這麼表示，而一點一滴跟著雲林分院一起成長茁壯，也是

他願意一直留在雲林的原因。

　　這個許多人眼中的偏鄉地帶，卻是陳怡中從住院醫師時期，就深深愛上的地方。 （文／黃星若）

22

想救人，
就不怕長途跋涉

　　一個單純「想救人」的念頭，八年來，支撐著臺大雲林分院腫瘤醫學部主治醫師魯維丞在台北、雲林兩地間長途跋涉，走出一條不同於前人的路。

▍數十萬公里的醫者之旅

　　從見習、實習到住院醫師時期，魯維丞分別參與了臺大雲林分院的課程及工作，多年下來，早已讓他深深愛上雲林的工作步調，期間他不僅得到許多師長的教導，還收獲了美滿的婚姻。

　　魯維丞笑說，「在雲林內科病房結識身為古坑人的另一半後，從此雲林就成了我的第二個故鄉。」因此，在完成住院醫師訓練後，他毫不

猶豫選擇到雲林服務。

隨著兩個兒子相繼出世，為了理想的教育與生活環境，幾番考慮後，魯維丞決定舉家遷回台北，但他仍堅持在雲林分院看診，從此開啟了他每週四天自費高鐵通勤的日子。

這段醫者之旅，從 2018 年到 2022 年 2 月，累積的里程數超過 25 萬公里，足足可繞地球六圈半！

總有人問他，是什麼樣的魔力，讓他甘心待在雲林，將高鐵當捷運，持續好幾年不間斷？

「我行醫的目的就是想救人，」魯維丞說，與其說是動力，不如說是一個信念、一個「想救人」的堅持，而在雲林分院，他往往能夠無後顧之憂的提供患者「認為該做到的幫忙」。這樣的機會，在現實環境中，不是每家醫院都能提供。

▍第一個患者的震撼教育

身為腫瘤醫學部主治醫師，臺大雲林分院對魯維丞來說，是個十足可以發揮所長的地方。因為菸、酒及檳榔盛行，雲林縣頭頸癌（包含口腔癌、口咽癌、下咽癌及喉癌）患者非常多，雲林分院早在 2010 年就成立了頭頸癌多專科聯合團隊，魯維丞也是成員之一。

依照治療準則，局部晚期口咽癌患者的標準治療之一，是使用前導性化學治療（docetaxel、cisplatin、5-FU，也就是所謂 TPF 處方），之後再給予同步放射化療。所以，魯維丞沒想到，就是這麼一個再平常也不過的國際標準，卻讓他在擔任主治醫師後遇到的第一個患者，就給了

他一場重大的震撼教育。

魯維丞回憶自己在雲林分院開立的一個 TPF 處方……

那是一位身強體壯的 63 歲口咽癌患者，依照過去在臺大總院的經驗，每三週給予接近標準 TPF 劑量是很合適的做法。

當時，化療結束後，患者僅有輕微的噁心嘔吐，魯維丞想讓患者繼續住院，好施打營養針並觀察副作用的變化；但患者表示，自己狀況良好，想出院，直說「魯醫師別擔心」。不料，出院三天後，鄰居發現患者意識不清倒臥在客廳地板上。緊急送醫後，因細菌感染併發敗血症休克，儘管給予加護醫療，仍於六天後過世。

原來，這位患者返家後，因化療導致黏膜發炎和腹瀉，無法進食且脫水。

魯維丞沒想到，照著治療準則及臺大總院經驗給予的第一個 TPF 化療處方，卻因患者獨居、沒人照顧及協助就醫，化療副作用竟直接導致患者死亡。

這件憾事帶給魯維丞極大的衝擊，難過之餘他痛定思痛，開始積極尋找不讓遺憾重演的方法。

將遺憾轉為獨步全台的處方

在詳讀文獻並與臺大雲林分院腫瘤醫學部主任陳若白討論後，經過多次嘗試，魯維丞逐漸找到一個安全的前導化療處方。

DP-HDFL，這可說是 TPF 的變形，也就是給予同樣的治療藥物，但劑量和用藥方式不同，如此可因人制宜，不僅大幅減低化療帶來的副

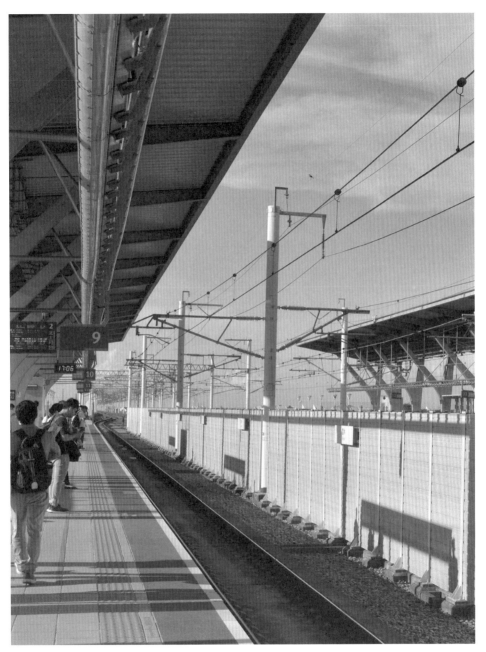

許多醫師在台北、雲林間長途跋涉，只為了一個「想救人」的信念。

作用，對缺乏家人照顧或體能狀況不佳的患者來說，也是比較安全、有效的治療方法。

魯維丞表示，DP-HDFL 處方給藥方便且有彈性，曾經有一位公務員不想請假化療，他就使用 DP-HDFL 前導化療，讓病患可以邊工作、邊進行化療。

「這時就要感謝臺大體系給予的自由，」魯維丞指出，許多醫院有既定的化療套組，以 TPF 為例，若給藥方式並非標準的 TPF，甚至可能電腦系統會限制醫師開方，但臺大並沒有這樣的限制。

這幾年來，在雲林分院腫瘤醫學部，DP-HDFL 處方甚至取代了標準的 TPF 處方，成為最常用的頭頸癌前導化療。

「據我所知，這處方應該是獨步全台灣的頭頸癌前導化療處方，改變了醫界認為頭頸癌前導處方毒性很大的印象，極有效且安全性高，」這件事讓魯維丞相當有成就感。將遺憾轉為醫學上的成就，他更希望繼續將 DP-HDFL 發揚光大，造福台灣的頭頸癌患者。

▌在生死日常中不忘初心

一個個從病例中累積的醫學能量，一個個病患背後的故事，都是魯維丞實踐信念過程。多年來，這個「想救人」的初衷一再擴大，成為將他牢牢留在雲林的最大原因。

事實上，幾個月前，一位三十多歲、來自彰化的單親媽媽，與第四期乳癌奮戰多年，終究不敵病魔在宅往生。後來，家屬到門診找魯維丞開診斷書，離開診間前，其中一位家屬稍顯激動的對他說：「魯醫師，

非常感謝你，是你讓姊姊能多陪伴我們好幾年，真的很謝謝！」

對於執業已久的腫瘤科主治醫師來說，生離死別早已成了工作中的一部分，但家屬的感謝仍讓他鼻頭微酸。當天，門診的診間外，還有四十多位患者在等候看診，但他為自己留了 1 分鐘整理情緒，然後才繼續看診。

八年歲月荏苒，如今的魯維丞仍持續著他的醫者之旅，在台北、雲林間兩地往返，秉持初衷，寫下一段段與患者間的故事。

（文／黃星若）

23

遵循父命照顧鄉親健康

「這邊的親友就交給你就近照顧了……」當年父親的一句話，讓臺大雲林分院麻醉部主任陳世昱留在了雲林。倏忽十六年歲月過去，而今的雲林，不僅是他工作、奉獻心力的地方，更是生活的重心所在。

▌從迫不得已到愛上雲林

在台中出生、長大的陳世昱，父母都是雲林人，也還有不少親戚仍然住在雲林。父親一句要他照顧親友的交代，讓一開始對是否要留任雲林頗為掙扎的他，留了下來。

然而，他和臺大雲林分院之間的緣分，卻有些難以言喻。

完成臺大醫院住院醫師訓練後，陳世昱申請升任主治醫師獲錄取，

當時總院麻醉部主任告訴錄取的 3 人，每個月要有 2 個人輪流支援雲林分院，原本以為只是頻繁一點的南來北往，誰知報到後不久，院內政策改變，陳世昱與同梯的醫師林子富 2 人，變成必須固定待在雲林，而且依照新規定，「得下分院服務兩年後才能回任總院，因此雖然申請的是總院主治醫師缺，卻成了雲林分院的主治醫師。」

新婚燕爾的陳世昱，就這樣，開始了與妻子分居兩地、偶爾聚首的生活。

說長不長、說短不短的兩年，漸漸，這位雲林分院的麻醉科主治醫師愛上了當地的生活步調，也愛上了鄉土人情和小鎮的自由度，更讓他開心的是，妻子決定放下台北的工作，移居雲林。從此，不再有後顧之憂，他就這樣留在雲林分院服務至今。

▌齊心協力，走過篳路藍縷

身為臺大雲林分院草創期的主治醫師之一，陳世昱經歷了一段篳路藍縷的艱辛。

「在那時還是雲林分院副院長的黃瑞仁教授擘劃帶領下，我們開始發展心導管、開心手術業務，但當時對這些項目的麻醉，只有我和一起在總院接受完整訓練的林子富醫師足夠熟稔能夠配合，」陳世昱還記得，為了每天都有人能夠應付可能突如其來的急診刀，兩人只能不斷交互輪替上班，同時還得加速建立制度與訓練護理人員，忙碌二字都不足以形容他的工作日常。

兩年後，陳世昱還留在雲林，但是與他一同輪班的林子富選擇回總

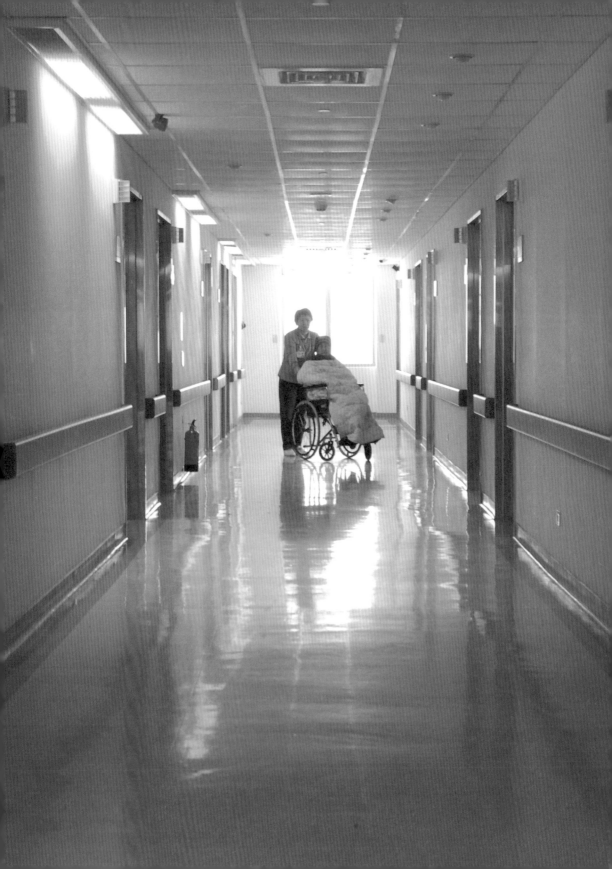

院、原先署立雲醫時代留下的醫師也離任，雲林分院麻醉部瞬間陷入人力吃緊的窘境，「還好，後來總院陸續派了 3 位醫師下來接任，長期的人力短缺總算獲得緩解。」

人力如此，儀器設備配置，也與臺大總院相去甚遠。

「為了讓麻醉醫師可以在手術中同步監看心臟狀況，以協助外科醫師順利進行手術，當時的外科部主任陳益祥教授，設法找來一支經食道心臟超音波的探頭，但是，只有一台超過十年歷史的主機可以搭配使用……」

陳世昱至今仍然印象深刻，「還好各級長官都會在有限的資源下，盡可能給予最大的協助。」對於這一點，他始終心懷感恩。

▌難以割捨的人與情

走過艱難歲月，終於，在眾人的努力下，各種需要的藥物陸續到位，病人安全與手術麻醉狀況也因此獲得改善；加上歷年來報到、輪替的生力軍逐漸增加，各項業務都開始逐漸步上軌道。在忙碌的醫師生涯之餘，陳世昱因著自己的興趣，就近在雲科大攻讀了法學碩士學位。也因此在醫療業務之外，他開始跟隨副院長、社工師、醫務助理，加入處理醫療糾紛的行列，也協助醫院開拓了接受醫療鑑定案件的業務。「雖然目前還只算是在起步階段，但總是對於醫院未來想要朝向醫學中心發展的路上稍稍盡了點力，」陳世昱如此表示。

事實上，自從由臺大醫院總院被派任到雲林分院以來，陳世昱一直面臨著「是否要回總院」的抉擇，尤其和自己一起到任的林子富決定

回總院，他也不是沒有動搖過留下來的念頭，但一路走來，他獲得了許多支持，前輩、家人、在地鄉親……

這塊土地上的人和情，留住了他。

於公，在 2011 年，從總院下來的臺大雲林分院麻醉部前主任劉健強屆齡退休，「當時總院的范守仁主任期勉我接下分院主任的位置，好好穩住分院，」再加上，陳世昱自己也捨不得讓大家胼手胝足建立的團隊、人員又四散分離。

終於，他下定決心，接下雲林分院麻醉部主任的位子，與整個麻醉部門一同努力至今。

於私，妻子的支持，進一步成為穩定的力量。

「說到底，讓我能夠長久待下來最主要的原因，還是要感謝太太願意放棄在台北的理想工作、離開她從小到大一直居住的地方，下來斗六這個小城市和我一起生活，」陳世昱感性的說：「如果沒有妻子的犧牲，來成就我們家庭的穩固，以兩人新婚即分居、只能偶爾相聚的那種狀況，是不可能撐得了太久的。」

這些年來，始終堅守崗位的他，看見陸續有人從臺大醫院總院輪調或直接派任到雲林分院，「我個人的觀察，能夠長久待下來的，家庭的支持絕對是重要因素，孤身下來還能堅持長期在這裡服務的人，可謂是鳳毛麟角，畢竟儘管高鐵開通之後，台灣已經形成一日生活圈，但長期南來北返，對身體、心理，甚至家庭、經濟，都還是不小的負荷。」

因此，陳世昱再三強調對另一半的感謝，能夠在雲林分院堅持至今，除了對這塊土地滋生的情感之外，妻子的支持更是讓他留在這裡的一大推手。

在地醫師的小確幸

至於在地鄉親的支持，回顧這些年來的醫師生涯，陳世昱輕鬆的說：「麻醉科醫師接觸病人的時間，只有患者接受手術的短短幾個鐘頭，能夠有互動的時間更是只有術前訪視的短暫時間，尤其在開刀房的工作人員，都是穿著綠色刷手衣、戴外科口罩和髮帽，病患很難分辨出誰是誰。」

不過，在同一個地方待久了，翻開以前的病歷紀錄，看見自己的簽名的機會也愈多，「或許病患沒有記憶，但其實自己已經在他們生命中的重要時刻出現幾次，」但他也補充提到，「其實還是有人會注意到我們，見面時會帶點興奮的語氣，說自己多少年前手術時曾經被照顧到，甚至還有人會貼紅榜感謝。」

儘管「貼紅榜」的內容很制式，感覺好像「很八股」，但陳世昱看見的是雲林人的熱情，「讓我們這種不太會被認識的二線科別醫生也有『小確幸』，其實是很溫馨的感覺。」

時光更迭，這十六年間，雖然也難免有讓陳世昱思考去留的時候，但每每想起妻子的全力支持、麻醉部優秀團隊的努力，總會重新燃起支撐下去的力量，期許自己能在這塊土地上繼續努力打拚，持續協助提升雲林的醫療品質。

（文／黃星若）

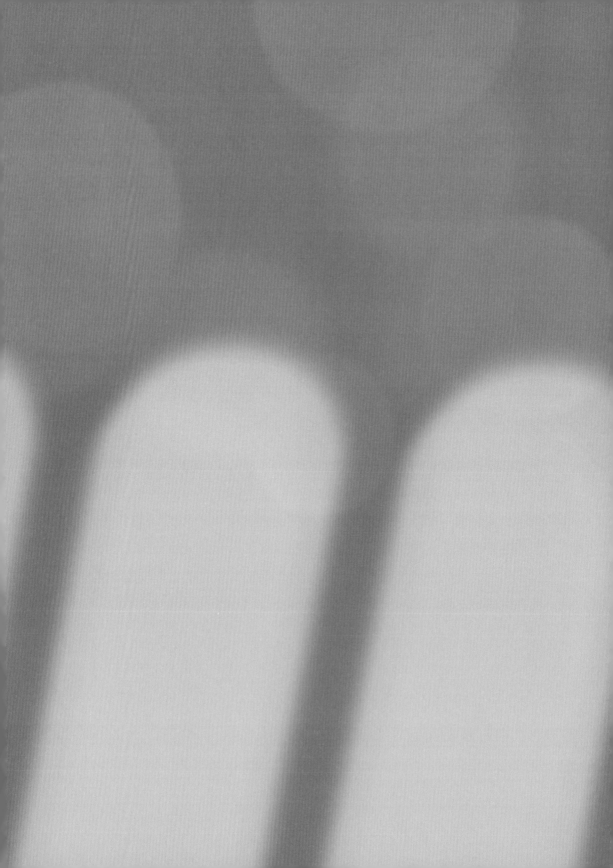

第三部

壯大在地醫療網

理解需求

發展在地需要的特色醫療

完善地區健康網

01

把外傷、骨科
沙漠變綠洲

　　2019 年 7 月初，台鐵嘉義車站一位鐵路警察因為補票衝突遭男子刺殺，因公殉職，一時輿論嘩然，全國警察士氣陷入低迷。

　　相隔一天，雲林虎尾分局馬光派出所發生員警凌晨執勤時，遭到疑似吸毒又酒駕拒檢的男子衝撞警車事件，警員陳政和受到重傷，緊急轉送臺大醫院雲林分院開刀。

　　當時，內政部部長徐國勇特地南下，到醫院探望陳政和，並在臉書貼文寫到：「警員政和雖傷勢嚴重，所幸手術順利，目前情況穩定，在加護病房觀察。」

　　簡單幾句話，希望可以穩定惶惶不安的警民人心。

　　然而，那晚的臺大雲林分院急診室，卻是片刻不得安息，徹夜燈火通明。

急診室外，是聽到消息趕到現場關注員警傷勢的媒體和同袍；急診室裡，則是全員出動的院方外傷中心團隊。

「我們接到的指令是：一定要把人救回來，不能有任何意外！」雲林分院外傷中心主任、骨科部主任林鎮江，他對當時急診室彷彿凝結在半空中的緊繃空氣，記憶猶新。

而他也在事隔多年後才透露：「連續兩天發生 2 件警察執勤殉職、重傷事件，如果 2 個警員都沒有搶救回來，民眾、警員信心可能崩盤，事關重大啊！」

林鎮江記得，當晚午夜剛過，他在睡夢中接到友院求救電話，希望把受傷的陳政和送到臺大雲林分院。

「還好雲林分院有外傷中心，才把這個生命從死神手中搶回來，」他回憶，外傷中心團隊在他接到電話 10 分鐘後就抵達急診室，等待救護車到來，並且在一個小時內進開刀房搶救傷患，「如果沒有外傷中心，就得送到嘉義或彰化，在路上可能就沒了。」

話說起來可能不太好聽，但事實就是如此殘酷。

林鎮江緩緩說：「外傷的戰場就像空戰，半小時便結束，最重要的是『time』，不然跟上帝搶不贏。我們強調要把雲林人的生命拉到和全台灣同一個平等的位置，就是這個意思。」

▌挑戰從零開始的勇氣

除了員警遭到酒駕大力衝撞的事件，臺大雲林分院外傷中心更常面對的，是重大車禍、事故傷害等急重症。根據統計，事故傷害是雲林十

大死因第六位，而雲林縣的標準化死亡率在全台排名第四，僅比其他偏遠且幅員寬廣的縣市好一些。

這些需要緊急救治的急重症病患，長久以來在雲林當地沒有一間可以提供完善救治的醫院，必須外轉到嘉義、彰化，經常因為錯過黃金搶救時間而失去生命。

也因此，雲林分院院長黃瑞仁在 2016 年 8 月上任後，便宣布成立「外傷中心」，宣誓要成為中台灣外傷病患的守護醫院，提供急重症外傷患者以病患為中心、全面、連續及整合的醫療，並結合緊急醫療救護網，提供區域急重症醫療諮詢與轉診資源中心，同時進行急重症外傷醫學的研究與教育推廣。

林鎮江回憶，當時院長問他：「有沒有勇氣挑戰從無到有的過程，把外傷中心建立起來？」

這樣的重責大任，現在回想起來，好像只是一句話的事，但實際上，一口答應後，建立團隊的挑戰才正要開始。

一年實現外傷病患零轉出

「雲林分院的外傷中心是跨科部團隊，得集合身懷絕技、不受控制的外科醫師們組成團隊，」林鎮江表示。

他一面自己帶頭衝、帶頭做，就算沒有值班，也經常接受急診而召喚上陣，一面設立規章、標準，加入評鑑，逐漸把外科醫師們揉合成為一個團隊。

如今，雲林分院外傷中心的標準是：值班當天被呼叫的醫師，10 分

鐘內必須趕到醫院、半小時內進開刀房，並且啟動「先開刀再找床」設法幫病患找到加護病房床位。

「我們的目標只有一個──把每一個病人留下來，不管是留住他們的生命或是讓患者不必轉送他院，」林鎮江說。

在這樣的使命感驅動下，雲林分院外傷中心成立五年多來，已經搶救回許多生命。院內統計，至 2021 年年底，雲林分院外傷病人住院有

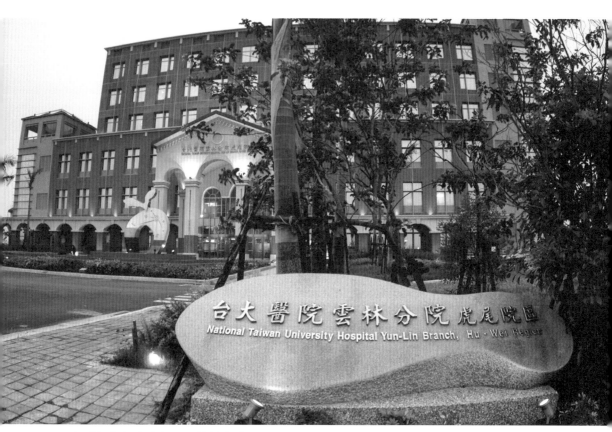

在「把每個病人留下」的使命感驅動下，臺大雲林分院外傷中心成立五年多來，已經搶救回許多生命。

7,407 人，啟動外傷小組的有 1,320 例病患。

　　經過一番努力，在外傷中心成立週年慶記者會上，臺大雲林分院副院長馬惠明宣布，「外傷病患零轉出」的目標已經達成。

　　雲林分院的外傷中心團隊平時各司其職，一旦有任務需要啟動，便迅速集合，對於外傷各類急、重症病患給予對的地方、對的時間、對的醫療，把握黃金救援時間，迅速評估、穩定病情及適當處理，包括手術治療及術後醫護照顧。

　　2018 年 8 月，雲林分院外傷中心成立 REBOA 團隊，以「主動脈復甦性血管球囊閉合術」（又稱「急救性血管內氣球阻斷術」）技術，將球囊放置到主動脈中，達到瞬間止血的效果，幫助外科醫師爭取更多時間，提升重大外傷病患存活的可能性。

　　這個全台少數醫學中心才有的 REBOA 技術，也成為外傷中心最大的特色醫療項目。

　　「雲林分院是雲林唯一一間重度級急救醫院，臺大醫院又是國家級醫院，有社會責任，我們必須肩負起來，」林鎮江經常對年輕醫師耳提面命：「我們要為雲林的病人拉起最後一道防線，讓他們知道生病不用害怕，因為有一座靠山在這裡。」

▍曾經差點被放棄

　　「臺大醫院在這裡，就是要幫忙雲林的鄉親們實現醫療公平，」現在如此熱血的林鎮江，其實，他曾經因為少了這樣的一道防線，差點被放棄。

貧窮、偏鄉匱乏的醫療資源，以及就醫資源分配不平等，對林鎮江來說不是傳說，而是成長的過程。

林鎮江來自台中豐原鄉下一個貧窮的果農家庭，從小放學就得幫忙爺爺種水果，有一次不小心農藥中毒，卻因為在沒有健保的年代，得付保證金才能就醫，「我們家當然付不出來。」

當時已經念小學的林鎮江還記得，醫院冷冷的跟急得像熱鍋上螞蟻的爸媽說：「這個小孩沒救了，可以帶回家辦後事。」兩個人求救無門，只能騎著摩托車，把奄奄一息、口吐白沫的孩子從急診室載走，輾轉找到一間密醫診所，竟然意外把他救活。

後來林鎮江一路求學順利，從臺大醫學系畢業後，便立志回到鄉下幫忙許許多多跟他一樣需要醫療協助的貧困人家。

2004 年，在當時的臺大雲林分院院長黃世傑召喚下，他帶著太太、兩個還在念幼兒園的孩子，離開台北的舒適圈，投入才剛改制的雲林分院，至今十八年，是雲林分院第一批元老中，到現在還留在雲林的資深臺大人之一。

扛起一方之地醫療的使命感

回想三十出頭的自己，林鎮江笑著說：「那時真的很有使命感，會覺得要跟老師（黃世傑）一起扛起臺大的重責大任。」除了雲林分院外傷中心主任，林鎮江的另一個身分，是骨科部主任，扛起雲林的骨科醫療是他立定的另一個志向。

「骨科以外傷、脊椎手術、人工關節、運動醫學四大類為主，但雲

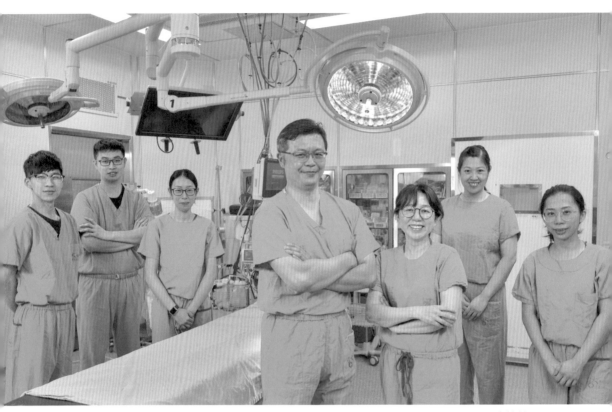

談到臺大雲林分院外傷中心，跨科部集結許多身懷絕技的外科醫師，讓身為主任的林鎮江（中）忍不住自豪。

林能處理的不多，」林鎮江說，早年雲林人遇到相關問題，只能往縣外就醫，就連護理師出身的雲林縣縣長張麗善都曾經分享，以前還在林口長庚醫院工作時，經常受託幫雲林鄉親在長庚掛號，其中許多都是骨科相關問題。

「為什麼雲林人得跑這麼遠去看骨科醫師？這不對！」林鎮江發揮

他的骨外科專業，開拓雲林分院骨科部。然而，一開始，除了最擅長的脊椎手術，他對人工關節重建手術也來者不拒，最忙的時候一天十台刀是他的「日常」。

一天開十台刀是什麼景況？

「大概就是早上八點開到凌晨三點，有時候凌晨兩、三點在休息室瞇一下，早上八點繼續門診、下午繼續開刀，老婆、小孩常常好幾天沒有看到我，」林鎮江露出招牌笑容，說：「要把沙漠變綠洲，真的很辛苦啊！」

在林鎮江耕耘下，雲林分院骨科逐漸做出口碑，愈來愈多鄉親捨棄「好像比較厲害」的北部醫學中心，留在雲林就醫；同時，他則是繼續招兵買馬，找來各次專科的學弟、妹，一起在雲林這片土地組成骨科醫療團隊。

目前，雲林分院骨科部已經有專任主治醫師 5 位、專科護理師 9 位、行政及技術人員 7 位，次專科包括：一般骨科、創傷醫學、脊椎外科、運動醫學、小兒骨科、腫瘤骨科、足踝外科及手外科。

5 位專科主治醫師，必須照顧雲林地區民眾的骨科醫療，林鎮江坦言：「人力真的很吃緊。」他以自己的門診量為例，「我昨天的門診，看到 190 號，早上八點開始的門診，看到下午兩點才結束。」

▌哪裡有需要就去那裡

「雲林居民要到臺大雲林分院看門診，得克服多少困難，是我們無法想像的，」林鎮江舉例，有一位住在偏僻鄉下的病患，每天往返村落

和臺大雲林分院的客運就只有一班，有時候等待時間太長，就會很不好意思的跟他說：「林醫師，我可以先看嗎？不然車班過了，我就回不了家了。」

甚至，有幾位病患居住的村落距離雲林分院相當遙遠，連客運路線都沒有，單程計程車費要一千多元，根本負擔不起，只好幾個鄰居相約共乘，一起掛號、一起搭車看病。

「看病要花這麼多車錢，就算在台北，也是筆龐大的費用，更何況是雲林的阿婆？」鄉下長大的林鎮江很能感同身受。因此，雲林鄉親都知道，「林醫師的門診現場絕對不限掛，一直加號，林醫師會一直看，」最高紀錄曾經一天加到 220 號。

林鎮江一直記得黃瑞仁當年從台北總院毅然南下雲林建置心血管醫學中心的景況，當時一台心導管儀器也沒有，就要開始進行心導管手術，但黃瑞仁說：「台北不缺我一個心臟科醫師，但是雲林很需要一個心臟科醫師。」

一句話，影響了一個人，影響了一整個雲林。

「這不就是一個骨外科的典範嗎？台北有許許多多的骨外科醫師，但雲林卻很缺、也很需要骨外科醫師，」林鎮江說。

有信心救回無數人

當年那個三十出頭，被老師徵召到雲林的年輕醫師，現在成為徵召年輕醫師到雲林一起打拚的學長、前輩，而林鎮江總是這樣告訴學弟、妹：「或許一開始你會感到孤獨，但只要有信心，一定可以用手中那把

刀，救活無數人。」

　　請林鎮江為自己在雲林的十八個年頭做個小小的注解，他歪著頭想了想，說：「一個本來快要死掉的小孩，被老天爺救活，當了雲林的醫師，一路把骨科、外傷沙漠變成綠洲。我想，這應該是我當年活下來的任務吧！」　　　　　　　　　　　　　　　　　　　　（文／朱乙真）

02

打造國際級
神經醫療環境

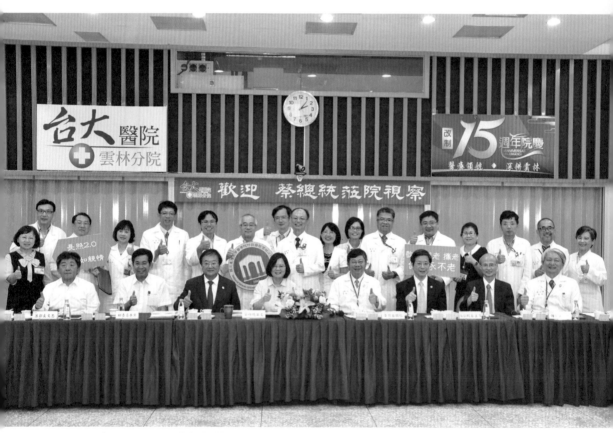

2019 年 7 月 29 日，總統蔡英文到臺大雲林分院，聽取院長黃瑞仁及團隊所提「國家級高齡醫學暨健康福祉研究中心」簡報。前排與會者由左到右依序為：衛生福利部部長陳時中、教育部部長潘文忠、立法委員邱泰源、總統蔡英文、臺大雲林分院院長黃瑞仁、臺大副校長張上淳、臺大醫院前院長陳石池、臺大雲林分院副院長劉宏輝。

葉先生罹患早發型巴金森氏症，28 歲發病，因嚴重肌肉痙攣導致頭部後仰、扭曲，全身僵硬，藥物治療效果有限；34 歲時，他接受了「深腦刺激術」後，宛若遭禁錮的靈魂瞬間解放，不只動作恢復正常，還可四處跑跳，術前術後「判若兩人」。

這是臺大醫院雲林分院神經醫學中心（簡稱神醫中心）於 2020 年發表，以深腦刺激術治療巴金森氏症的成功首例，一舉寫下雲林醫療新頁。

▍率先設立神經醫學中心

臺大雲林分院神醫中心，為何能夠完成這個相當於醫學中心層級的高度難度手術？

「醫學持續進步後，很多疾病需要內、外科通力合作才可以完成最佳的治療，」臺大雲林分院副院長劉宏輝直言，「在許多醫院，神經內科與神經外科都是各據山頭、不相往來，所以我們決定設立神醫中心，讓神經內、外科可以放棄成見、互相合作。」

他以巴金森氏症為例指出，功能性手術的評估與術後的調整是神經內科負責，手術本身的規劃則是神經外科主導，兩邊需要持續溝通協調，才有機會達成好的結果；例如即使是退化性的失智症，如水腦症的案例，亦需要神經內、外科合作，才可提供病人最適當的處置。

「這就像是中樞神經系統中的神經元，以『突觸』形式互聯，」劉宏輝這樣形容，「神醫中心也是一種伸展突觸的表現，從單點至全面，廣泛連結相關的科別，讓觸角更廣，以提供安全和進步的神經病痛醫療方向。」

「改變很重要，只要對醫、病有好處，就應該嘗試！」正是基於這樣的想法，為了讓神經疾病患者能夠得到整合、完善的照顧，劉宏輝整合了臺大雲林分院的神經內科與外科、小兒神經科、神經放射科、復健部等，在 2017 年 8 月 1 日成立「神經醫學中心」，這是雲林唯一的神醫中心，在國內醫院也屬少見。

　　雲林分院神經部主任張楷杰表示，相較於台北或台中坐擁許多醫學中心，即使一間醫院欠缺某項設備或技術，也可以在鄰近醫院得到協助，「唯獨這裡彷彿化外之地，自然更應該整合有限的資源，跨科齊心合作。」

　　他進一步指出：「與其說雲林分院神醫中心有什麼特殊的設備或技巧，不如說我們少了許多包袱，中心的醫師大多年輕、有熱血、有活力，敢於嘗試新的技術，才能在逆境中超前。」

▌完成醫學中心等級手術

　　跨科部整合是醫院的一大突破，但對患者而言，又有什麼好處？

　　最顯而易見的好處，是患者可以用最有效率的方式獲得最適合的治療方案。

　　臺大雲林分院神經外科主任陳元森說明：「神醫中心未成立前，醫師可能因為對於跨科別的病症缺乏足夠了解，只能請病患轉診他科，結果就是患者必須重複描述自己的病徵或重新檢查，浪費醫療資源，也浪費病患時間；中心成立之後，面對病患病症，若有任何問題都可在會議中提出討論，醫師可以學習成長，患者下次到診間時也可更快速得到完

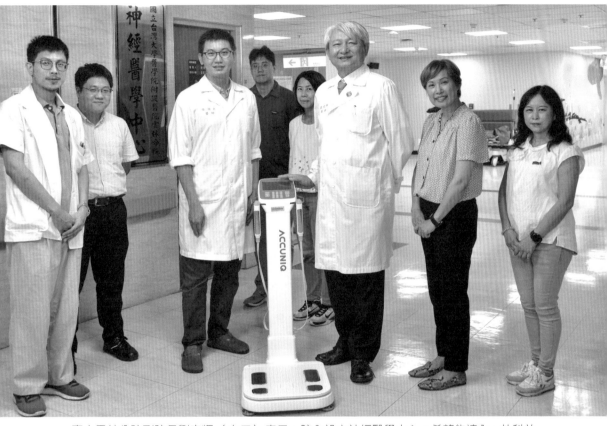

臺大雲林分院副院長劉宏輝（右三）表示，院內設立神經醫學中心，希望能讓內、外科放棄成見，互相合作。

善的醫療照護。

「巴金森氏症深腦刺激術，就是一個典型的例子，」陳元森舉例。

術前，神內醫師會先評估病人的臨床症狀和藥物反應；術中，則由神外醫師以「無框式立體定位手術」搭配神內醫師進行術中神經電生

理監測，並透過 3D C 型臂 X 光透視機掃描，融合影像與術前規劃路徑，共同將電極準確置放至僅有約 0.6 公分大小的視丘下核，同時也會測試電刺激是否改善了病患的症狀；術後，再由神內醫師調整電刺激的各項參數，進一步改善患者症狀。

自 2020 年 3 月至 2022 年 2 月，雲林分院已完成 10 例巴金森氏症深腦刺激術治療。

「像這樣以植入電極針對腦部深處神經核進行微量電刺激，達到神經調控及改善症狀的目標，是醫學中心級的技術，但雲林分院做到了，」劉宏輝自豪的說。

當患者能夠獲得更完善的醫療照護，對家屬也是一項福音。

以頑固性癲癇治療為例，劉宏輝談到，術前神內醫師會透過核磁共振檢查、腦波檢查進行評估，確認大腦癲癇病灶，建立精確治療方案；術中神外醫師再將電極放至術前檢查所推斷目標的深部腦部區域中，以腦波記錄器偵測、記錄所埋入電極之深部腦波，精準定位診斷引發異常部位及放電路徑。

此時，如果判定放電區域可被移除，一般會以傳統手術切除；若無法精確定位癲癇放電點，或癲癇放電點剛好在腦部重要功能區，則可利用神經調控來進行治療，採用電刺激模式抑制癲癇波擴散。

「這項手術可使七成以上的病人不再癲癇復發，改善難治型癲癇症病患造成病人和家庭的身心煎熬，」陳元森說。

全世界認定能執行癲癇手術及巴金森氏症手術的醫院，絕對是高層次醫學中心的標準，雖然臺大雲林分院在名稱上不是醫學中心，但實質上已臻一流醫學中心的能力，大家全心投入的努力成果相當受到肯定。

為生命爭分奪秒

處理極精細的高階手術，是臺大雲林分院神醫中心的強項之一，但不是每種手術都能「慢工細活」，很多時候病人命懸一線，動作得夠快才能把病人從鬼門關前拉回來。

「雲林分院的『腦中風快打團隊』就是要跟死神搶時間，」陳元森和神經及腦血管科主任蕭又仁指出，「這個團隊是急性腦中風動脈取栓術的治療團隊，手術過程中不能錯失任何一分鐘。」

陳元森以缺血性腦中風為例指出，治療的方式主要有兩種：施打血栓溶解劑和執行動脈取栓術，前者就是大家耳熟能詳的「黃金 3 小時」，也就是必須在症狀發作之 3 個小時內注射，後者則是經由導管技術取出血栓，打通塞住的血管，可快速恢復缺血區域的灌流，成功機會超過八成。

「動脈取栓術治療可將中風治療黃金 3 小時延長為 8 小時，急性缺血性腦中風患者的存活率因此提升了，」陳元森和蕭又仁說，「目前雲林分院血栓溶解劑的施打數量已與台北總院相當，2018 年以來每年約有五、六十例個案；至於動脈取栓術，在 2017 年之後，醫院每年都有動脈取栓成功案例，也會視病人情況，同時合併採取靜脈注射血栓溶解劑，為病人尋求最佳治療。」

「中風的治療十分急迫，需要在數小時內接受治療，因此，從社區民眾的衛教到急診的反應，都需要完美的協調，」張楷杰指出，雲林分院因為組織較簡練，各單位成員大多互相認識、彼此信賴，不會互相推諉，再加上醫師們衝勁十足，經常能夠給予病人超過都市醫學中心水準

的施打速度，減少患者腦細胞壞死機率。

「這樣高品質的治療，個案數量已經快要與台北總院並駕齊驅，」張楷杰自豪的說，臺大雲林分院的「腦中風快打團隊」已經連年獲得「國家品質標章」，並且於 2021 年獲得醫策會的「腦中風照護品質」認證。

然而，再多的肯定，回歸醫療現場，蕭又仁與張楷杰都不忘強調，要讓所有剛發生腦中風的患者在最短時間得到治療，勢必仰賴病家、119 系統、醫療院所的接力合作，才有機會求取最大治療效果。因此，患者要能夠察覺腦中風的可能症狀，並清楚「快速處理」的重要性，盡速就醫，才不會錯過寶貴的治療時間。

布局高齡醫學，提供更多治療選擇

除了高階手術、腦中風治療，雲林地區居民還需要哪些醫療服務？

「我們一直求新求變，對於各種尖端治療都希望能嘗試，」張楷杰和蕭又仁指出，「神醫中心正在引進自動化腦梗塞判讀系統，能夠直接判斷腦中風病患是否可以進行顱內取栓的導管治療，未來還希望能夠引進穿顱磁刺激，治療中風後的腦損傷、脊髓刺激止痛手術，嘉惠飽受周邊神經病變所苦的患者。」

陳元森則談到：「我們將為雲林地區的長輩籌組肌少症特別門診，進行在地化的特色醫療。」

劉宏輝補充，截至 2022 年 2 月為止，雲林縣 65 歲以上長者占全縣總人口數 19.85％，老化指數高居全台第三，而銀髮族的照顧與長期照

護，是近年來國家的重點政策，神經醫學會也將這一點列為住院醫師的訓練項目。

「照顧長者這件事在雲林這個老化的農業大縣更顯重要，」陳元森提到，像是伴隨高齡化勢必增加的失智症，神醫中心就在同步進行藥物臨床試驗的準備工作，期待有一天能為失智症患者找到更有效的治療方式，找回記憶缺口，減輕病家的苦痛。

「時間證明，神醫中心的整合，踏實的前進，將是提升醫師及團隊醫療品質的主要里程碑。我們要做的事還有很多，需要繼續努力，」劉宏輝語重心長的說。　　　　　　　　　　　　　　　　　　　（文／黃筱珮）

03

胸懷世界，
推展國際醫療

　　2016 年 8 月，黃瑞仁接任臺大醫院雲林分院院長，當下的首要任務之一，是要幫雲林分院申請成為醫學中心，國際醫療則是醫學中心評鑑的其中一項子任務。在那之後，雲林分院便積極籌建國際醫療中心，在 2017 年 4 月 1 日正式成立，由副院長馬惠明兼任中心主任。

　　國際醫療涵蓋國際援助、國際合作與國際診療三個面向，其中又以「國際援助」最常被做為入門磚，許多大型醫院都在這一塊著力甚深。

▋邁出國際援助第一步

　　「授人以魚，不如授人以『漁』。」這句流傳許久的古話，在國際醫療領域格外有啟發意義。

布吉納法索（簡稱布國），曾經是中華民國位於西非的友邦，也是國際合作發展基金會（簡稱國合會）人道醫療援助計畫中的一環。當時，國合會希望安排一位醫學中心的醫師，擔任醫療團醫療長，派駐當地一年，帶領台灣醫療團與布國醫師合作，提供當地醫療知識與經驗。

然而，醫療長一職，懸缺多時。

消息傳回雲林分院，一時之間意見紛陳。有人覺得，這是難得的大好機會；有人覺得，要找到一個人願意遠赴非洲一年，根本是「不可能的任務」。

真的不可能嗎？

「在院內『海選』試試？」一向點子多的馬惠明建議，在院內徵求志願到非洲的主治醫師。最後經過評選後，由當時年僅三十出頭的胸腔科主治醫師王馨儀出線，肩負起這項重責大任。

真的，讓他找到人了，而且後續溝通的過程，只花了一通電話、幾分鐘的時間。

王馨儀在 2017 年 3 月底啟程前往布吉納法索，成為台灣海外醫療團的第一位女性醫療長。

努力走過便將留下痕跡

除了醫療長派駐在布國，兩國的醫療合作計畫還包括由臺大雲林分院訓練布國的醫護人員。

自 2017 年 6 月至 8 月，布國派出 3 位醫師、1 位麻醉護理師到雲林分院接受急重症醫學訓練，「課程安排得非常緊湊，布國學員都十分認

真學習，」馬惠明對於當時學員的努力印象深刻。

　　一年時間很快過去，然而，就在王馨儀任滿一年回國後不久，2018年 5 月，外交部傳來與布國斷交的消息，醫療合作因斷交而戛然中止。

　　「凡走過必留下痕跡，」馬惠明樂觀表示，「國際醫療是人與人的連結，雖然雙方停止交流，但之前雲林分院將相關醫療專業傳授給該國醫護人員，以及王馨儀醫師在當地提供的醫療知識與經驗，相信這些 DNA 或觀念會透過當地的醫師傳遞與延續下去。」

　　他的信心並非憑空生出，而是來自一段親身經歷。

　　馬惠明談到，他第一次到蒙古進行緊急救護交流時，在當地一家醫院的牆上，赫然看見一張蒙古文的圖，感覺相當眼熟——那是以往他教授緊急醫療團隊合作的流程圖。一問之下才知道，原來那家醫院的醫師曾經到台灣上課，講師還是自己的學生，他們覺得很棒，就把這些架構和流程翻成蒙古文，應用在急診操作和教育上。

▍響應新南向，啟動國際合作

　　結束與布國的國際援助交流，臺大雲林分院的國際醫療計畫並未停歇。2018 年，雲林分院響應政府新南向政策，前進印尼舉辦健康講座與遠距醫療諮詢等展示，獲得印尼東爪哇當地熱烈迴響。

　　馬惠明指出，臺大總院在印尼雅加達有國際醫療的合作，雲林分院遂與總院合作，將觸角延伸至印尼東爪哇，分別與當地兩所大學醫事人員進行臨床、教學與研究領域的交流。

　　近兩年來，受全球疫情的影響，國際間實地互訪與交流銳減，國際

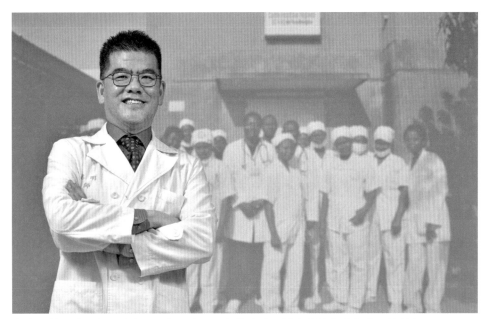
臺大雲林分院國際醫療中心主任馬惠明，在推廣跨國醫療交流與合作上不遺餘力。

醫療中心轉而透過視訊方式，與印尼多家重要公、私立醫院進行系列主題式線上課程及研討會。

然而，「長久的醫療臨床經驗告訴我們，」馬惠明指出，「醫療相關技能如果僅透過線上交流，效果終究有限，還是需要有實體面對面的教導。」

有了這樣的認知之後，雲林分院開始了與印尼醫院和相關單位長達數月的多方交涉與協助，終於敲定，2020 年 10 月起，突破新冠肺炎的困難，陸續派遣 8 位印尼種子醫事人員到臺大雲林分院與總院，展開四至六個月的臨床訓練。

視訊交流，打破地域限制

　　結合科技與醫療，透過視訊，雲林分院不僅打破國際醫療交流的地域限制，更在全球面臨新冠肺炎疫情威脅之際，分享台灣的防疫經驗。

　　2020 年 7 月，中華民國對外貿易發展協會邀請臺大雲林分院與臺大總院，合辦「台灣特色醫療在非洲防疫上應用」視訊研討會，邀請醫師分享台灣經驗與醫療優勢。參與這場視訊會議的非洲國家，包括：阿爾及利亞、埃及、肯亞、奈及利亞、南非等，上線人數高達上千人。

　　因為非洲防疫視訊會議的熱烈迴響，在 2020 年的 8 月，在外交部的邀請下，以色列駐台代表來雲林分院訪問，舉辦台以雙方防疫物資捐

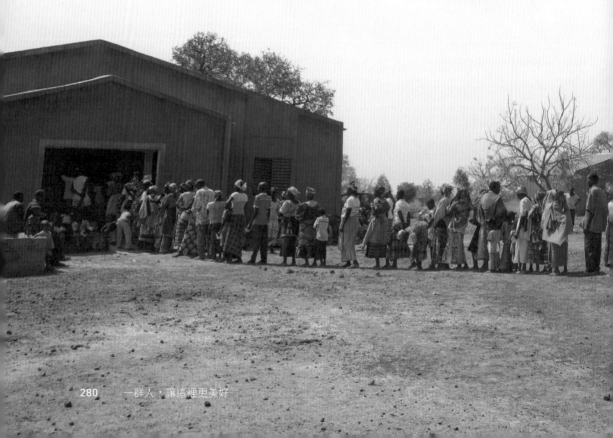

贈儀式，「我們與以色列夏米爾醫學中心舉辦國際視訊研討會，互相分享防疫經驗，」馬惠明說。

馬惠明在會中介紹雲林分院的感染管制措施及應變流程，例如：擬定「特殊高危險傳染性疾病氣管插管流程」，以及利用資通訊設備，包括：4G無線生理傳輸、喉頭麥克風，以及無線電子聽筒，所打造出來的「科技防疫隔離病房」等。

「在台灣，雲林位置偏遠，談到國際醫療好像不會想到我們，但國際醫療重要的是『人』，只要有好的點子、做出亮點，外界就會找我們共同參與國際醫療，」馬惠明對雲林分院在國際醫療領域的發展潛力深具信心。　　　　　　　　　　　　　　　　　　　　（文／林惠君）

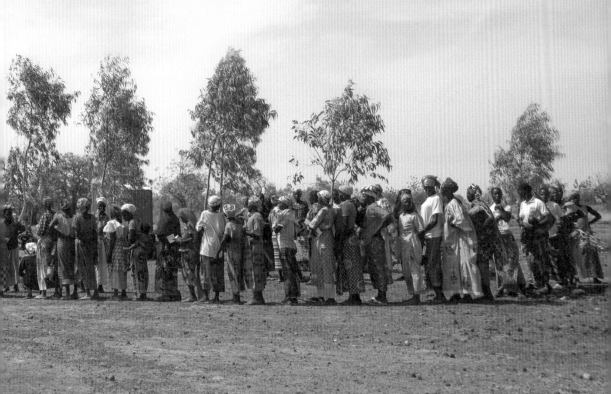

04
遠距醫療實現醫療平權

　　這裡，是全國老年人口比率第三高的縣市，每萬人口的醫師數與病床數都遠低於全國平均，但就診需求則遠遠高於全國平均。然而，也就是在這裡，出現一座創新醫療基地，成為全台發展資通訊與遠距醫療的標竿之一。

　　這裡，是雲林，危機也可以成為轉機。

▌痛點在哪裡，就從哪裡入手

　　地理位置不佳？那就設法打破空間限制。

　　2017 年，臺大雲林分院成立遠距（智慧）醫療中心，而中心主任馬惠明在接下來幾年推動「安心雲林 e 院聯防」系列資通訊科技與創

新服務，來弭平偏鄉的健康不平等，也因此獲得 2021 年中華民國醫師公會全國聯合會「台灣醫療典範獎」以及 2021 年雲林縣政府「醫療創新卓越獎」。

一針見血找出問題、提供解決方案，打造這一切的人，應該已經深耕雲林很久？

自稱有「過動性格」、閒不下來的馬惠明，是道道地地的台北小孩，家住在中正紀念堂附近，臺大醫院就在住家對面，除了赴美留學期間遠離台北，他一路從高中、大學，再到臺大醫院工作，不管是上學或上班，走路就可以抵達。

偏偏就是這樣的他，在 2016 年決定走出台北，跨過濁水溪，從臺大醫院總院調任至雲林分院擔任副院長。

「雲林被稱為『醫療偏鄉』，但我覺得，外在環境的種種不足，不該也不會限制我們的想像和揮灑的空間，」馬惠明樂觀的說，雲林特殊的需求與環境，反而讓他看到遠距醫療得天獨厚的發展契機。

▎反向思考，看見三大利基

雲林有哪些外在環境的不足？

第一，老年人口是全國第三高。依據內政部統計，截至 2022 年 2 月，65 歲以上的老年人口占比已來到 19.85％，僅次於嘉義縣、台北市。

第二，醫療資源低於全國平均。根據 2019 年衛福部資料顯示，雲林每萬人口的醫師數 18.14 人，低於全國平均的 30.41 人；病床數 56.76 床，低於全國平均的 71.29 床。

第三，就診需求遠高於全國平均。2019年衛福部資料顯示，雲林每十萬人口急診就診需求是 20,313 人次，高於全國平均的 17,903 人次，住院與門診需求量也高於全國平均。

有人覺得雲林「又老又窮」，沒什麼發展性，但去到雲林半年後，馬惠明說：「雲林擁有發展遠距醫療的天時、地利、人和。」

擁有美國霍普金斯大學醫療政策與管理哲學博士學位的馬惠明分析，雲林縣沒有山地和海洋的天然隔閡，而且醫院分布都是病患在 30 分鐘內就可以到達的距離，這是地利之便。

資通訊科技與 5G 技術近年來突飛猛進，而且遠距醫療相關法規陸續鬆綁，雲林縣全境為醫療資源不足地區，也因此有許多額外寬鬆的措施，這是天時。

至於人和，放眼台灣西部縣市，唯有雲林縣轄內的醫院是「一大 N 小」，臺大雲林分院深耕地方是一大，並且與其他醫院關係良好，地方政府全力支援。

在這個目標下，雲林分院於 2017 年 4 月成立「遠距醫療中心」，邀集院內相關部門人員，從臨床應用、醫療資訊、研究發展與法律研析四個面向共同推動。

▌正面迎擊，落實三大目標

反向思考帶了正面力量，馬惠明訂下三個目標：流程創新、成為標竿，以及希望打造雲林成為遠距醫療的示範縣。

「安心雲林 e 院聯防」的想法就這樣誕生了，馬惠明抱著筆記型電

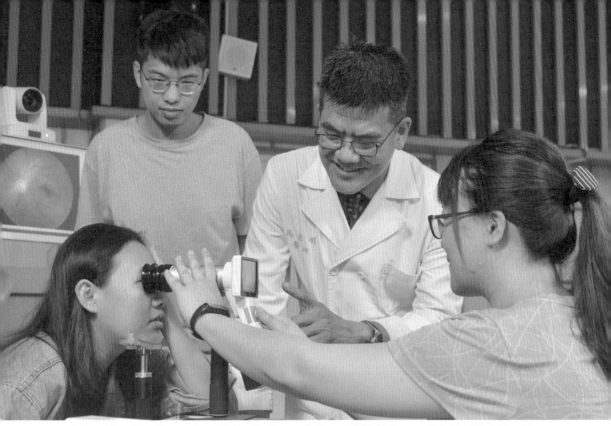

臺大雲林分院副院長馬惠明（右二）表示，「會眼是英雄計畫」是全台首創結合基層診所、區域醫院、醫學中心的急診看診模式與醫療網絡。

腦向衛福部官員報告，並獲得衛福部計畫支持。

打響第一炮的，是「斗六雙星區域聯防」，建立起臺大雲林分院與成大醫院斗六分院的整形外科與神經外科人力資源大水庫，透過聯合排班與遠距醫療，完成急重症資源共享。

這是急重症醫師出身的馬惠明最想完成的一件事，在台北無法達成，而在雲林落實了，並且獲得 2021 年「台灣永續發展目標行動獎」金獎。

接著推出的「智慧遠距傷口照護計畫」，則是來自院內醫師提出的

需求。

「馬副，我的病人來不了醫院，如果沒有定期清創，這些傷口永遠好不了！」雲林分院整外醫師張惠琇苦惱著，她照顧許多年長患者的傷口，傷口要定期清創才能痊癒，偏偏這些患者行動不便，就醫困難。

解決的方法，是透過「智慧遠距傷口照護」，由傷口專科護理師定期訪視患者，張惠琇結合智慧傷口判斷與遠距醫療指導清創，讓就醫困難的機構住民身上複雜的壓傷傷口，不必頻繁進醫院就診也能痊癒。

馬惠明形容，以前醫院是「守株待兔」，病人一個月來一次，有時候可能因為就醫困難而不出現，透過資通訊科技，現在可以每週去巡迴，醫師在診間透過視訊指導清創，傷口可以逐漸癒合。

▍案例一：高危新生兒外接監測

雲林分院登高一呼，開啟了急重症、傷口照護的遠距醫療成功模式，其他基層診所也提出呼救，婦產科診所的高危新生兒外接，就是其中一個例子。

馬惠明指出，有些婦產科診所若接生到只有七、八百公克的新生兒，需要外接到大醫院才能有設備急救，以往等待高級救援的時間就要花上 30 分鐘至 45 分鐘——雲林分院新生兒小組準備出發所花的時間及去程要 40 分鐘到 1 小時，抵達診所進行高級救護後，回程 30 分鐘，再從急診室至加護病房約 5 分鐘至 20 分鐘。

「出發了沒？出發了沒？」馬惠明轉述同事婦幼醫學中心副主任蔡政憲向他反映，婦產科診所遇到高危新生兒總是心急如焚，因為狀況瞬

息萬變，大家都很焦慮，診所一直來電詢問。

　　馬惠明看到，這就是一個缺口。

　　解決缺口的第一步，先從提供基層診所急救訓練與器材做起。

　　偏遠醫療的請求端不能只會「打電話」，也要會自救，由臺大醫師替這些婦產科診所醫護人員上新生兒高級急救救命術（NRP）課程。

　　第二步，就是遠距醫療上場。

　　雲林分院提供婦產科診所一些連網的生理監視器，將新生兒的生理數據同步傳給外接醫師的平板電腦與醫院端。雲林分院的外接團隊醫師，就可以同步監控，並且即時指導如何急救或處理，而在醫院等待的團隊，也可以預先做好準備。

▌案例二：偏鄉兒童心臟篩檢

　　遠距醫療解決了因資源少、距離遠造成的就醫困難，但，問題實在太多。

　　數據顯示，台北市每位醫師服務兒童人數是 682 位，新竹市是 952 位，來到雲林則高達 1,721 位，嘉義縣高達 2,121 位；尤其，小兒心臟科醫師少之又少，雲林縣內的小兒心臟科醫師僅有 3 位——在都會區，醫師會到學校檢查兒童心音、篩檢心臟健康與否，然而在偏鄉，就成為了「不可能的任務」。

　　這原本是偏鄉兒童的宿命，偏偏雲林分院的兒科醫師堅持不肯向現實低頭。

　　「馬副，您是做遠距醫療的，可不可以想想辦法？」剛到雲林分院

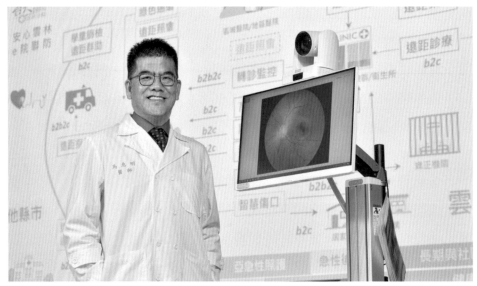

臺大雲林分院副院長馬惠明希望以創新服務模式，消弭雲林在地的醫療問題。

服務的小兒心臟科主治醫師林杏佳向馬惠明求援。

「正好，有人向我介紹『電子聽診器』，」馬惠明提出偏鄉兒童心臟篩檢的想法，雙方一拍即合。

做法是透過學校護理人員或其他技術人員等替代人力，以資通訊、藍牙及連網平板，在學校協助用遠距傳輸方式將數位心音與十二導程心電圖上傳到雲端；在網路的另一端，則是召集許多小兒心臟科醫師協作，在雲端平台判讀。醫師無法普及下鄉看診的問題，就這樣解決了。

「這是一件非常酷的事情，不僅有十二導程的心電圖，也錄下所有心音，我們蒐集到的數據比台北還要詳細，遠端的醫師可以透過雲端仔細聽清楚，」馬惠明難掩興奮。

不過，創新模式並未馬上獲得認同。

馬惠明團隊在學校舉辦說明會時，有些學校人員面面相覷且不置可否，有些則因為這麼做會增加校護工作而不看好……

好在，有人聽聞之後，感覺如獲至寶。一位曾在台北榮總服務的校護，他告訴其他學校：「你們不要的話，我要替自己學校爭取。」

遠距偏鄉兒童心臟篩檢群助計畫從此展開，計畫包括一所國小、一所國中與一所高中，篩檢了 1,004 位學童，發現 62 位有心臟問題，其中八成之前並未診斷過，4 位是兒科常見的心律不整（WPW）症候群，其中有 2 位後續接受心導管電燒治療。

篩檢結果於 2019 年年底正式對外公布，獲得衛福部部長陳時中的讚許，並且獲得 2021 年「國家創新獎：創新醫護服務類」肯定。

可是，「只有這樣還不夠，」馬惠明並未就此止步，他堅定的說：「下一步是希望利用 AI 判讀，或許以後還可以將這套系統送給其他醫療資源更貧乏的國家。」

▌ 首創 24 小時遠距眼科急診照會

遠距可以看傷口、聽心音，全台灣最缺的就是急診的眼科醫師，是不是也可以透過遠距看眼科？

老年人口占比居全台前兩位的嘉義和雲林，眼科看診需求大，但晚上或假日都沒有眼科醫師，如果有急重症就要遠赴彰化基督教醫院等大型醫院掛急診，馬惠明接下來要挑戰的是眼科遠距急診。

遠距眼科照會不是新鮮事，台東和離島都已經有遠距眼科門診，

但馬惠明團隊推出的「會眼是英雄」是遠距急診，要挑戰的是如何能二十四小時如常運作。

「『會眼是英雄計畫』是全台第一個結合基層診所、區域醫院、醫學中心的急診看診模式與醫療網絡，服務人數雖然還不多，試辦兩個月以來有 14 位病患，但這是一個重大的突破，」馬惠明指出。

例如，眼科急診照會需要測量和操作很多儀器，還要將病歷連結回照會單，和必要時透過視訊問診。

對此，臺大雲林分院的做法是由眼科技術員或專科護理師操作眼底鏡，記錄眼底照片與眼部外觀、測量視力與眼壓，透過病例系統發出照會，再由輪值的彰基或台全診所的眼科醫師，利用視訊觀察病人眼底外觀進行遠距問診。

又譬如，跨院際、數十位成員，如何協同運作？

遠距眼科急診照會動員的人力，涵蓋雲林分院急診部 20 至 30 位主治醫師、10 至 15 位專科護理師，以及 5 位全台基層診所眼科醫師、將近 20 位彰基眼科醫師，為數眾多的醫護人員都必須能夠在系統中流暢、即時地運作，「這項一開始被認為是『天方夜譚』的任務，最後在團隊努力下，真的完成了，」馬惠明克服萬難推出急重症資源整合與區域聯防的最新拼圖。

然而，城鄉落差帶來數位落差，遠距醫療的推動並非總是一帆風順。針對高危病人出院的「物聯網智慧居家監測智慧個案管理」就遇到了困難，例如，長者不會自己居家量測生理數據並傳回雲端，計畫初始前，14 位案例中只有 2 例成功回傳。

只是，做好準備還是必要的。在新冠肺炎疫情期間，馬惠明意識到

院外病患監測的需求，與科技部合作，將居家監測管理系統打造成為低血氧與症狀監測的居家照護包。當 2021 年 5 月中旬，新冠肺炎本土疫情大爆發，全國升三級之際，這些設備在當天就轉給衛生福利部供給北部輕症或無症狀者進行居家監測之用，「這真的是超前部署，」馬惠明表示。

從同理心出發，消弭醫療不平等

世界衛生組織設定 2030 年達到「醫療平權」的目標，但許多發展中國家難以達到，甚至身處醫療發達的台灣也未必可以達標。

面對偏鄉長久以來的醫療不均，難道只能雙手一攤，束手無策？

「需要是發明之母，科技要解決人的問題，」馬惠明認為，自己在醫療系統扮演的是類似「設計師」或「編劇」的角色，「我希望做到從同理心出發，分析對合作各方的好處，讓合作夥伴知道臺大醫院不是要吃掉他們，而是要做基層醫療的後盾，創造一個制度或系統，解決偏鄉醫療面臨的資源缺乏與就醫困難等挑戰，同時也能落實分級醫療。」

這幾年下來，從一開始的急重症區域聯防、傷口照護，眼科、再到長照的遠距診療等，馬惠明希望打造「雲林遠距醫療生態系」。

「既然雲林的交通不若城市四通八達，那就利用資通訊科技與遠距智慧醫療，以網路取代馬路，解決雲林在地面臨的醫療問題，以創新的服務模式消弭醫療不平等，」他滿懷期待的說。　　　　（文／林惠君）

05

遠離肝苦，
找回彩色人生

　　雲林縣是 B 型與 C 型肝炎（ B 肝、C 肝）、肝硬化、肝癌高盛行地區，肝癌死亡率曾是全國排名第一。

　　之所以如此，必須把時間拉回三、四十年前。

　　在雲嘉南偏遠地區，因醫療資源匱乏，許多當地民眾若身體不適，只能求助不具合格醫事人員執照的密醫；更麻煩的是，密醫診治時，重複使用針頭的情況嚴重，導致社區型 C 肝人數攀升。

C 肝多，惡化成肝癌也多

　　歲月荏苒，早年因為不當診療感染 C 肝的民眾，如今已是至少五、六十歲的中老年人。然而，密醫行為逐漸絕跡，C 肝人口卻沒有降低多

少，除了近十多年來新增了一批因共用針頭注射毒品而感染的年輕族群，主要的 C 肝人口仍是中老年人的舊案。

至於雲林縣，C 肝盛行率有多高？

國內 40 歲以上民眾 C 肝盛行率較高，雲林縣衛生局也彙整縣內各大醫院資料庫、國健署等資料顯示，當地 40 歲以上成人 C 肝盛行率為 15.4％。若以全齡層人口來看，依據臺大雲林分院副院長陳健弘等人的研究顯示，雲林縣 C 肝盛行率為 8.3％，高於全國平均的 4.4％。

C 肝的盛行，會產生哪些影響？

肝炎如果沒有治療好，可能進一步惡化為癌症。所謂「肝是沉默的器官」，初期癌細胞病變不易被發現，等到出現症狀時，多半已經是末期，也因此肝癌長期盤踞台灣十大死因前三名，每年約有八千多人死於肝癌。至於肝癌的成因，包括：肝炎、肝硬化、脂肪肝、喝酒等，而在雲林，臨床資料顯示，當地多數肝癌的成因，來自 C 型肝炎引起的肝硬化，最後導致肝癌。

雲林分院胃腸肝膽科主治醫師吳立偉也從患者身上，看見類似的狀況──以往他在北部醫院治療肝癌，患者人數每年約 100 至 120 例，但雲林人口不到 70 萬，他在雲林分院治療的肝癌患者，一年便超過 200 例，且臨床上發現，肝癌患者中約有六、七成是因為 C 型肝炎造成。

▌推動 C 肝外展門診

對肝炎或肝癌來說，早期發現、早期治療是最好的對策，雲林分院從 2006 年成立肝膽醫學中心以來，至今已有十場以上的大規模篩檢，

每次篩檢人數超過千人；同時，還定期在院內舉辦衛教講座與病友會，並且追蹤患者後續治療與回診等狀況。

這段努力，成效逐漸展現。根據雲林分院肝膽醫學中心統計，至2021年年底，已有肝癌治療840人、B型與C型肝炎治療追蹤人數共有5,862人列入個案。

「為了消除C型肝炎，我們主動出擊，病人不動醫師動，克服偏鄉交通不便的問題，」陳健弘提出C肝外展門診計畫。不過，因為做法太過創新，一開始健保署稍有疑慮，幾經溝通才終於同意。

隨後，肝膽醫學中心在當地衛生所協助下，自2018年開始，在元長鄉與大埤鄉成立C肝治療的外展門診，分別維持一到兩年時間，「這項制度後來還被健保署拿來做為推展的典範，」陳健弘自豪的說。

除了照顧一般民眾，雲林分院肝膽醫學中心還前進雲林監獄。

「雲林監獄有許多受刑人因共用針頭注射毒品而感染C肝，雲監希望借助醫療進駐予以治療，」陳健弘指出，「這是國內第一個到監獄做全面C肝篩檢的計畫，當時篩檢出陽性並經過治療的患者，後來都痊癒了，幾乎根除監獄內的C肝問題，成為國家消除C肝辦公室根除監獄內C肝計畫的典範。」

接軌國際引進肝炎治療藥物

「定期服用藥物，是治療肝炎最直接的方式，」臺大雲林分院肝膽醫學中心主任方佑仁指出，為了對抗有抗藥性的B型肝炎以及更好的控制病毒，院方與國際接軌，陸續引進治療B型肝炎的藥物，

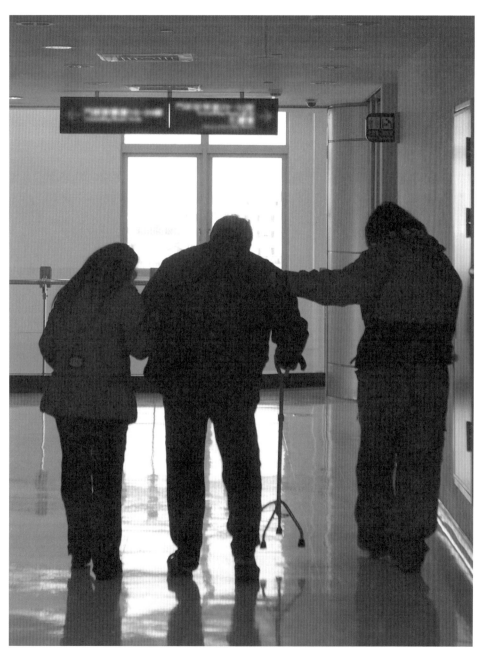

雲林縣的 C 型肝炎盛行率較高，連帶演變成肝癌的機率也較大。

包括：貝樂克（Entecavir）、惠立妥（Tenofovir）、韋立得（tenofovir alafenamide）。

在 C 型肝炎方面，包括：長效干擾素與 2017 年後健保給付的直接作用抗病毒藥品（direct-acting antiviral agents, DAA），「肝膽醫學中心都在第一時間引進並大規模治療，」方佑仁提到，雲林分院統計顯示，自 2005 年至 2017 年為止，以長效干擾素治療 C 肝已達 1,842 病患，治癒成功率達 73％，「這可以說是世界級的水準。」

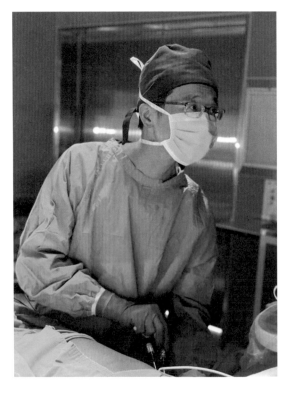

臺大雲林分院胃腸肝膽科主治醫師吳立偉，引進「多針雙電極電燒微創治療」技術來治療大腫瘤。

至於 2017 年之後，則主要是以 DAA 藥物治療 C 肝，「到 2021 年年底已達 2,302 位，治癒成功率達 98％以上，」方佑仁說。

獨步全台的治療

肝癌治療分成「根除性治療」跟「姑息性治療」兩大類，如果患者可以接受根除性治療，包括：外科手術切除、腫瘤局部治療，以及肝臟移殖，存活機率較高，但大多數肝癌病患常合併有肝硬化與肝功能不佳，或是病患年紀較大及有其他共病，且肝臟移植來源有限，能夠採取根除性治療的患者並不多。

至於腫瘤局部治療，這是目前台灣肝癌治療的主要做法，但「主要針對小於 3 公分、沒有侵犯到血管的腫瘤；大於 3 公分以上的肝腫瘤，若無法接受外科手術或肝臟移植，大多只接受栓塞治療，缺點是日後復發的風險極大，」吳立偉說。

自 2008 年 8 月起，雲林分院肝膽醫學中心引進毋須開刀便可治療肝癌的技術「射頻燒灼除癌治療」（又稱單針單電極電燒治療），每年治癒超過 100 例（含新增及復發者）的肝癌病患，但仍以小腫瘤為主，中大型腫瘤的治療仍舊只能等待醫療技術的突破。

還好，吳立偉在 2011 年從法國進修返台，帶回「多針雙電極電燒微創治療」技術，不必透過外科手術就能根除中大型或困難開刀位置的腫瘤，十多年來累計治療約 1,500 例，雲林分院也在 2019 年引進。

「多針雙電極電燒微創治療一次最多可以置放 6 支治療針，可以在單次燒灼中創造出 8 公分的治療範圍，針對大於 3 公分的中大型腫瘤有

極佳的根除性治療效果，」吳立偉說。

此外，「小於 4 公分的腫瘤，治療針可以完全不接觸腫瘤的方式，置放在腫瘤外圍，進行類似外科手術的『包圍式燒灼治療』，降低因穿刺腫瘤導致擴散的風險，增加治療成功的機會；至於靠近肝內重要血管，甚至已有血管侵犯的肝癌，也有部分病患可以進行根除性燒灼，增加存活的機會，」他補充指出。

目前台灣還沒有其他醫師可以用多針雙電極電燒治療大腫瘤，這也成為雲林分院肝膽醫學中心的最大特色。

改寫「肝苦人」的命運

吳立偉是在 2020 年加入臺大雲林分院，半年內就完成 6 例 5 公分以上的大型腫瘤多針電燒治療，至 2022 年 3 月更是已透過這項技術，微創治療超過 500 例腫瘤，其中大於 4 公分以上的腫瘤共 40 例。

「曾經有位肝癌患者，令我印象深刻，」他回憶，那位患者曾以傳統外科手術切除腫瘤，近年肝癌復發，「但他多了一項治療的選擇，而且相較於先前肚皮上留下的長長一道縫合痕跡，這次患者身上只留下幾個微小的針痕，兩者形成強烈對比。」

傷口大小的反差之外，「現在，我們的治療環境及技術已經可以媲美國際水準，在開刀房中全身麻醉，完全解決病患術中疼痛問題，增加醫師完成治療的機會，」吳立偉說。

雲林分院肝膽醫學中心靠著總院的人才、技術支援，慢慢累積總院訓練出來的人才留任，目前團隊成員，包括：陳健弘、方佑仁、吳立偉

等 13 位內科部醫師、2 位外科部醫師，以及 3 位衛教師。

從早年肝癌標準化死亡率高居全國首位到 2020 年雲林縣的排名下降至第六名，除了政府重視肝病問題積極防治外，雲林分院也扮演重要角色。

「雖然醫院無法直接看到患者以往就診地區的紀錄，但我的門診遇到一些患者，以往都是到彰化、台中或嘉義看診，現在他們認為『留在雲林就好了』，還有的是重症來徵詢第二醫療意見，愈來愈多鄉親選擇在地醫療，我認為是好現象，」陳健弘深感欣慰的說。

看見這些變化，感性的吳立偉引用詩人陳黎的文字指出：「島嶼邊緣，也可以是世界的中心。」現在，雲林人不用離鄉背井，就能夠享受高水準的醫療服務，甚至其他地方的病患也會到雲林接受治療，「我把最好的技術帶回台灣了，治療台灣人，治療家鄉的病人，」他充滿自信的說。
（文／林惠君）

06

讓不孕家庭一圓求子夢

時間，是中午十一點半。

經過三天三夜的催生、等待、陣痛和剖腹⋯⋯，因為雙側巧克力囊腫，胚胎等級欠佳，不易受孕的張小姐，在臺大醫院雲林分院平安產下健康寶寶睿睿（化名），實現當媽媽的夢想。

「睿睿是臺大雲林分院生殖醫學團隊 2021 年迎接的最後一個獅子座寶寶，」雲林分院胚胎師（生殖技術員）李佳瑾一邊笑著說起睿睿，一邊在一張已經有好多不同顏色蠟燭的誕生卡片上，為一支正中央藍色蠟燭點上燭火。

這裡就是雲林分院生殖醫學團隊辦公室裡最吸睛的角落——寶寶布告欄。

寶寶布告欄中央，就是誕生卡片。每當有一個嬰兒出生，李佳瑾就

會依序為一支蠟燭點上燭火、寫上他（她）的名字，象徵一個新生命的來臨。生日卡片周圍，則貼滿了寶寶們滿月時，爸爸、媽媽送到醫院、喜氣洋洋的照片。

2022 年年中，卡片上有 93 支蠟燭，代表雲林分院生殖醫學團隊已經成功以人工生殖方式，孕育出 93 個新生兒。

消失在雲林的生殖醫學

根據衛福部《108 年人工生殖施行結果分析報告》統計，全台不孕症比率約為 10%～ 15%，每七對夫妻就有一對不孕。

生殖醫學改變了「不孕」的宿命。

經過體外人工取精卵、受精、胚胎再植回母體等層層關卡考驗而誕生的試管嬰兒，讓不孕症患者有了當爸爸、媽媽的機會。而隨著人工生殖技術的成熟及觀念改變，台灣接受人工生殖治療的不孕症患者，近十年激增了四倍；目前，全台每年一百個新生兒中，就有五到六個是試管寶寶。

這樣的趨勢帶動生殖醫學成為婦產科顯學。生殖醫學中心、生殖醫學診所從北到南，如雨後春筍般相繼成立。

除了雲林以外。

始終被認為「老年人居多」、「青壯年人口外移嚴重」的雲林，從 1985 年台灣誕生第一個試管嬰兒，到 2018 年臺大雲林分院成立生殖醫學團隊之前，在這張「台灣生殖醫學地圖」上，一直「掛零」，一個團隊、一間診所都沒有。

▌生命是比金錢更重要的事

長久以來，雲林不孕症患者如果想做試管嬰兒，必須北上到彰化、台中，或是南下到台南。

「我們以為雲林老年人口多，對生殖醫學的需求比較低，其實不然，」專長為人工生殖的臺大醫院婦產部主治醫師楊博凱，曾經也是雲林分院的主治醫師，而依據他的觀察，「雲林適合生育年齡的人口和其他城鎮並無不同。」只不過，他們因為要照顧長輩、幫忙家裡的勞務工作，或是另一半在外縣市工作必須分隔兩地等因素，耽誤了進行人工生殖的時機。

他解釋，人工生殖療程必須密集追蹤，「通常一個試管嬰兒療程，病人平均每兩天就要跑一次醫院，這在交通便捷的都會區不成問題，但是在雲林，不孕症患者如果得花至少半天時間來回台中、彰化，需要花費的時間成本太高。」

想做人工生殖，卻囿於生活現實無法實現，成為雲林不孕症患者的最大挑戰。而對臺大雲林分院來說來說，設法解決這樣的問題，成為他們不可推卸的責任。

承擔使命的重擔，首先落在楊博凱身上。2016 年，他在臺大總院完成住院醫師訓練後，便南下雲林分院，以一年時間建置實驗室、完成衛福部評鑑認證，在 2018 年 6 月底正式啟動雲林分院醫學中心的生殖醫學團隊。

雲林醫療資源不足的問題，也反映在生殖醫學團隊的建立。楊博凱坦言，建置過程最大的挑戰就是：「人才從哪裡來？」

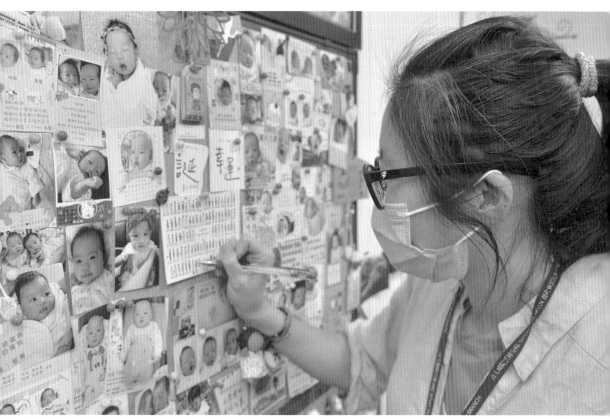

每當有嬰兒出生，臺大雲林分院胚胎師李佳瑾就會在「寶寶布告欄」畫上一支蠟燭，點燭火、寫上寶寶名字，象徵新生命的來臨。

　　一個合乎衛福部評鑑的生殖醫學團隊，除了要有生殖內分泌次專科醫師，還必須要有具備衛福部國健署人工生殖技術員資格的胚胎師、具備人工生殖諮詢員資格的諮詢師。

　　「當私人生殖診所愈開愈多，對有資格的胚胎師人力需求也高，經常開出一個月 8 萬元到 15 萬元的薪水，」楊博凱嘆了一口氣，說：「要

怎麼讓人才願意加入我們？或是好不容易訓練好的人才，願意留在薪資只有一半的雲林？這才是雲林要發展生殖醫學和人工生殖，必須面對的現實考驗。」

還好，他遇上幾位有「傻勁」的人加入，成為日後的好夥伴，也為生殖醫學團隊奠定基礎。

在台北工作十多年的醫事檢驗師李佳瑾，就是憑著一股傻氣，離開熟悉的工作領域，成為少數願意投入雲林分院生殖醫學團隊的胚胎師。

「人生總是有比金錢更重要的事，那就是生命，」李佳瑾不諱言，和私人人工生殖診所相比，雲林分院在薪資的誘因確實很低，但是，「到了這裡，你才會看到這個地方的需求。這裡很多家庭主要收入是靠

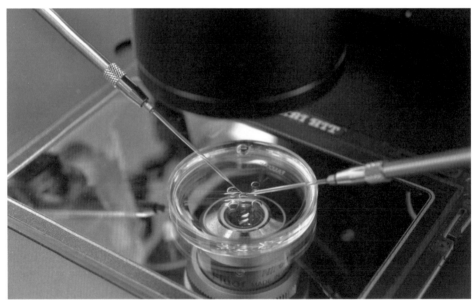

臺大雲林分院生殖暨不孕症中心希望以高水準的生殖醫學技術，幫助更多準父母迎來期待中的健康寶寶。

天吃飯的農業、漁業、畜牧業，也有許多需要三輪班的六輕科技作業員，還有列車長、殯葬業和夜市工作者等。我們諦聽每個家庭的需求，在生殖專業領域中搭配出客製化的貼心醫療服務，照顧在各個領域認真付出、生活的雲林人，讓他們的生子夢想能在距離相對較近，療程費用相對友善，又有縣政府大力支持補助的臺大雲林分院得到滿足。這會讓我覺得放棄高薪很值得。」

為了留住人格特質類似、理念相同的胚胎師、諮詢員，雲林分院院長黃瑞仁、婦幼醫學中心主任徐明洸大刀闊斧調整團隊薪資，也量身訂做業績績效制度，讓這個「小而美」的團隊步上正軌。

協助不同療程需求患者實現夢想

有了人力，生殖醫學團隊還得面對另一個挑戰：如何吸引患者到雲林分院做不孕症治療？

「比起私人生殖中心一個療程動輒 20 萬元的費用，雲林分院試管嬰兒療程費用幾乎都在 15 萬元以下，但終究還是一筆可觀的費用，」楊博凱說：「好不容易存了錢，找有名氣、成功件數多的診所做不孕症治療，也是人之常情。」

經過楊博凱的努力，生殖醫學團隊很快迎來第一位不孕症患者。

她是雲林分院婦產部的護理師，患者的第一胎是四年前在外院生殖中心成功懷孕的試管嬰兒，她對院方有信心，第二胎決定在雲林分院接受治療。2018 年 9 月首次進行療程就成功受孕，隔年 5 月順利產下 2,800 公克的健康男嬰小彩虹。

當時，雲林分院特地幫這位試管寶寶辦了一場滿月慶祝會，黃瑞仁開心宣布：「從現在開始，雲林分院將成為雲嘉地區不孕症患者的『助生娘娘』。」

這個成功案例，吸引許多雲林、南投與嘉義，甚至台中、彰化和台南的不孕症患者到臺大雲林分院求診。隨著每日踏實的累積，更多成功案例們在職場和生活周遭的分享，臺大雲林分院生殖醫學團隊，因為能針對不同需求及花費考量的不孕症患者，提供適合的療程來實現生兒育女夢想，逐漸打開「溫暖務實」的口碑。

曾經有對先生是教職、單薪家庭的不孕症夫妻，幾乎花了所有積蓄，在南部各大生殖中心做過十多次人工受精與試管嬰兒，但沒有成功，便抱著最後一絲希望到雲林分院接受治療。

「楊醫師讓這對小夫妻使用適合的口服排卵藥，取出 5 顆卵子，並經過體外培養成功，發育成 3 顆囊胚；植入後，再使用安全性高、效果很好的油針，做為黃體支持藥物，一直到順利懷孕，整個花費不超過 10 萬元就成功了。產下的寶寶安安，現在快 2 歲了，」當時身兼胚胎師和諮詢師，一路陪伴這對夫妻的李佳瑾直言：「過高的花費，不應該是不孕症患者實現求子夢想的阻礙。身為雲林地區唯一能夠幫忙不孕症患者的生殖醫學團隊，我們身負重任。」

▍陪伴走一段希望的路

另一次，一對結婚超過十年仍膝下無子的夫妻，由於妻子卵巢功能不佳，在外院看完生殖諮詢門診後覺得沮喪，幾乎快要放棄治療。來到

臺大雲林分院，在生殖團隊的鼓勵下，取了 2 顆卵，植入 1 顆胚胎，而準媽媽驗孕前一天還碰到工作時大出血的狀況，驚慌失措的在深夜十一點哭著打電話給李佳瑾。

「我請她不要失望，趕快回家把所有的黃體補充全部用上，然後到最近的、有針劑的那家醫院掛急診，」李佳瑾透露，還好即時就醫、施打黃體油針穩定子宮狀況，九個月後，生殖醫學團隊和這對夫妻一起迎來一位活潑漂亮的女寶寶。

李佳瑾的電話從來不關機，臺大雲林分院的生殖醫學團隊 365 天二十四小時回應患者的各種求援，照顧身體也照護心靈，服務是力求全方位的終身保固。

除了不孕症門診、人工受精及試管嬰兒、賀爾蒙失調、子宮鏡手術、濾泡超音波、輸卵管手術等，生殖暨不孕症中心也協助在生育年齡期間，還沒有做好生育準備或是遭遇重大疾病的男性、女性保存生殖細胞，也就是俗稱的「凍卵、凍精」，守護雲林育齡男女的身體自主權。

隨著團隊與技術發展愈臻成熟，雲林分院生殖暨不孕症中心開始編織一個更大的願景——以胚胎切片及早診斷、篩檢不正常基因與染色體或家族性遺傳疾病。「我們希望可以幫助準爸媽們，確保迎來的每個新生兒都是期待中的健康寶寶，」李佳瑾期許，未來可以讓雲林當地不孕症患者享受和都會區同等的生殖醫學水準，打破生殖醫學的城鄉差距。

（文／朱乙真）

07

首開
雲林視網膜專科先河

　　「醫生，我看到你了！你比想像的還年輕！謝謝、謝謝……」揭開紗布的那一刻，病患吳阿姨語氣激動的頻頻說感謝。

　　務農維生的吳阿姨才剛車禍骨折手術，住院中卻意外發現乳癌，緊接著一連串開刀與化療，原本控制不錯的血糖，在化療期間急速飆升；等化療告一段落，才發現，自己居然看不見，眼前一片黑暗，對兒子哭喊「開刀也不一定看得到，乾脆死了吧！」

　　看不見如何務農？生活如何維繫？會不會變成家人的負擔……，一時之間，太多情緒衝擊著吳阿姨。

　　還好，她沒有放棄治療。

　　臺大雲林分院眼科部主任王律鈞為吳阿姨檢查，發現她是增殖性糖尿病視網膜病變合併血管新生性青光眼，在王律鈞及醫療團隊努力下，

歷經一連串雷射及手術療程，終於讓吳阿姨重見光明；出院前，醫院社工也伸出援手，幫助清寒的吳阿姨支付醫藥費用。

這樣戲劇性的轉變，而且是喜劇收場，老雲林人恐怕很難想像。

▌從荒漠到視網膜醫學中心

2007 年之前，臺大雲林分院、乃至全雲林縣眼科，都沒有視網膜專科，病人有相關眼疾都必須遠求；十年後，2017 年，「 亞太視網膜醫學會 」邀請雲林分院發表手術影片，是台灣醫界唯一代表。

是什麼改變了雲林？

「 雲林分院一直沒有視網膜專科，你要不要到那裡幫忙？」因為師長一句話，剛完成臺大醫院眼科及次專科訓練的王律鈞決定到雲林分院服務，一待就是十五年。

「 在雲林服務最值得一提的事，就是成立視網膜專科，」王律鈞在 2007 年 7 月加入雲林分院，他回憶，「 當時全雲林沒有視網膜專科，主要是視網膜手術需要昂貴的儀器、完整的團隊，且手術技巧精細，非醫學中心的醫院想發展這個次專科困難重重，更遑論人力資源都缺乏的雲林縣。」

正因為如此，他的起步，可以說是在一片荒漠中開始。

「 一切都要感謝當時的黃世傑院長和黃瑞仁副院長（ 現任院長 ）無條件全力支持，砸重金陸續添購設備，而且不斷更新升級，完全比照一流醫學中心的規格，讓眼科成長茁壯，」王律鈞心懷感恩，「 對於剛升任主治醫師的年輕人而言，這樣的支持非常難得，院方必須承擔人員

的不夠努力或是提前離職的風險，那樣投資的儀器很可能就會『打水漂』了。」

所幸，這十幾年來，王律鈞之外，又加入了另一位視網膜專科醫師李毅安，透過兩人共同努力，雲林分院逐漸成長為雲嘉地區名列前茅的視網膜醫學中心。

精進技術，建立團隊

專科設立了，但治療不是醫師一個人的事，術前、術中、術後都需要有相關醫療照護等人力，這是一整個團隊的事。

「團隊建立不易，是雲林始終缺乏視網膜專科的另一個原因。雲林不像六都，包括驗光師、專精眼科的護理師都非常難尋，只能從頭開始訓練，」王律鈞說。

好不容易找到人，技術跟得上嗎？

「過去二十年是視網膜專科爆炸性發展的日子，每年都有新的藥物、療法、設備跟手術技巧出現，不即時跟上就只能等著被淘汰，也無法提供病友最好的治療，」王律鈞指出，「雲林不像都會區的醫院方便參加各種研討會，還好有總院的師長隨時提供諮詢，有新的手術技巧也不藏私傾囊相授，帶著大家成長。」

歲月累積，臺大雲林分院視網膜專科發展逐漸看見成果。

2008 年，雲林分院視網膜專科建立後，迎來了第一台視網膜手術，也是全雲林醫療史上的第一台視網膜手術，之後漸漸累積，「一個月從個位數的手術量、只能做較單純的手術，到現在每個月幾十台視網膜手

術、並且可以執行最高難度的複雜手術、甚至有其他醫學中心轉過來的病人，這是對我們很大的肯定，」王律鈞說。

「現在，我們的視網膜醫療服務，比起國際一流醫院和國內醫學中心也毫不遜色，鄉親不必再舟車勞頓赴外縣市求醫，可以在地治療，」王律鈞自豪的說。

▌雲林，真的可能

「雲林，怎麼可能！」聽到臺大雲林分院視網膜科能完成高難度的複雜手術，北部一位眼科大老先是感到震驚，接著讚賞不已。

王律鈞剛到雲林沒多久，就接到一位高度近視合併青光眼跟視網膜剝離的病人，當時因為視網膜手術的業務才剛開始一段時間，很多人並不知道臺大雲林分院有執行這種手術的能力，但是院方在接到病人當天的晚上，就緊急手術進行網膜復位，術後視力非常好，維持 1.0 且幾乎不受影響。

後來，這個病人在外地洽公時，臨時眼睛不適，在幾個北部的眼科診所和醫院就診，結果是病毒感染造成的結膜炎，當時有一位北部的視網膜名醫檢查病人眼底，問道：「你這個網膜剝離在哪裡開的？貼合得很漂亮。」病人跟那位醫師說是在雲林分院，那位醫師一口咬定說不可能：「雲林怎麼可能有醫師能執行這樣的高難度手術？」

病人跟那位醫師報了王律鈞的名字，說是臺大剛訓練完派到雲林的年輕醫師。有名有姓，應該錯不了，那位大老才頻頻點頭說：「英雄出少年、高手在民間。」

聽到這樣的評論，病人覺得很開心、很幸運，回到雲林後不只寫了大紅榜感謝雲林分院眼科團隊，還到處宣傳，當時許多來自外縣市的病人都是他介紹去的。

謝謝你們一直在這裡

　　在王律鈞與整個視網膜專科團隊的努力下，化「不可能」為「可能」。從無到有的歷程是不是很辛苦？王律鈞說：「只要病人一個肯定，就可以生出更多動力。」

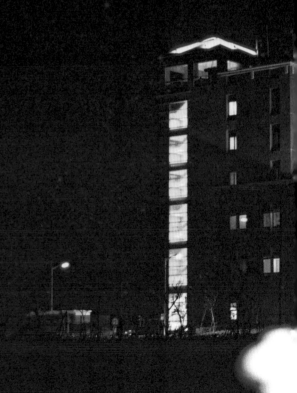

有些老病人跟他說：「謝謝你們一直待在這裡！」以前要跑到外縣市甚至台北才能處理的眼疾，現在可以就近解決，「這種被安心交付的成就感，不是任何金錢可以衡量，」他欣慰的說。

還有病人跟王律鈞說：「如果你去台北服務，我就要搭高鐵去台北看診！」這是一個受遺傳性疾病「斯蒂克勒症候群」（Stickler Syndrome）所苦的家庭，爸爸跟一對未滿十歲的子女陸續視網膜剝離。

兒童視網膜剝離很難處理，王律鈞原本推薦北部專精於小兒視網膜科的醫師給這位爸爸，但因為爸爸是他的老病人，兩眼開刀後視力維持不錯，因此小朋友網膜剝離時，這位爸爸還是很堅持要把小朋友交給他

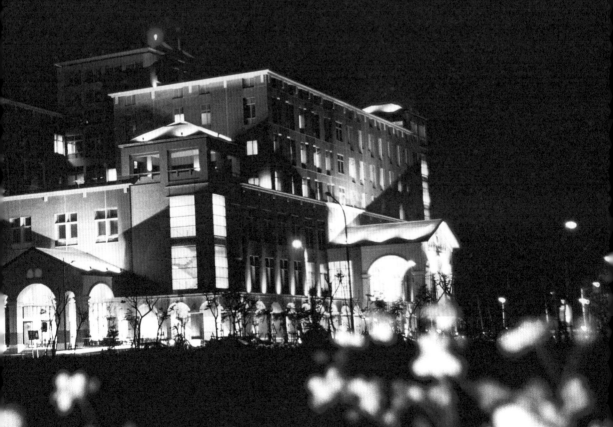

醫治。頂著天大的壓力，歷經數小時顯微手術，幸好小朋友們術後都恢復良好。就這樣，一家子都跟定了「王醫師」。

為能幫患者挽回視力而感恩

很多眼科病人是家庭經濟的重要支柱，成功挽救視力代表的不只是救了病人本身，也等於幫助他的家庭免除可能隨之而來的經濟危機，「我為自己有能力幫助這些人覺得感恩，」王律鈞說。

或許也正是因為如此，這些年來，因為 3C 產品重度使用者變多、加上人口老化等因素，視網膜剝離等眼疾人口遽增，視網膜專科儼然成為當紅炸子雞，不論私人醫院或各大醫學中心都缺人。

王律鈞說，當然有其他醫院挖角，開出兩倍以上的待遇，難免心動；也有人勸他，練就了一身精湛的手術技巧，如果到大都市的醫學中心，可以名利雙收……，但在這樣的時候，他總會想起黃瑞仁曾經說過的話：「大都市不缺你一個醫師，但雲林卻可能因為你的離開而讓許多病人受到極大影響。」

王律鈞透露，原本會選眼科，是因為「這個科不會死人」，覺得壓力似乎比較小；在眼科一段時間後才發現，人如果活著卻看不到，那種失明的痛苦是難以言喻的，很多病人因此罹患憂鬱症、甚至有人說「比死還痛苦」。

「所以，每次把摸著進我診間的病人治好，看到他們揭開紗布重見光明的那一刻，都非常感動，」他難掩激動的說著這段話。

雲林分院的視網膜專科從無到有，「想到可以在醫療資源這麼缺乏

的地方，提供這樣高品質的醫療服務，就是令我們最感動的事，」王律鈞對於未來、對於自己與團隊，都有很高的期待：「雖然我們還不是醫學中心，但絕對要做到醫學中心的等級、甚至要超越他們。」

（文／黃筱珮）

08
開創肺癌治療新時代

　　臺灣大學醫學院附設癌症中心醫院（簡稱臺大癌醫中心）副院長、台灣肺癌權威陳晉興，曾經以「台灣新國病」形容肺癌對台灣民眾健康的威脅。

　　2022 年 1 月，國健署公布台灣最新癌症登記報告，肺癌連續十三年高居癌症死亡率之首，發生率則為第二。若從肺癌死亡人數看，依照最新（2019 年）統計，全台新確診肺癌人數超過一萬五千人，同年有 9,701 人死於肺癌，占全部癌症死亡人數的 19.31%。

▊ 國家之痛，雲林之痛

　　這每一個數字，都是一個生命的流失。

陳時中 2021 年年底在一場肺癌防治策略專家紙上論壇，就凝重的表示：「肺癌，是國家之痛。」

攤開台灣肺癌地圖，每年中台灣有將近兩千人確診肺癌，彰化、雲林的發生率，又為中部之最。

肺癌，也是雲林之痛。

「雲林肺癌死亡率 27.6%，名列全國前茅，」2019 年 11 月的「國際肺癌日」記者會上，臺大雲林分院胸腔醫學中心主任黃培銘曾經以這個驚人的數字，說明雲林縣的肺癌情況。

為什麼會這樣？

雲林分院院長黃瑞仁當時指出：「臺大醫院到雲林十六年，發現因為距離、交通、經濟等原因，許多肺癌病患都到了病入膏肓才就醫，錯失治療黃金時機，實在太可惜。」

所以，他強調，「早期發現、早期治療」將是雲林分院和雲林鄉親共同抵抗肺癌的重點努力目標。

正因如此，就在 2019 年那場「國際肺癌日」記者會上，雲林分院宣布，胸腔醫學中心啟用對抗深處肺癌的兩項武器──可做肺癌導航的支氣管磁導航（Electromagnetic Navigation Bronchoscope, ENB），以及可以精準命中肺癌細胞的微波消融（Microwave Ablation, MWA）設備。

科技輔助，定位、手術一次完成

身兼胸腔醫學中心副主任的雲林分院醫務特別助理陳崇裕，以「肺部的 GPS」形容支氣管磁導航，「這個導航機可以協助醫師精準掌握腫

瘤位置，到達原本不容易到達的周邊肺部組織，再透過檢體標本採樣，確認腫瘤是否為惡性，有助於早期肺癌診斷。」

此外，若是已經確定要開刀的肺癌病患，也可以在術前利用支氣管磁導航定位，在病灶部位放置標記，協助胸腔外科醫師更精準切除病灶，保留最多好的肺部組織，有助病患術後恢復及生活品質維持。

「在有支氣管磁導航定位之前的肺癌手術，往往需要先以電腦斷層定位，不但較花時間，病人也得多接受一次輻射傷害；有了導航機之後，外科醫師直接在開刀房定位、開刀，畢其功於一役，」胸腔醫學中心團隊成員之一、雲林分院胸腔外科主任曾宇鼎比較新、舊手術方式的不同。

雲林分院胸腔醫學中心第一例利用支氣管磁導航定位開刀的肺癌病例，就是由曾宇鼎執行。

患者是位五十多歲的女性，左肺已經因為肺癌手術切掉一個肺葉，追蹤過程又發現右肺有一顆小腫瘤，她決定接受手術清除腫瘤。

「這顆腫瘤比較小，以往會為了避免失誤而大範圍切除，但病患已經失去一個肺葉，我們的考量重點就必須隨之調整，其中之一便是：如何為她保留最多的右肺葉……」當時，支氣管磁導航機才剛進駐臺大雲林分院，而曾宇鼎利用 20 分鐘時間定位，不到一個小時，就順利切除腫瘤。

「腫瘤的位置在哪裡？範圍有多大？這些以前要一邊開刀、一邊摸索的疑問，現在手術前就可以一目瞭然，」曾宇鼎露出滿意的笑容說，幾年前就在國際醫學年會上看過，當時心裡覺得「哇！好棒……」從沒有想過雲林分院很快也引進這項設備。

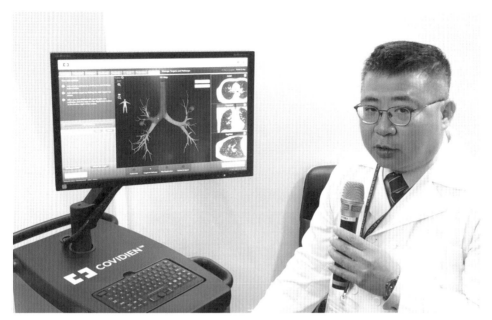

臺大雲林分院醫務特別助理兼胸腔醫學中心副主任陳崇裕表示，支氣管磁導航設備和微波消融設備，是診治肺癌的最佳利器。

微波消融，嘉惠不適合開刀的患者

然而，再好的手術，都很難適用每一個人。

不適合開刀的肺癌患者，該怎麼辦？

臺大雲林分院胸腔醫學中心對抗肺癌的第二個祕密武器 —— 微波消融設備，是利用微波產生熱能，集中火力在短時間內將範圍中的腫瘤「煮熟」，治療不適合開刀的肺癌病患。

陳崇裕解釋，微波消融是經皮膚穿刺，將探針精準置入肺部病灶

處，進行腫瘤消融，只需要 10 到 15 分鐘就可以完成治療，優點是傷口小、肺功能損害也少，是手術、化療、放射線治療都失效的患者另一個控制腫瘤的「神器」。

他進一步說明：「多數腫瘤轉移到肺臟的病患會伴隨肺功能不佳、同時出現多顆腫瘤的問題，或是腫瘤太靠近心臟、大血管而難以用手術

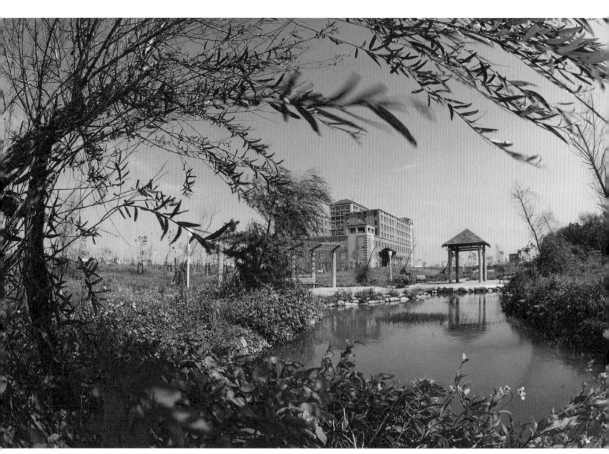

每年，中台灣有將近兩千人確診肺癌，彰化、雲林的發生率又是中部之最。

切除，而微波消融可提供這類病患更多的治療機會，減少併發症、延長壽命。」

▍開闢新局，引進無創療法

「我們對肺癌治療還有更大的遠景，」陳崇裕說，「結合支氣管磁導航和微波消融兩大利器，除了可以做到『微創』，甚至還能夠做到『無創』。」

「支氣管磁導航微波消融（ENB–MWA）已經是未來趨勢，」他談到，支氣管磁導航微波消融透過磁導航機的定位，放置支氣管鏡，醫師便能將消融的導管探頭精準帶到肺癌腫瘤的位置，進行微波消融治療。

香港中文大學醫學院附設醫院胸腔外科團隊在 2019 年年底完成亞太地區第一個支氣管磁導航微波消融手術治療肺癌的案例後，到 2021 年 6 月已經完成超過 70 例，病人在手術期間沒有出血，超過八成在術後翌日出院，讓全球胸腔醫學界對「無創」治療肺癌的未來信心大增，「這也是當時我們在歐洲癌症年會上第一次看到這兩個設備，便積極將它們引進雲林分院的原因，」陳崇裕說。

「雲林鄉親終於不用舟車勞頓到外縣市的醫學中心，留在家鄉就可以有對抗肺癌最好的胸腔醫學團隊和設備，」2005 年、2006 年相繼從臺大醫院台北總院南下雲林分院的曾宇鼎、陳崇裕，在雲林十多年，共同見證了雲林分院肺癌治療、胸腔醫學中心從無到有的過程，不約而同這麼說。

陳崇裕還記得，2004 年臺大雲林分院改制之後的最初階段，肺癌治

療幾乎還是一片空白,「當時的鄉親只要在臺大雲林分院確診肺癌,必定轉診。」

曾宇鼎則說,當時胸腔外科只有他一位醫師,只要遇到比較困難的手術,就得請總院醫師南下幫忙,連權威級的「老師」陳晉興,都曾經和他一起從清晨站到半夜,完成一台十幾個小時的困難肺癌腫瘤切除手術。

然而,不到十年時間,陳崇裕指出,「雲林分院 2010 年到 2012 年的肺癌第四期存活率為 22.03％,遠高於全台平均存活率 14.31％;不分期別的存活率 32.33％,也高於全台存活率總平均值 29.54％,與醫學中心的 32.63％幾乎是並駕齊驅,」陳崇裕難掩驕傲,笑著說:「面對肺癌威脅,我們已經擁有準醫學中心級的醫療技術了。」

▌一個人走得快,一群人走得遠

2019 年 11 月,臺大雲林分院跨科部整合,涵蓋胸腔內、外科醫師團隊、復健科、精準醫學中心、檢驗科、放射科等,成立胸腔醫學中心跨科部整合,「我們要讓雲林地區的肺癌、急重症照護與氣道及呼吸道疾病都能得到最好的醫治,」黃培銘說。

黃瑞仁當時曾以「一個人走得快,一群人走得遠」形容胸腔醫學中心成立的意義,而黃培銘特地南下雲林,接下胸腔醫學中心主任的重擔,也期許自己能夠帶領胸腔醫學中心開創新局,成為雲林分院的特色醫療團隊之一。

黃培銘表示,雖然雲林分院地處醫療缺乏的偏遠地區,但胸腔醫學

中心以非醫學中心的規模，提供醫學中心所能執行的肺癌手術與相關照護。未來，除了肺癌，也將朝向慢性呼吸道疾病、氣管重建手術、睡眠醫學等領域全方位發展。

「我們將打造出最強的胸腔醫療團隊，造福更多鄉親，成為中台灣民眾胸腔健康的守護者，」展望未來，黃培銘充滿信心。

（文／朱乙真）

REBOA 搶救
重大創傷患者生機

在美國，造成創傷的主要原因之一是槍傷；在台灣，則是交通事故，雲林地區也不例外。

根據雲林縣警察局交通隊一份 2015 年 1 月到 11 月份的統計，雲林縣 24 小時內死亡的交通事故，發生 95 件，造成 97 人死亡，其中又以騎乘機車的交通事故造成 61 人死亡為最高。歸納原因，交通隊認為，與機車機動性、便利性高，成為雲林民眾選擇的主要交通工具有關。

重大創傷患者存活率偏低

創傷，指的是外力對身體造成的傷害，而外力的來源，包括：意外事故、跌倒、撞擊，或是刀、槍等武器。若是重大創傷，可能導致長期

失能或死亡。其中，交通事故造成的重大創傷搶救，在臺大醫院雲林分院急診室是再熟悉不過的場景。

「可惜，」2005年便到臺大雲林分院服務，專長是外傷重症的心臟外科主治醫師陳詠瑋深深嘆口氣，說：「過去很多年間，如果我們遇到大量出血創傷需急救的患者，經常必須轉院，也曾碰到在開刀前就因為無法控制的大量出血導致心臟休克而死亡。因此，重大創傷病人存活率一直都很低。」

「眼睜睜看著病人流血到休克死亡，明明知道他身體裡面一直流血卻止不到，對醫生來說，會有很深、很深的無力感，」陳詠瑋說。

這樣的情況，在有急診、重症醫學背景的院長黃瑞仁、副院長馬惠明相繼到了雲林分院之後，開始出現改變。

▍搶救生命大作戰

「院長、副院長認為，我們一定可以再多做些什麼，」陳詠瑋記得，「當時院長是這樣說的：『這個地方就是有這麼多車禍、創傷，我們一定要想出方法，提高存活率。』」

2018年8月，臺大雲林分院在外傷中心成立REBOA團隊。

REBOA是Resuscitative Endovascular Balloon Occlusion of the Aorta的簡稱，中文是主動脈復甦性血管內球囊閉合術，也稱為急救性血管內氣球阻斷術。

馬惠明帶領包括外傷中心主任林鎮江及陳詠瑋在內共6個醫師，到隸屬美國馬里蘭大學醫學中心的R. 亞當斯考利衝擊創傷中心（R Adams

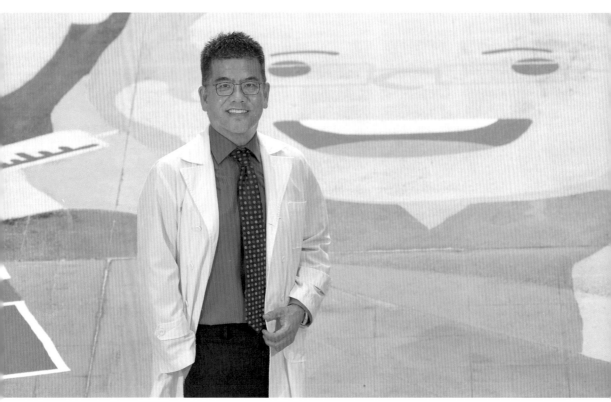

臺大雲林分院副院長馬惠明曾帶領多位醫師，到美國接受完整的 REBOA 課程。

Cowley Shock Trauma Center）接受完整的 REBOA 課程及大體模擬操作。

　　陳詠瑋以「練功」形容那次的學習之旅，而雲林分院的 REBOA 團隊也在一行人返台之後正式啟動，馬惠明更在 2019 年 4 月時，與幾位醫師在《中華緊急救護技術員協會醫誌》發表論文指出，對於無法壓迫止血的軀幹出血，以急救性血管內氣球阻斷術可以暫時控制出血，為

病患爭取開刀或是做栓塞的時間。

▎把握「黃金 1 小時」

　　急救性血管內氣球阻斷術是將導管從鼠蹊部進入人體，置入到主動脈中，再把導管中的氣球擴張，從血管內部暫時控制出血，把握嚴重外傷治療的「 黃金 1 小時 」。

　　「 REBOA 可以瞬間讓出血量變零，把動脈塞住，然後在短時間內開刀，」林鎮江談起急救性血管內氣球阻斷術，總是滿臉驕傲，「 我們是全台灣第一個做這個的，在雲林分院之後，臺大總院和其他醫學中心，才陸續成立 REBOA 團隊。很難相信，這件事情會發生在被大家視為醫療偏鄉的雲林。」

　　林鎮江說，REBOA 團隊更大的意義是：「 臺大雲林分院外傷中心不只再也不用外送病患，還有讓傷患更有機會存活的新利器。不然，嚴重創傷的病患，以前總是外送到半路就回來（ 醫院 ）了，因為時間根本不夠。」

　　根據馬惠明等人的論文，有些研究報告發現，急救性血管內氣球阻斷術就連以往認為幾乎救不活的到院前心肺功能停止，也能達到心肺復甦急救後重新建立自發性循環（ ROSC ）58% 與三十天存活 10% 的奇蹟。

　　臺大雲林分院的 REBOA 團隊並非固定編制，而是每一次為了和死神拔河、搶救生命所緊急成立的救護團隊。儘管如此，只要一啟動，至少會有 3 位當天值班的創傷主治醫師立刻就定位，並且馬上打電話通知

林鎮江和擔任團隊執行祕書的陳詠瑋，加上心臟外科開刀房、心臟外科體外循環小組，至少 5 個人一起上陣。

「我通常會在 10 分鐘內到場，」陳詠瑋說，如果人在醫院，他一定放下手上所有事情，馬上到急診室等待；如果正在開刀，也會請同事幫忙接手，趕到急診室。就連排休日接到電話，也是如此。

陳詠瑋記得，有一次本來要和太太回台中娘家，車子剛上距離醫院 30 公里的彰化、北斗交流道，就接到 REBOA 團隊電話，馬上掉頭回醫院搶救傷患。

始終堅持的感動

急救性血管內氣球阻斷術是搶救重大外傷患者生命的利器，卻終究不是神器，還是會留下遺憾，而團隊也還有許多需要學習的地方。

臺大雲林分院第一次啟動急救性血管內氣球阻斷術，是在 2019 年 1 月。當時，一位騎機車被撞的 23 歲友院護理師，到院之前已經沒有呼吸和心跳。

「她到院前已經死亡，送來時骨盆腔嚴重變形、大量失血。但她太年輕了，放棄實在太可惜，」當天的情景，陳詠瑋至今仍然歷歷在目：「我們一邊急救、一邊把氣球打上去，氣球成功置入了，但傷患受傷太嚴重，最後還是沒能成功救回來。」

陳詠瑋的喟嘆來自於，每次要啟動急救性血管內氣球阻斷術，都不容易。

啟動急救性血管內氣球阻斷術有一定準則，必須確定病患合乎所有

標準才能運作。所謂「標準」，包括：必須是重大創傷造成大量出血及休克情形，但病患不能有重大的胸部創傷，再依腹部以下創傷的型態決定阻斷的位置。然而，車禍重傷者大部分都會有胸部創傷，往往不得不被排除。

因此，從 2019 年年初到 2021 年年底，臺大雲林分院啟動急救性血管內氣球阻斷術的次數僅有 9 次，「氣球塞著動脈多久要放開，讓傷患

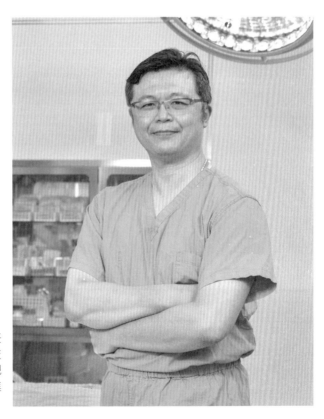

臺大雲林分院外傷中心主任林鎮江表示，透過 REBOA 技術，可瞬間讓出血量變零，把動脈塞住，接著在短時間內進行手術。

不要缺血太久？要過多久再把氣球打起來、打多少？我們在一次又一次的經驗中學習，不斷閱讀國外論文，期望讓團隊流程、合作更順暢，」陳詠瑋說。

還好，2021 年年底，也就是雲林分院第九次啟動急救性血管內氣球阻斷術，終於有一位順利存活。

「12 月 21 日，那天是星期二，」陳詠瑋印象深刻，他接到電話，一位車禍患者，他是 21 歲的男性，骨盆腔變形，要從麥寮的友院轉過來。因為失血過多，傷患在路上已經休克，血壓只有六、七十。麥寮到雲林分院，路程要一個小時，REBOA 團隊在急診室門口等著救護車來，就怕延誤一分一秒。

傷患送到後，團隊在 10 分鐘左右便把氣球置入，「氣球一打上去，他的血壓就恢復得非常好，讓我們信心大增，」陳詠瑋說，急救性血管內氣球阻斷術可以爭取到 30 分鐘至 60 分鐘的時間，讓介入性放射線科可以幫傷患進行骨盆腔出血栓塞，之後再由骨科接手做骨盆腔外固定，猶如神助般順利。

「這幾天（2022 年 1 月下旬），骨科醫師又幫他把骨盆腔的骨折用內固定進一步處理，目前恢復得很不錯，」談到這個案例，陳詠瑋終於露出笑容。

勇於正面對決死神

當其他科別醫師大多可以侃侃而談病友的回饋或感謝時，陳詠瑋坦言：「重大外傷的病人通常都會經歷很長的恢復期，也可能會在身體遺

留永久傷害，所以 REBOA 團隊通常不會接受到這種回饋。不過，看到瀕死的生命經由一群人努力被救起，還有過程中一群人共同做好一件事的熱情和付出，真的很棒、很感動。」

憑著一份感動，這支全台首創的 REBOA 團隊，持續堅守崗位，和死神正面對決，讓改變發生。　　　　　　　　　　（文／朱乙真）

10

讓慢飛天使
張開自由的羽翼

　　臺大醫院雲林分院復健大樓，每天，總有一段時間像是幼兒園一樣熱鬧。有的是媽媽帶著嬰幼兒來學爬，有的是阿嬤帶著小朋友來學說話，還有些孩子正在用木頭積木練習小肌肉，看看如何疊出一座高高的積木塔。

　　這裡，是雲林分院復健部從 2015 年開始的跨部門特色醫療團隊——早期療育中心。

　　到早療中心接受治療的孩子，通常是 6 歲以下，認知、語言、粗動作、精細動作發展遲緩或過動、注意力欠佳的學齡前幼兒；他們也是早療中心醫師、復健治療師、社工叔叔和阿姨們口中的「慢飛天使」。

　　根據世衛組織估計，發展遲緩兒童在全球的平均發生率約為 6% 至 8%，台灣的數字也與此接近。但根據承辦雲林縣兒童發展早療通報中心

的雲林家扶發展學園 2021 年年底統計，雲林縣疑似遲緩兒的通報率高達 15.89%，明顯超出全台平均。

搶救錯過黃金治療期的孩子

雲林的發展遲緩兒為什麼特別多？

臺大雲林分院早療中心每年為四、五百位兒童進行發展評估，其中 70% 為確定發展遲緩，25% 為疑似個案。究其原因，雲林縣青壯年人口外移、隔代教養比例高、新住民人數增加……，都可能影響兒童發展。

新住民媽媽對台灣文化還不熟悉，容易忽略孩子發展；隔代教養的阿公、阿嬤發現孩子發展比較慢時，經常先尋求民俗療法，或停留在「小孩超過 2 歲不會說話、沒辦法走路是『大隻雞慢啼』」的觀念……，經常錯失 6 歲以前的黃金治療期。

如果能夠及早介入，這些孩子的人生，可以不一樣。

2006 年開始，雲林分院投入發展遲緩兒童的評估及療育作業；隨著人員、設備逐漸齊備，從 2015 年起，結合復健科、兒童心智科、小兒神經科，成立早療中心，替 0 歲到 6 歲學齡前兒童進行發展評估，以及物理、職能、語言及心理治療，希望藉由早期介入，減輕遲緩而造成的障礙狀況，也減輕家庭負擔與社會成本。

雲林分院早療中心團隊成員，包括：兒童心智科醫師、小兒神經科醫師、復健科醫師、職能治療師、物理治療師、語言治療師、臨床心理師、社工師、個管師及助理，共二十多人，平均年齡落在 30 歲至 35 歲。

「對孩子們來說，我們是一群熱情洋溢的大哥哥、大姊姊，每天都

用最開心的笑容迎接他們的到來⋯⋯」雲林虎尾人，從中國醫藥學院醫學系畢業，完成彰化基督教醫院復健部住院醫師訓練便回到家鄉服務的臺大雲林分院復健部主治醫師林珊如，參與了早療中心從無到有的建置過程。

「當時回到雲林，就發現有好多需要早療的學齡前孩子，」她提到，儘管新生代家長有及早治療的觀念，卻因為資源不足，無處可去，「那時雲林早療日托中心僧多粥少，排隊要排一年左右，根本緩不濟急。」

一開始，雲林分院復健部只單純做治療，「療育效果如何？回到家後的協助又是怎麼樣？缺少有規劃、整合的配套，孩子們的治療常常因此停頓，非常可惜⋯⋯」林珊如說。

有了早療中心後，這支年輕的團隊把每一個個案當成自己的孩子，除了量身訂做需要的療育課程、訓練，也把家長納入療育夥伴，不厭其煩的說明，在家裡可以怎麼幫忙孩子們縮短和同年齡孩子間的發展差距。

「早療中心就是陪伴孩子、家長成長，」林珊如坦言，等待「慢飛天使」張開翅膀飛翔的過程，確實會有許多困難、挑戰、幾乎要放棄的時候，而看到孩子有進步，就是大家最開心的時候。

▌與天使一起慢慢創造改變

正在語言治療室練習說話的小芸（化名）今年（2022 年）5 歲，卻還沒辦法說出一個完整的句子。早療中心評估，她目前的發展年齡，大約還停留在 2、3 歲左右。

三年多前，小芸媽媽帶著 1 歲半的她到臺大雲林分院早療中心。林

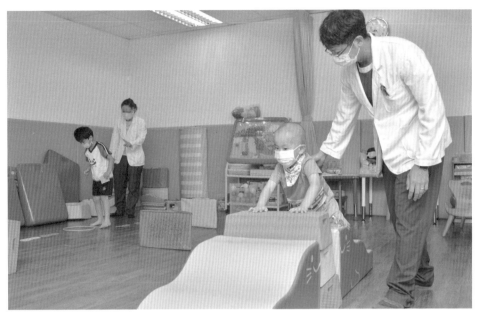

臺大雲林分院復健部的早期療育中心，陪伴慢飛天使成長。

珊如還記得，那時媽媽牽著小芸的手，皺著眉頭，說：「林醫師，小芸和她的雙胞胎姊姊好不一樣喔！1歲半了，姊姊嘰哩呱啦，她卻一個字都還沒說過，也不會走路。」

　　經過評估，確診是有發展遲緩的情況，小芸媽媽便開始每週兩天、不分晴雨，準時帶小芸到早療中心療育的日子。然而，儘管物理、職能、語言治療同時進行，卻始終找不到發展遲緩的原因，這讓小芸進步的速度非常慢，林珊如坦言：「慢到有時我們都幾乎要失去信心。」

　　可是，治療一年多後，改變發生了。

　　有一天，快3歲的小芸終於左搖右擺，在早療中心邁出人生中第一

個不用大人牽著走的腳步。兩年後，小芸可以慢慢跟著引導仿說。4 歲半的她，要回家時會開口道別，甚至早療中心的復健醫師跟她說：「要回家了，來給阿姨抱抱！」她也會主動撲向復健醫師的懷中。

「小芸的每一步路，都是克服了好多困難前往前踏出的。每看到她進步一點點，整個團隊簡直都要歡呼尖叫了，」林珊如笑著說。

還好社會沒有放棄他們

早療中心陪伴孩子成長的過程，也有傷感的時刻。

林珊如透露，有一對住在雲林鄉下，務農、學歷不高的父母，他們的三個孩子，兩個罹患注意力缺失症（ADD），另一個則因為染色體異常而發展遲緩。

儘管家裡經濟環境不好，他們還是願意為了孩子，騎摩托車「五貼」，花上單程一個小時的車程，載著孩子到臺大雲林分院做早療，「因為來一趟太辛苦了，所以他們沒辦法常常來，但每次出現的時候，我們內心都會揪一下，知道孩子沒有被放棄。」

沒想到，前一陣子，正值青壯年的爸爸罹癌過世，媽媽也因此被迫離家，3 個孩子被分別送到 3 個寄養家庭。

幸好，寄養家庭仍然各自帶著孩子到臺大雲林分院接受治療，早療中心團隊成員心裡儘管難過，也為社會資源能夠一起投入照顧孩子而感到寬慰，「孩子失去了原生家庭，但是早療中心一直都會在這裡，張開手臂歡迎他們。」

2018 年，雲林分院早療中心以「大手牽小手，一起往前走──慢

飛天使守護者」為主題，獲得國家品標章認證，讓團隊信心大增。面對未來，林珊如期盼，早療中心可以走出醫院，深入偏遠山區的社區、村落，進行到宅療育、衛教，破除「我的小孩不可以去資源班」、「我的金孫不能去看心智科，會被人家貼標籤」的保守觀念，讓慢飛天使能得到更多醫療資源，長出獨立自主的翅膀、振翅飛翔。　　（文／朱乙真）

11

心身醫學團隊讓
身體型疾患病人不再流浪

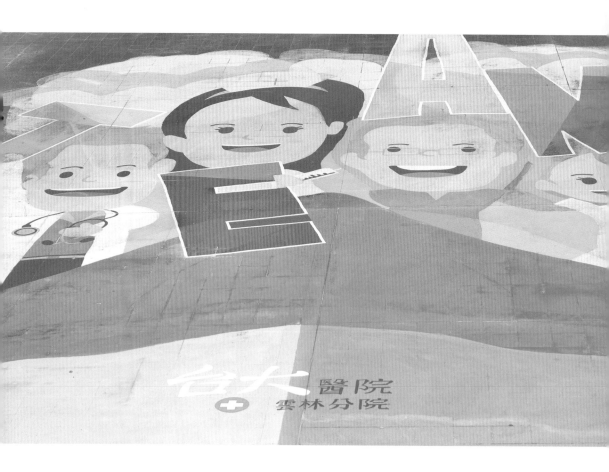

現代人壓力大，身體出現疲勞或失眠，有人甚至懷疑自己是否得了癌症？然而，做了各種檢查，卻沒有任何問題。

這種情況，以前會被冠上「腦神經衰弱」，近幾年來則常被認為是「自律神經失調」。

無論是腦神經衰弱或自律神經失調，兩者都已不是當代醫學的正式診斷名稱。精神醫學上較正式的名稱，是稱為身體型疾患或身體症狀障礙症，屬於處在生理與心理交會點的精神科問題。至於問題發生的原因，可能是由於心理或腦部機轉產生的身體不適。

「『心身醫學』做為精神醫學的一個重要學門，就是希望用科學的方式，對這類問題進行心理與生理端的充分探查，」臺大雲林分院精神醫學部主任黃偉烈說，這類的心身醫學問題在國外已有許多實證研究，甚至成立專科治療；但是在台灣，還屬於較未形成具體架構的精神醫學領域。

不過，近幾年，臺大雲林分院的精神醫學部心身醫學團隊已有不少成果展現，例如：將國外發展的身體型疾患評估量表、標準化會談，翻譯為適合台灣使用的版本，並進行檢視，同時也發表了多篇具有國際影響力的論文；另外，著手發展台灣本土的診斷工具與心理治療療程，並進行大規模臨床研究，朝成立全台首家心身醫學中心邁進。

▌患者遊走各科卻找不到病因

「大部分的身體型疾患個案來精神科都不是第一站，」黃偉烈指出，許多個案主訴各種身體不適，常在許多科別之間遊走，檢查結果無

法發現足以解釋的病因。

這種情況，讓患者長期飽受煎熬，醫療人員也必須花費許多時間提供協助，卻始終不得其解。

患者的病因發生在腦部與心理層面，卻以周邊生理症狀表現，而「為什麼會生病」、「為什麼會生這樣的病」、「為什麼怎麼樣都治不好」……，患者承受身體不適，卻無法找出真正原因，也一直無法獲得解答，最後往往變成高度健康焦慮、過度的求醫行為等現象。

黃偉烈進一步說明：「病患會先求診的專科與其症狀表現有關，在患者去到精神科求診前，許多經過各種檢查卻沒有結果的症狀，常被賦予一些『功能性症候群』的名義，例如：慢性疲勞症候群、纖維肌痛症、腸躁症等。但非精神專科能提供的協助主要是生理性的，這對此群問題的治療僅是一部分，腦部與心理層面的處理也同等重要。然而，往往要等到患者表現出的心理特徵相當明顯，在一些科室間流浪後，才有機會進到精神科處理。」

▎症狀相似，導致診斷與治療不易

黃偉烈談到：「身體型疾患或身體症狀障礙症，以三種身體端的症狀群最常見，也可能在其他專科得到不同的診斷命名。」

這三大群症狀包括：第一群，是感到胸悶、頭暈、喘不過氣、心跳加快，這時要判斷是持續性或偶發性，如果是一陣一陣發作，就需要和精神科的恐慌症進行鑑別判斷，在其他專科可能會以「過度換氣」被稱呼；第二群，是腸胃症狀，若以腹瀉、便祕為主，在其他專科可能被

診斷為腸躁症；第三群，則是身體感到疼痛或疲勞，可能在其他專科被診斷為纖維肌痛症、慢性疲勞症候群。

「藥物和心理治療對於身體型疾患都有著力點，有些個案能接受『自律神經失調』的說法，並同意這類問題可由精神科處理，願意到精神科門診接受診治；但仍有相當多『功能性』問題的患者，若沒有心理層面資源的介入，就可能導致他們頻繁到不同科系就醫，卻始終無法找出病因，更別說是要對症下藥，」黃偉烈說。

這類問題的處理，就算在精神科也是複雜的。

黃偉烈提醒：「即使到了精神科，有時仍可能因為患者的狀況和憂鬱症或焦慮症頗為相似，而使得身體症狀沒有得到足夠的關注；然而就算這些狀況同樣屬於精神科範疇，它們的治療模式並非完全相同，分開處理才能達到最佳的效果。」

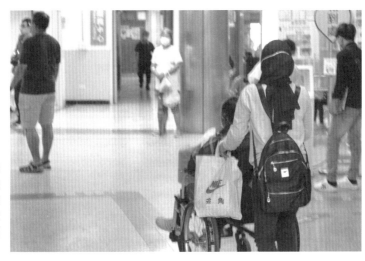

多數的身體型疾患個案第一時間無法找出真正原因，往往在一些科室間流浪後，才有機會到精神科處理。

▎ 發展本土治療模式

「腸躁症、纖維肌痛症和身體症狀障礙症其實常是重疊的狀況,只是不同專科發展出來的診斷概念略有差異,」黃偉烈指出,「一些臨床上對於身體型疾患個案的治療方式,未必是完整被驗證過的療程,有必要進行實證研究。」

目前,黃偉烈所帶領的團隊已針對身體型症狀或身體症狀障礙症發表逾二十篇 SCI 論文於國際期刊,且數次刊登於影響指數(impact factor)大於 10 的 SCI 期刊,不僅是全台最豐富,也有一定的國際能見度。近期心身醫學領域的重量級回顧論文,也引用多篇黃偉烈團隊的著作,例如:〈身體症狀障礙症個案的心率變異性特徵〉等。

至於實際的臨床評估,黃偉烈認為,「生理與心理層面的檢查都應該考慮,但生理端哪些測量具有較高的臨床價值,仍然有待研究。」

黃偉烈團隊研究中的生理評量項目,包括:周邊指標、中樞神經指標。前者像是心率變異性測量,心率變異性主要反映的是副交感神經系統的活性;後者則譬如是腦波的測量,如果要更仔細看腦部功能,腦部核磁共振也可能提供具有價值的資訊。這些項目都還不是臨床上診斷身體症狀障礙症的主要依據,但加以釐清,具有學術上的重要意義。

心理層面的評量,則包括有標準化會談,由臨床心理師、精神科醫師和病患會談後判斷,並搭配患者填寫問卷的主觀表達。

一旦確診為身體型疾患,治療方式就需要考慮前述評量發現的特徵,雙管齊下。

黃偉烈舉例談到,整併「心率變異性」等生理評估、患者近期的

心理狀態、長期的體質與性格特徵等，綜合加以考慮，有機會訂出針對病患需求的個人化治療計畫。此時若給予患者合宜的藥物治療，搭配認知行為等心理治療模式與調整生活方式，許多病患漸漸能回復常軌。

▌ 接軌國際，豐富在地資源

為了讓治療更有效，也讓診療效果可以經得起國際檢驗，臺大雲林分院從 2020 年開始，進行「心身醫學中心」特色計畫。

這項計畫為期三年，是國內第一個有系統且大規模的身體型症狀世代實證研究，目標為收案 400 人，包括多時點追蹤與心理治療模式等數個子計畫。治療流程除了部分參考國外模式，也在評估的心理與生理項目上，因應在地民情做一些調整。

計畫中有更完善的轉介、評估、追蹤，以及治療配套的團隊，為身體型疾患的個案提供進一步的服務，「這樣的完整建置，應是國內首創，」黃偉烈說，尤其這個心身醫學研究室就位在雲林分院，個案不用跑到都市，就能接受最先進的生理與心理評估。

「這項本土實證研究的系列論文若能順利發表，且在國際期刊具不錯的影響力，將顯示實證結果可以在台灣落地，我們會希望成立實體的心身醫學中心，期望擁有更豐富的資源，包括：醫療人才、設備技術，以及更完整、順暢的評估治療機制，以因應個案的不同需求、提供個人化的協助，盡量給予對患者最高的正面助益，」談到未來的發展潛力，黃偉烈的臉上露出期待的笑容。　　　　　　　　（文／林惠君）

12

3D 導航
精進耳鼻喉科手術模式

　　鼻竇炎是台灣極為常見的疾病。根據統計，大約有 15％至 20％的國人罹患慢性鼻竇炎，而且沒有明顯的好發年齡層區隔，從小朋友到老人家，都可能為這個通常不會致命，但嚴重影響生活品質的毛病所苦。

▌當手術視野不夠精準時

　　鼻竇炎的治療以藥物為主、鼻內局部治療為輔，倘若發展到慢性鼻竇炎或症狀嚴重時，就必須考慮接受手術治療，移除病變的組織（例如：鼻息肉、肥大的骨頭），打開阻塞的鼻竇開口，讓鼻竇的黏膜及纖毛功能恢復正常。手術之前，會進行鼻竇內視鏡或電腦斷層造影檢查，前者可確定鼻竇病灶範圍，後者則可進一步觀測細部構造，以確保病患

安全、減少併發症。

這是一項已經很成熟的醫療技術，但是對於鼻竇炎復發的患者而言，內視鏡手術的 2D 平面視野可能不夠精確，醫師執刀時也因而必須相對保守。

臺大雲林分院耳鼻喉部主任李亭逸解釋，以往醫師必須邊看斷層掃瞄影像邊操作（ 手術 ），如果這位患者已經動過手術又復發，他鼻腔內的構造、位置會改變，「 2D 平面的解像力跟實際看到的情況不盡相同，特別是靠近眼睛或大腦等比較危險的區域，2D 往往無法準確掌握。」

如此一來，不但鼻竇炎手術時間會拉得比較長，醫師處理時也不得不相對保守，可能造成病灶難以完全清除，復發風險也跟著提高。

「鼻腔地圖」為醫師引路

幸而，科技進步帶來醫療革新 —— 立體電磁定位手術導航系統。醫界形容它是耳鼻喉科手術的 GPS 導航系統，而且是 3D 立體版。

2016 年，臺大雲林分院導入這項技術，李亭逸和團隊成員召開記者會大聲宣告，雲嘉南鄉親不必再千里迢迢跑到台北做鼻竇炎手術，雲林分院可以就近照護鄉親的健康。

3D 導航的原理，是把病人術前拍攝的電腦斷層影像上傳至導航系統，建立即時 3D 立體影像，只要在病患頭部戴上感應器束帶，便能藉由磁發射器產生「 鼻腔地圖 」，讓執刀醫師有如搭載行車衛星導航，大幅提升精確度。

「 有了 3D 定位系統，可以比較精準的找到有問題的位置，處理眼

眶四周的時候也比較不擔心傷到視神經或眼球，可以順利的把膿瘍引流出來，」李亭逸說，「對醫師來說，手術時能夠看得更清楚，即使只是0.1公分的差異，也能多一分把握知道病灶到底是不是都清乾淨了，差別真的很大。」

結合醫療專業與高科技的手術模式，符合微創潮流，不但可以減少術後出血、減少併發症、減少疼痛感，手術時間可以縮短三分之一，病患復原時間也加速了，還能降低復發的可能性，而且健保有給付，不需要自費。

得而復失，照見偏鄉困境

主持臺大雲林分院耳鼻喉部的李亭逸出身中部，中國醫藥大學畢業

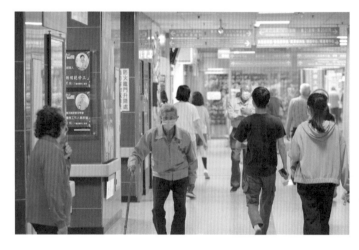

病患與家屬的肯定，
陪伴醫護人員度過很
多難關。

後，在臺大醫院耳鼻喉部擔任總醫師、住院醫師，2012 年 7 月就到雲林分院擔任主治醫師、2015 年升為耳鼻喉部主任。

為什麼當初沒有留在台北，而選擇前往雲林？

李亭逸回想起來直說「很幸運」，他在住院醫師訓練過程中，曾經有多次機會到雲林分院學習，「醫院內良好的教學風氣讓我收穫良多，工作上無論是科內還是科部之間，同事相處起來也十分融洽。」住院醫師訓練結束後，他便積極爭取雲林分院主治醫師名額，「很開心能在這裡任職！」

在雲林分院任職近十年，李亭逸最有成就感的「破關」項目，是協助耳鼻喉部取得學會專科醫師訓練醫院的資格，且向衛福部爭取到住院醫師員額。

「雲林這邊因為比較鄉下的關係，早期主治醫師人數不多，或者待的時間不長、流動率高，一直無法順利申請成為專科醫師訓練醫院。也因為沒有訓練自己固定的住院醫師，平時不管是值班或是各類臨床工作，都必須靠總院輪訓的住院醫師或是專科護理師來協助，」他娓娓訴說這個結構性的困境。

為了解決這個長年問題，接任耳鼻喉部主任之後，李亭逸積極設法尋求資源，在臺大總院和雲林分院眾多師長、主管的支持與協助下，雲林分院終於在 2017 年順利通過耳鼻喉科學會審查，取得訓練醫院資格，並以偏鄉唯一急重症責任醫院的身分，於 2018 年向衛福部爭取到一個住院醫師的容額。

雲林分院取得訓練醫院資格後，耳鼻喉部主治醫師的臨床工作與值班壓力終於比較減輕，隔年又爭取到另一個住院醫師容額，整個科部得

以穩健的成長。

不過，2020 年因為種種因素，耳鼻喉部主治醫師人數再次減少，專科醫師訓練醫院的資格遭到取消。

「這正是偏鄉醫院無奈之處，」李亭逸坦言，但「好在後續總院畢業的學弟妹都願意積極投入雲林這邊的大家庭來服務，我們在 2021 年已經再次跟學會提出申請，希望能持續替在這邊努力的同伴提供最好的支持與後盾。」他不改樂觀，依然望向光明面。

引進立體電磁定位手術導航系統，也是基於同樣的出發點，要提供最好的支援後盾，為了醫護同伴，更為了地方鄉親。

感受鄉親最純粹的回饋

說到在地鄉親，李亭逸不禁眉飛色舞，掩不住激昂的情緒：「雲林這邊的病人真的是既熱情又真誠，有時候他們想要表達對你的感謝之意，會直接帶他自己栽種或養殖的農漁產來跟你分享。那是如同家人或是好朋友一般的純粹情感，即使沒有要看門診，他們也會專程跑一趟，只為了跟你分享他的喜悅。

「重點不在於物品本身，而是他們對我們醫院和團隊的高度肯定。這種暖心的溫度遠遠超越金錢或是任何貴重的禮品、物質，也是身為雲林分院一份子引以為傲的甜美果實。」

李亭逸說，雲林每年約有一百多例需要動手術的鼻竇炎病例，有了立體定位導航系統的協助，醫師能做得更多、更好，患者也能更安心的接受手術。

他回憶，曾有一位住在南投竹山的患者，因雙側慢性鼻竇炎困擾多年，在附近診所與醫院做過各種藥物治療，症狀仍然反反覆覆，想動手術又因為擔心併發症而躊躇不前。後來他偶然聽到朋友在雲林分院接受立體定位導航的鼻竇手術經驗，術後效果與恢復狀況都很理想，他抱著忐忑的心情前往諮詢，經過醫師詳細解說，終於下定決心接受手術。

　　後來，這位病人恢復得很好，長期困擾他的鼻竇炎問題也總算獲得解決，「家屬與病人都很感謝我們醫院能提供他們不輸都會區的設備與醫療，省去他們的舟車勞頓之苦，」李亭逸說，這就是支持他留在雲林的動力來源。

　　「一談到要在醫院工作，大多數的人仍然希望到都市裡的醫院工作，畢竟鄉下醫院總是讓人聯想到設備不足、生活單調……，但是我們雲林分院這幾年一直在成長，不論硬體設備的擴充還是醫療人員的教育訓練，都做得非常好，我對我們醫院充滿期待跟驕傲；更值得一提的是，雲林的人情味濃厚，鄉親們十分親切，跟病人相處起來就像家人一樣自在。」

　　行醫生涯難免有挫折、疲憊的時候，病患與家屬的肯定與關懷，陪伴李亭逸撐過了很多次難關，「我想這也是我留在雲林最大的動力吧！我也希望自己將來能持續在臨床上，為雲林這個地方貢獻所學。」

（文／黃筱潔）

13
工作強化訓練
幫患者更快重返職場

「受傷以後，很怕自己沒辦法繼續工作，每天心情都很低落，對未來茫然……」

37歲的阿武（化名）是雲林縣一處養豬場工人，2020年因工作時不慎遭廚餘蒸煮槽高溫燙傷，導致下肢燒燙傷，腳指頭也有部分截肢。為了家庭生計，傷後的阿武一心想要趕快回到養豬場工作，也接受了完整的醫療復健治療，但臨床評估難以復原至傷前狀態，復工之路受阻。

轉至臺大醫院雲林分院「工作強化中心」（簡稱工強中心）後，阿武配合治療師所給的建議，開始接受工作能力分析和職務再設計介入，利用漸進式的訓練模式與工作模擬練習，三個月後順利回到養豬場。雖然工作量無法跟從前一樣，不過已經能夠符合老闆的要求，後續六個月的追蹤期，工作結果亦相當順利，阿武總算重拾笑容。

▌掌握傷後剩餘能力

「雲林縣在大家刻板印象中是農業縣，但其實這裡有全國最大的石化工業區，且除了現有數個工業區，雲林科技工業區中部科學工業園區虎尾園區也在持續開發中，」臺大雲林分院工強中心計畫主持人陳信水說，為照顧雲林地區眾多勞工的健康，雲林分院首開當地醫療院所先河，在 2016 年成立「職業傷病防治中心」，由職業醫學專科醫師組成專業團隊，提供各項特殊健康檢查、臨廠服務、健康促進與職業傷病醫療諮詢。

「成立五年多以來，一共診治近 6,000 位職業災害勞工，」雲林分院環境職業醫學部主任杜宗禮指出，中心整合院內、院外（網絡醫院），每週開設 12 ～ 13 診職業傷病門診，依照各項職業傷病需求，提供完整服務。

「勞工受傷後，不應等到幾近完全恢復才開始嘗試復工，那樣對個人身心、家庭經濟，可能都是很大的負擔，」他談到，「如果勞工可以了解自己傷後的剩餘能力，就不至於浪費一段等待的時間和金錢。」

所以，隨著職災個案傷病的狀況逐漸穩定，雲林分院職傷防治中心便會開始評估個案的工作能力。此時，有些雇主也會開始介入，協助個案復工，如果個案的身體活動能力還無法滿足工作需求，就會以配工或漸進式復工方式讓個案回到職場。

更進一步，2017 年時，時任臺大雲林分院復健部主任梁蕙雯成立了雲嘉投地區第一個、也是唯一一個工強中心，結合職傷防治中心、各醫療科部、復健團隊等，提供勞工單一窗口的照護、急性與亞急性期的治

療，並評估患者未來復工是否需要其他的協助，讓職災勞工可以盡速返回職場。

在此之前，「從彰化基督教醫院以南到台南成大醫院以北，民眾若有復工評估或訓練需求，都得舟車勞頓到外縣市，」陳信水說。

▌幫患者漸進式重返職場

針對無法完全復工的個案，職傷防治中心會協助個案轉介到雲林分院的復健部或工強中心，進行復健治療、工作強化訓練或工作能力評估，再於門診中由醫師協助與勞資雙方協調復工、配工事宜，並開立診斷證明書，「我們是以幫助個案回到職場、徹底解決問題為目標，不是只有協助他們治療身體上的疾患而已，」杜宗禮強調。

從事美髮業三十五年的張女士，就是其中一個例子。

近兩、三個月，她感覺右肩痛、右手舉不起來，在雲林分院復健科進行一般復健治療，但改善效果有限；轉到骨科，確診為右肩旋轉肌袖症，但開刀後休養一段時間，還是沒辦法回復原本的工作能力。

後來，雲林分院骨科將張女士轉介到職傷防治中心，確定是「職業性旋轉肌袖症候群」，也就是確定是因職業造成的傷害。之後，中心為她開立「職業病評估報告書」，送到勞工保險局審查，成功申請到職業傷病給付；最後，再將她轉介到工強中心接受訓練。

兩個月過去，張女士的工作能力恢復，重新返回職場，繼續從事美髮業。

根據雲林分院統計，職傷防治中心協助復工總人數約 600 人，其中

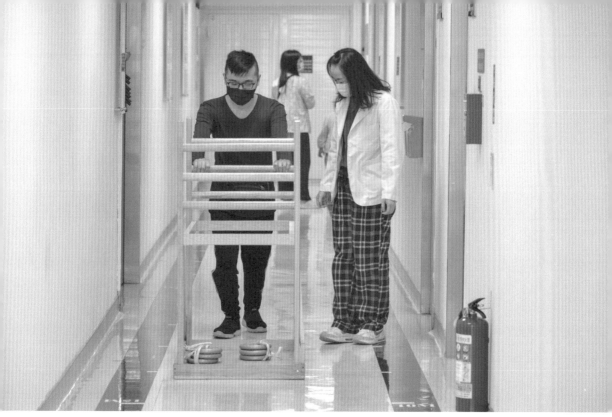

臺大雲林分院的工作強化中心，結合職傷防治中心、各醫療科部、復健團隊等，提供勞工照護、治療及未來復工等協助。

轉介至工強中心的職災勞工約有 100 位，成功回復職場比率約 50％至 60％；其中，勞工不僅回到職場，還是回到原公司、原單位的比例，更高達近 85％，顯示職災勞工接受工作強化訓練的重要。

▒ 協助度過復工前的煎熬

這天，40 歲的劉先生向臺大雲林分院工強中心團隊道謝，因為在團隊協助下，他即將重返職場。

劉先生從事助理工程師工作，2021 年時，在上班途中騎機車與轎車擦撞，導致膝蓋受傷，偏偏他的工作需要在廠區走動，巡視設備、調整儀器，經常要上下樓梯，或需要以蹲姿或跪姿進行，但膝蓋受傷讓他連走路都困難，何況是更有難度的動作。

「這樣，我還能回到原本的工作嗎？」害怕自己可能失業，劉先生從受傷以來就一直心情低落，即使知道有機會復原，但在真正復工前，日子還是倍感煎熬。

雲林分院工強中心團隊為了解他在職場上遇到的障礙，實際進入工廠訪視，依據他的工作需求，拆解並設計一連串復健動作。

經過兩個月密集且客製化的工作強化訓練，劉先生每週復健兩次、每次訓練 2 小時，終於成功克服膝傷，爬高、爬低動作變得熟練。

「看到劉先生能順利行走、上下樓梯，好像把中斷的人生又連結回來，很為他高興，」陳信水說，「每一次看到職災勞工經由工強中心協助，回到原職場復工，都會充滿感動。」

▌重設家庭經濟支柱

台灣每年申請職業災害給付的人數達五萬多人，每年雲林縣也有上千個職災案例，許多勞工在傷病之後，即使接受了完整醫療與復健，仍然會因為能力不足、疼痛、沒有信心，或者害怕再受傷，無法順利返回職場。

即使個人有意願復工，但是因為不知傷後能力是否可負擔原工作，常會等待病情完全復原才嘗試復工，然而在這段醫療狀況穩定至完全復

原的過渡期，除了受傷後所造成的工作能力損失，也因在等待復工時不敢活動，體力或肌力逐漸退步，甚至耗費大量的時間、金錢、醫療與社會資源。

「工強中心的目標就是要讓勞工順利復工，盡可能降低相關的醫療花費和社會成本支出，」陳信水說，從 2017 年迄今，雲林分院工強中心已服務 109 例個案，其中有 95 人成功復功，復工率為 87%。

「當一個勞工能順利復工，幫助的不只是他個人，很可能是救了一整個家庭，特別是很多職災勞工都是青壯年，是整個家裡的經濟支柱，這意義更是非凡，」陳信水說。 （文／黃筱珮）

14

制定有效輸血策略，
MTP 守護創傷病人安全

晚上十點，臺大雲林分院急診室收到一位騎機車自摔導致顱內出血的 28 歲男性病人，檢查後發現有肝裂傷及腹腔積血的情形，因失血嚴重需要緊急輸血……

消息傳來，雲林分院大量輸血流程（Massive Transfusion Protocol, MTP）立即啟動，為病人持續輸血，到隔天凌晨一點十分總共輸了十單位紅血球濃厚液。歷經將近 2.5 小時不停「灌血」，總算將病人從鬼門關前拉了回來。

▍雲林首創且唯一

這樣的案例在臺大雲林分院中屢見不鮮。重大車禍等事故傷害占雲

林地區十大死因的第六位，創傷後大量失血又是主要致死的原因，因此「輸血治療」也就成了雲林分院相當迫切的需求。

「從前雲林地區真的很欠缺外傷醫療資源，」臺大雲林分院檢驗醫學部主任謝月貞回憶，2016 年後，副院長馬惠明到任後，特地將臺大醫院緊急醫療專業帶到雲林分院，培育在地專業團隊。

2016 年 9 月，「跨團隊外傷中心」成立，成為雲林地區唯一具有急重症外傷急救能力的團隊，「而重症外傷病人時常需要大量輸血治療，所以又推動建置 MTP 系統，成為雲林地區的『首創』與『唯一』，」謝月貞說。

兩個月後，2016 年 11 月，在馬惠明主導下，結合檢驗醫學部、外傷中心、急診醫學部不同專業，參考臺大總院 MTP 架構逐步修訂，歷經半年多團隊討論調整，終於在 2017 年 4 月完成了專為雲林分院量身訂做的特有 MTP 流程。

一鍵啟動，輸血也有黃金比例

什麼是 MTP ？和以往的輸血流程有什麼不同？

「傳統的大量輸血流程，第一線救護同仁除了必須急救和醫療，還需要在面對龐大壓力時，在極短時間做出各種輸血醫療決策，例如：需要輸注何種血液成分、需要多少數量、病人輸注後要做哪些生理檢驗……，複雜且繁瑣，」謝月貞說。

現在，「MTP 的原則是要做到『有效率的輸血』，配合資訊系統設計，可以提供一個對病人最好、最及時，甚至是最佳時間點的輸血策略

方案，迅速將必要的血品輸到病人體內，為第一線救護同仁爭取更多救治時間，」她補充指出，「我們有一套量身訂做的 MTP『緊急大量出血病人輸血電腦輔助流程』，簡化了臨床端的血液提領流程，只要一個按鍵就能啟動執行。」

謝月貞解釋，救治小組只要按一個「MTP 啟動」按鈕，血庫就會同步收到簡訊通知，醫檢師立刻啟動「MTP 三人小組」，「MTP 會自動帶出血品供應的『黃金比例』，包括：血品種類、數量等，從血庫一箱箱打包送出，讓救治小組可以最短時間輕易、快速輸注比例平衡的血品，進而改善急性大量出血病人的急救預後狀況，提升病人存活率。」

另外，「系統還能自動追蹤檢驗項目，」謝月貞指出，「透過這個功能，在處置大量出血病人期間，得以盡可能維持患者生命徵象與血行動力學的穩定，讓臨床醫療團隊能夠專注做好創傷病人的急救處置，沒有後顧之憂。」

在大量輸血後，患者可能出現併發症，例如：體溫變化、凝血病變、酸中毒等，所以，「我們在流程中加入了凝血功能、血色素、血液氣體等多項檢驗監控，能夠做病人血液管理與調配的工作，以及負起輸血建議的責任，」謝月貞說。

▍開關院際供血綠色通道

有完善的急救輸血系統，若缺乏供血來源也是徒勞。

「雲林地區醫療院所的血源，主要還是得靠台中捐血中心，」謝月貞直言，「比起其他大都會，雲林縣屬於醫療資源不足地區，鄰近雖有

雲林捐血站,但營運時間只到下午五點,並且未供應血小板及減除白血球血品;而且,即使有符合需要的血源,但來回雲林分院和台中捐血中心的車程就需要兩、三小時。」

然而,「雲林分院是雲林地區唯一的重度級急救責任醫院,為了確保在緊急狀況下供血無虞,同時也肩負了雲林地區醫療院所血品緊急調度的備援任務,我們與捐血中心、鄰近醫院(如:成大斗六分院、天主教若瑟醫院、彰基雲林分院、中國北港附設醫院)建立『血品院際轉供綠色通道』,直接將血品轉入對方醫院血庫,毋須再透過捐血中心,」謝月貞說。

此外,「我們也在 2021 年 10 月完成網絡內『血庫調度平台』,將

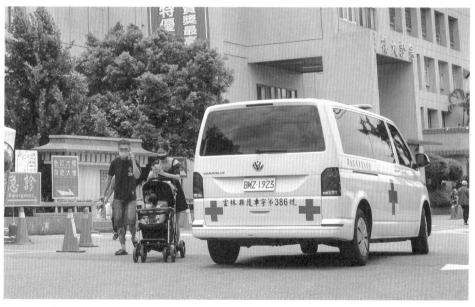

2016 年「跨團隊外傷中心」成立,是雲林地區唯一具有急重症外傷急救能力的團隊。

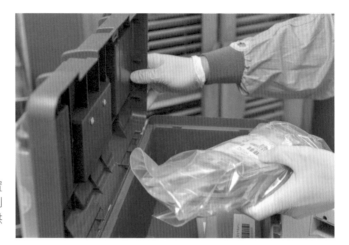

臺大雲林分院推動建置
MTP 系統，原則是要做到
「有效率的輸血」，提供
對病人最好的輸血方案。

血品院際轉供綠色通道由鄰近醫院擴展至婦產科診所，」謝月貞說，這
樣既保障了病人安全，也為患者減輕額外車資負擔。

慢一分鐘，死亡率增加 5%

謝月貞指出，從 MTP 啟動到第一份血品抵達，每延遲 1 分鐘會導致
死亡率增加 5%，因此為搶救出血病人，血庫必須在最短時間內提供必
要的血品輸注。

「雲林分院從 MTP 按鈕啟動到取得第一份血品，平均時間為 6.44
分，供血時效遠優於『美國外科醫師學會創傷質量改進計畫（ACS
TQIP）最佳實踐指南』要求的 15 分鐘，」謝月貞說。

「ACS TQIP 是由全世界最大的外科醫生組織——美國外科學院

(American College of Surgeon) 所制定，能優於這項指標是值得驕傲的，這代表團隊長達五年來的努力獲得國際肯定，也讓我們在 2019 年獲得『國家品質標章——特色醫療組』認證，」談起這些在國內外都令人讚嘆的成績，她的眼神閃閃發光。

不過，更重要的是，在醫院急診室裡，搶救生命是十萬火急的大事，「檢醫部的 MTP 團隊掌握的是一套以『醫者仁心』為出發點的系統，我們未來更要善用它，守護雲林的緊急救護，期望讓來不及說再見就意外殞逝的悲劇降到最低，」謝月貞鄭重的說。　　　（文／黃星若）

15

落實分級醫療，
完善地區照護網

「大醫院看大病、小醫院看小病」其實也就是「分級醫療」的概念。只是，儘管多數人已經十分熟悉這句口號，卻未必能完全落實。

「從院內近三年的資料看，上轉到大醫院看診的民眾，只有約三成可以成功下轉回基層院所繼續接受治療，」臺大雲林分院門診部主任陳彥甫以數據分析，道出雙向轉診的現實。

然而，雙向轉診機制是落實分級醫療的關鍵。

所以，「我們要做雲林基層醫師堅強的後盾，不是和基層醫師搶病人，而是要照顧基層醫師無法解決的困難個案，」臺大雲林分院院長黃瑞仁曾多次如此強調。

以最新的統計資料看，落實雙向轉診後，2019 年 5 月至 2019 年 8 月，雲林分院下轉至西醫基層診所的案件數共 2,862 件，在南區區域醫

院中排名第二，九十天內回轉至合作診所的比率，也由實施前的 11.7％
上升至 41.16％。

　　這個成績，是臺大體系中做得最好的，但走到這一步並不容易。

　　簡單來說，分級醫療是藉由醫療體系的專業分工分流病人，讓醫
療資源應用更有效率。但實際的情況卻是，「在雲林，許多民眾經常為
了拿幾顆慢性用藥，到大醫院排隊等候看診，就醫時間長、看診花費也
高，」陳彥甫說，「這不僅反映出現行雙向轉診的難以落實，也可解釋
為何大醫院門診量一直居高不下。」

　　然而，即使區域醫院和醫學中心醫師想要將穩定病人回轉至基層院
所，也缺乏良善好用的轉診平台，且基層院所要將患者上轉也難免有所
疑慮。

　　「基層院所的醫師擔心，病人轉診到大醫院之後就『有去無回』，
或是大醫院的檢查報告總是曠日費時，無法暢通分享給基層院所，有臨
床問題也缺乏管道和大醫院的醫師溝通，增加接續照護病人的難度，」
陳彥甫認為，「最根本的問題，就是基層院所的醫師，和區域醫院、醫
學中心的醫師缺乏互信合作的基礎，也缺乏有效率的轉診機制可以配套
辦理。」

逐步營造互信機制

　　為了解決問題，「我們拿出十足誠意，」陳彥甫指出，雲林分院從
2018 年就開始每季召開與基層院所的對話交流座談會，聽取醫師們的建
議。隨著合作的基層院所愈來愈多，雲林分院更進一步結合雲林地區的

基層院所，成立「雲林雙向轉診醫療聯盟」，強化「雙向轉診」和「垂直下轉」的機制。

對外如此，對內也不遺餘力。

「我們協同相關科部成立『分級醫療推動小組』，由門診部、家庭醫學部、資訊室、醫療事務室及祕書室等單位組成，展開跨部會合作，」陳彥甫說，小組每月召開分級醫療推動會議，商討改進策略，也同時邀約專科醫師及基層醫師加入討論，試圖了解不同醫師的觀點及立場、病人轉介過程中擔憂的問題以及遇到的困難，擬定多種策略來優化轉診的方式。

譬如，在掛號方面，陳彥甫指出，雲林分院建立了專門的轉診掛號窗口，早晚均有4支專線，確保需要進一步診斷和治療的基層醫療院所病人，能夠掛到號至雲林分院看診；另外，雲林分院門診部也在2018年年初推動「轉診病人優先看診方案」，改善轉診民眾至大醫院等太久及掛不到號的窘境。

▍建立制度，鼓勵轉診

為了徹底推動分級醫療，臺大雲林分院從觀念推廣著手。

譬如，「我們設法讓院內醫師們多了解並運用轉診，」陳彥甫說。

他談到，雲林分院在主治醫師座談會和科部的晨會中不斷宣導，讓院內主治醫師知悉轉診方案及相關策略，像是電腦系統的提醒、減少轉診病人慢性處方籤開立等，院內醫療資訊系統也建立轉診病人的提示畫面，提醒醫師評估轉診病人是否有回轉基層院所的需求。

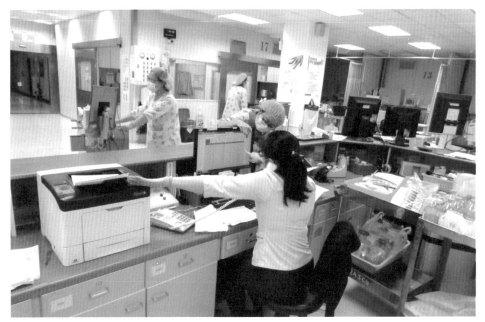

落實分級醫療，就能分工分流病人，讓醫療資源應用更有效率。

　　所謂「重賞之下必有勇夫」，雲林分院祭出的多種配套措施，也包含了金錢獎勵。

　　「我們提撥轉診獎勵金給轉診醫師及診助，鼓勵大家共同落實轉診策略，」陳彥甫指出，醫師每開出一張轉診單，可獲得 100 元獎勵金，成功轉診至基層院所可再獲得 300 元獎勵金。

　　又比方，雲林分院的轉診中心會專案處理轉診個案，協助病人轉入及後續病人就醫及轉診動向追蹤，並協助病人掛號回基層院所，也會針對病患的意見追蹤處理、進行患者滿意度後續調查，並且透過在候診區

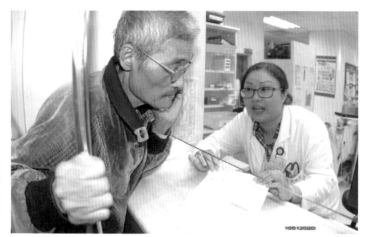

臺大醫院建立病人互轉、資訊互通的醫療網絡，希望可以更全面照顧每一位鄉親的需求。

播放、張貼資訊海報等方式，對民眾宣導分級醫療政策，以及「雙向轉診」和「垂直下轉」的概念。

不僅如此，雲林分院還引進了臺大體系的資源。

▌打造平台，暢通轉診管道

2018 年時，臺大醫院成立「醫療體系星月計畫健康照護網路」，目標是建立病人互轉、資訊互通的醫療網絡。

陳彥甫提到，藉由這個專屬的電子資訊平台，除了原有的門診轉診功能，還可提供合作院所醫師臺大醫院的掛號名額，增加成功上轉的機率，「每個診均提供兩個轉診名額，以 2021 年為例，診所從星月平台直接掛號的便有 75 件，由轉診護理師協助轉診保留掛號的也有 328 件，

合計在總轉診數 4,532 件中約占 8.89％。」

　　同時，合作院所的醫師也可在符合資訊安全規範的環境下，查詢轉出、轉入的患者病歷資料，妥善銜接醫療照護工作，避免資訊與醫療落差，確保用藥內容等的一致性。此外，照護網也可擴及醫院急診病人和住院病人的轉出與出院準備規劃，直到順利銜接至合作院所機構。

　　「除此之外，雲林分院推動『雙主治醫師』策略，以定期餐會形式，讓分院的高門診量醫師群與地方基層醫師交流會談，增加熟悉度，為未來的合作建立互信基礎，」陳彥甫說。

　　多路並進的結果，合作聯盟逐漸展現成效。

　　「透過活化雙向轉診，讓轉診病人能夠安心回歸社區，接受基層醫師照護，民眾、基層診所、區域醫院和醫學中心都能獲益，」陳彥甫指出，「目前已有約 130 家診所加入雙向轉診聯盟，超過 70 家診所可使用星月計畫平台，以『雙主治醫師』的概念，一起照顧雲林鄉親。」

　　回顧這段期間的努力與成效，他期待：「在雲林分院帶領下，已張開的地區健康防護網，能更全面照顧到每一位鄉親在醫療上的需要。」

（文／黃星若）

16
建立多專科團隊，
提升消化道癌症治療成效

　　攤開國人十大死因統計，惡性腫瘤（癌症）近四十年來始終高居第
一。其中，結腸、直腸和肛門癌是發生率最高、死亡率第三高的癌症，
為此所苦的患者非常多。如何及早發現、及早治療，減輕病人的不適、
改善癒後、提高術後生活品質，是醫界長年努力的目標。

　　署立雲醫在 2004 年 4 月改制為臺大醫院雲林分院之後，就成立大腸
直腸外科，積極投入癌症診療醫學發展。原因之一，便是那裡的病患確
診大腸直腸癌的平均年齡較高，而因為就醫行為較晚，癌症期別也多半
比較晚期，再加上年紀大、社會經濟地位較差，選擇保守治療的比例也
比較高，為了改善這樣的情況，雲林分院在 2007 年成立腫瘤醫學中心，
是雲林地區唯一能提供完整癌症診療服務的醫院，也自我期許要成為在
地居民的守護者。

這個願景，靠著許多熱血醫護人員的努力，一步一步向前行進。

▍突破大腸癌治療瓶頸

2006 年，賴鵬升結束臺大外科訓練，自願回到離家鄉嘉義民雄不遠的臺大雲林分院服務。翌年，他的恩師，也是國內腸癌治療權威、臺大醫學院外科專任教授梁金銅來到雲林，接掌新成立的腫瘤醫學中心主任，為中部地區帶來腹腔鏡手術再進化的助力。

如今已是臺大雲林分院一般外科主任的賴鵬升回憶，他剛到雲林時，發現當地的大腸直腸癌手術仍以傳統剖腹治療為主，腹腔鏡手術不像總院一樣發達，「好在梁金銅教授隔年就來了，在老師的指導下，大腸直腸外科團隊對腹腔鏡和大腸直腸手術有了進一步的了解與熟悉，可以順利以腹腔鏡手術治療，患者不必再因為想做微創，而必須離開雲林求醫。」

為了讓中部地區的患者也能獲得「微創傷口、完整治療、個人化診療計畫」的高品質照護，臺大雲林分院不惜巨資，引進雲林唯一的肛門微創手術，無法透過大腸鏡切除的早期直腸腫瘤，因此可以免於切除腸道，提升肛門保留率，而大腸直腸癌患者也因為有了腹腔鏡與單孔腹腔鏡手術、機器手臂大腸直腸癌切除手術，得以縮短住院天數、減緩術後不適，提早回復正常生活。

除了技術升級，雲林分院的儀器設備等也同時更新，包括：高清晰特殊大腸鏡系統、手術用 4K 腹腔鏡影像系統、3D 影像系統、機器人手術系統、放射治療的極速刀，以及各種癌症基因篩檢及標靶治療等高端

藥物，逐步到位。

值得一提的是 2019 年 7 月引進的「紳漢機器手臂系統」，賴鵬升認為，透過這款新型機器手臂系統進行的微創手術，降低了許多手術風險，讓許多以往可能因為年齡或身體狀況考量，難以接受手術治療的病人，有了更適合的選擇。

他進一步說明：「傳統腹腔鏡手術有器械上的限制，特別是手術器械有點像筷子，無法如手腕般靈活轉動，提高施行微創手術的難度及風險；紳漢機器手臂系統有動眼追蹤、3D 影像系統和觸覺回饋系統，醫師可以直接看到三維立體、高解析影像，提升手術視野，還可以旋轉手術器械，撥離組織時更輕巧、安全，縫合器官時也更輕鬆、精準。」

臺大雲林分院副院長馬惠明補充，決定採用紳漢系統後，「機器手臂小組」團隊成員陸續到美國、義大利取經，並參加相關研討會，與國際接軌交流，裝機後也邀請國外專家進行臨床指導，現在雲林分院施行機器人手術已十分純熟，也把成果發表到國外相關醫學會。

建立多專科醫療團隊模式

先進的醫療設備，要有不斷精進的專業醫療團隊，才能運用得宜、發揮最大效果。臺大雲林分院結腸、直腸和肛門癌治療，由跨科別、多專科的醫療團隊主責，運作模式相當細緻。

2010 年 3 月，臺大雲林分院針對結腸、直腸和肛門癌治療，由外科部、內科部、腫瘤醫學部、病理部、影像醫學部、護理部、營養部等跨科別人員組成多專科醫療團隊，透過各科部的整合討論，確認個案診療

照護流程；2013 年 8 月再加入胃癌醫療，整合為消化道癌團隊，「我們每兩週開會一次，從未中斷，」賴鵬升說。

　　開會時，由主治醫師進行個案報告，再由團隊成員針對近兩週新診斷的個案逐一討論，提出相關建議、建立診療共識。會議討論重點不僅著重於個案的診斷、癌症分期及治療策略擬定、確認手術或化放療相關合併症進行是否需要做重大事件評估，也藉由個案管理師收案資料、癌

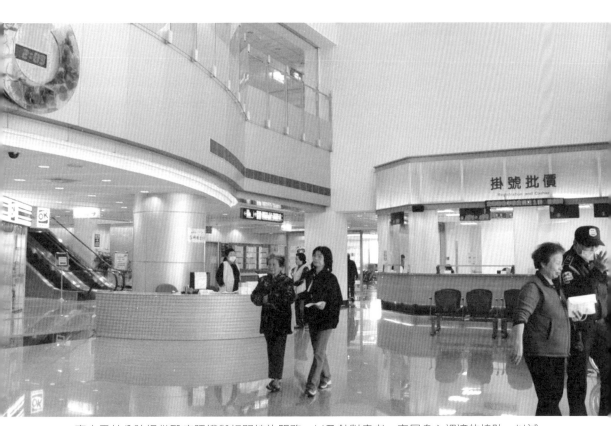

臺大雲林分院提供醫療照護與相關諮詢服務，以及針對患者、家屬身心調適的協助，以減輕治療帶來的壓力和不適。

臺大雲林分院 2019 年至 2021 年大腸直腸癌留治率

年度	收案量	完治率	留治率
2021 年	158	100%	94.9%
2020 年	152	100%	92.7%
2019 年	154	97.1%	90.3%

（資料來源：臺大雲林分院一般外科主任賴鵬升）

症登記資料，以及核心指標統計來檢討、訂定改善項目。另外，也會討論院內癌症醫療委員會及腫瘤醫學中心指派任務的執行策略，並定期針對相關監測指標進行成果報告與檢討分析。

「臺大雲林分院的留治率，從 2019 年的 90.3％提升至 2021 年的 94.9％，完治率更達到 100％，」賴鵬升欣慰的說，「這不僅代表治療看見成效，更代表病患及家屬對院方的肯定。」

求才、留才仍是挑戰

賴鵬升認為，多專科團隊的介入，可以對中、低位直腸腫瘤做更仔細的評估、制定詳盡的治療計畫，加上放療、化療緊密結合，與精益求精的手術技術，「直腸癌病人接受腹腔會陰聯合切除手術（APR）的比例由 20％降至 10％，提高病人肛門保留機會，大幅改善直腸癌病人術後的生活品質。」

不過，要建立這樣一支多專科團隊，是很艱鉅的挑戰。

賴鵬升分析：「完整的治療團隊，包括：腫瘤科、消化內／外科、

放射腫瘤科、病理科、影像醫學部及核子醫學科、專科護理師；病人接受治療中、治療後，患者和家屬需要個案管理師、營養師、造口護理師、心理諮商師、社工人員等，全程提供醫療照護及相關諮詢服務，協助患者、家屬身心調適方面的協助，減輕治療帶來的壓力和不適。」

「但是，跨各醫療科部團隊組成不易，各醫療部門的時間常無法配合，是實際執行上最大的困擾；此外，雲林終究還是醫療資源相對貧瘠的地區，醫護人員招募及養成訓練不易，如何留住人才也是個考驗。」

賴鵬升不諱言：「臺大雲林分院雖不惜重本大力招募、培訓各專科醫師及造口師、心理師等團隊人才，但如何讓專業人才願意持續留院服務，仍是需要長期努力的目標。」　　　　　　　　（文／黃筱潔）

17

加護病房團隊
強化重症治療力

　　加護病房，一個和死亡只有咫尺之遙的地方。醫護人員盡心盡力，以最好的藥物、最佳的儀器和最悉心的照護，從死神手上搶人。

　　臺大醫院雲林分院加護病房團隊的成立，讓素有醫療沙漠之稱的雲林，有了實實在在的救命綠洲。自從臺大醫院接管署立雲醫至今，十八年來，加護病房團隊堅守著雲林這塊醫療貧瘠的土地，讓急救醫療照護不再是雲林地區海市蜃樓的空想。

▌建構急救照護藍圖

　　「為了提升偏鄉醫療品質、讓醫療更加普及，我們不斷將規模擴大，」臺大雲林分院加護病房主任周建宏表示，2007 年時，雲林分院斗

六院區的加護病房床位由原本的 22 床擴建至 32 床，並且在虎尾院區增設了加護病房 18 床。

為加護病房投入了諸多心力與人力，雲林分院在 2013 年通過重度級急救責任醫院評鑑，成為雲林縣唯一重度級急救責任醫院，自此擔負起雲林縣後線醫療任務。

然而，雲林地區由於人口高齡化，對加護病房床位的需求與日俱增。為了讓偏鄉重症患者免去舟車勞頓之苦，在家鄉便能獲得完善的醫療照護，雲林分院決定投入更多資金與人力，在 2019 年大幅擴建斗六院區的加護病房。

「原本的 32 床重症病床擴建至 38 床，並增設了全雲林縣唯一的燒燙傷中心，一步步壯大雲林的醫療網絡，」周建宏說，「這間燒燙傷加護病房對雲林來說意義非凡，因為這裡有許多工業區，更有亞洲最大的石化工業區，之前卻完全沒有燒燙傷加護病房，一旦發生事故，只能外送到彰化救治。」

雲林分院將這個缺憾補足了。

耗資 1,500 萬元設置的醫學中心等級燒燙傷加護病房，麻雀雖小，五臟俱全，讓雲林的燒燙傷救護多了一分保障，也逐步為當地建構起急救照護藍圖。

▍加強重症醫學人才培育

除了完善硬體設備，對加護病房團隊來說，人才的培育相對更加重要，畢竟若空有硬體設備，卻沒有專業重症醫療團隊，依舊是巧婦難為

無米之炊。因此,從 2008 年起,臺大雲林分院就建立了加護病房專責主治醫師制度,由加護病房專科醫師照護重症病人。

周建宏表示,重症病患的照護,除了需要耗費大量心力,值班體力的耗損更是一大考驗,如此嚴苛的工作條件,成為重症照護的一大門檻,讓許多年輕醫師及護理師望之卻步,因此,雲林分院給予優渥的重症津貼待遇,希望促使年輕醫師及護理師能持續投入重症照護。

2015 年,雲林分院更申請成為重症專科醫師訓練醫院。

「 如此一來,有志於重症醫學的醫師可以在雲林分院受訓,」周建宏分享,「 除了免去奔波他院訓練的辛勞,更希望藉由雲林分院的訓練,將優秀的醫療人才留在雲林。」

▍幫助非洲部落成立加護病房

除了培育自己的人才,臺大雲林分院甚至幫助遠在一萬兩千公里外的非洲部落,建立起屬於自己的當地的第一間加護病房。

故事的起源是在 2017 年。

周建宏回憶,那時雲林分院胸腔內科醫師王馨儀擔任台灣醫療團團長,遠赴布吉納法索提供醫療服務。在了解當地醫療狀況後,希望能幫他們建立起當地的加護病房,因此,台灣醫療團除了遠赴非洲讓醫療落地生根,還安排了布吉納法索的醫療團隊到雲林接受重症醫療訓練。

六個月實地的重症訓練,雲林分院加護病房醫師及護理師通力協助,為這群「 外籍學生」規劃了一套扎實的訓練課程,包括:判讀心電圖、使用呼吸器、監測血行動力學等,強化了學員的臨床知識及重症經

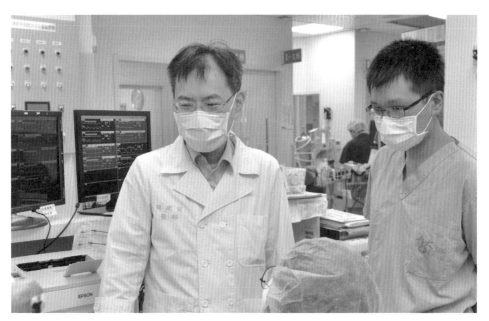

臺大雲林分院加護病房主任周建宏（左）表示，重症病患的照護，除了耗費心力，值班體力的耗損更是一大考驗。

驗，也在充實臨床技能後，給予醫療儀器採買的參考。

　　訓練結束後，布吉納法索這群醫療團隊帶著熟練的技能和滿滿的信心回國，替當地建立起第一間加護病房。「這趟交流訓練，無疑代表著台灣醫療技術向外推展的里程碑，」周建宏說。

在相互扶持中找到力量

　　近兩年來，新冠肺炎肆虐全球，在疫情衝破防線、大舉肆虐台灣之際，臺大雲林分院開始收治照護新冠肺炎病人，加護病房團隊理所當然

站在了第一線。

　　周建宏談到，一開始，在面對病情惡化、需要插管治療的重症確診病患時，免不了有點擔心害怕；過程中，還曾有病患出現「快樂缺氧」，患者體內血氧已經不足，本身卻尚未感到不適，這時要向他們解釋為何必須插管，就得花費許多功夫。

　　「從 2020 年的 Alpha 到 Delta、再到 Omicron，團隊所承受的壓力值絕非外人能想像，」周建宏說，為了強化第一線醫療人員的防護，雲林分院增設人力、建立起夥伴系統，每當醫療人員進出隔離病室、穿脫防護隔離衣時，都會給予協助與提醒，畢竟在疫情期間，醫護人員緊張、疲累太甚，更需要加倍小心，避免在照護過程中染疫。

　　沒想到，兵慌馬亂中，也有令人欣慰的時刻。

　　周建宏記得，有位新冠肺炎確診病患發生了快樂缺氧的情況，然而

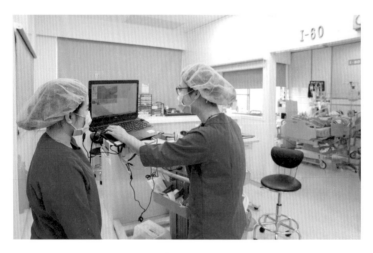

臺大雲林分院的醫學中心等級燒燙傷加護病房，讓雲林的燒燙傷救護多了一分保障。

當加護病房團隊穿著全身防護裝備、戴著窒熱的 N95 口罩，艱難的向病患解釋插管的流程和必要後，只見這位病患謹慎的面向醫療團隊，深深鞠了躬說：「拜託你們了！」

沒有歇斯底里和抗拒，這位病患把自己完全交給了救護團隊。周建宏說：「我們沒有講出口的是，病患誠摯的一鞠躬，和面對醫療團隊百分之百信任的眼神，給了當下疲累、緊張的團隊極大的鼓勵和安慰。」

這些，或許便是大家仍堅守第一線的信念所在。

背負病患和家屬們的信任，臺大雲林分院的加護病房團隊，將繼續守護這片土地，提供更多、更好的急救醫療照護。　　　（文／黃星若）

第四部

努力
一定會被看見

創新、服務、以病人為中心……

每一個獎項的肯定

都是努力付出的見證

01

阿波羅醫師
促進健康老化

　　「好家在『長青食堂』裡面有視訊醫療諮詢服務，那些『阿波羅醫師』有夠高明，幫我控制血糖，因為攝護腺肥大造成的頻尿問題也處理好了，現在身體舒服很多，晚上總算可以好好睡覺……」阿坤伯（化名）說。

　　「二伯母覺得自己很『勇健』，每次子女要帶她去健檢都被拒絕，直到阿波羅團隊到社區抽血檢查，才發現她的膽固醇超標，數值高到嚇人，趕緊拿著報告帶她就醫……」黃小姐說。

　　讓雲林長輩甚為感謝的「阿波羅醫師」，緣於 2018 年臺大醫院雲林分院開始推展的「阿波羅計畫」，透過在社區食堂安裝遠距視訊系統，協調在地診所成立「阿波羅醫師團」，以視訊醫療諮詢服務關懷長者，結合科技設備、飲食與運動資源，提升長者肌力與健康意識，避免

小病拖成大病。

這個全球首創的醫療計畫，獲得 2021 年「 國家新創獎 —— 創新醫護服務獎 」，也一舉得到日本政府內閣祕書處健康照護政策辦公室發起的「 健康老化亞洲創新獎 」（ Healthy Aging Prize for Asian Innovation ）銀獎佳績，讓雲林分院躍上國際舞台。

這個獲獎無數的計畫，一開始，是如何起心動念？

「『 阿波羅計畫 』的發想，是從我觀察到的長者困境，包含交通不便、欠缺足夠的健康知識、在社區不易獲得日常健康監測等，逐一摸索、設計的解決之道。」

臺大雲林分院副院長劉宏輝回憶，2016 年他到雲林服務，偏鄉醫療初體驗帶給他很大的思維震撼。

震撼一：患者比想像中更衰老

劉宏輝發現，同樣是為高齡病患看診，「 台北的老人感覺上『 沒有那麼老 』。」

台北的老先生、老太太到臺大醫院看病時，絕大多數都還能夠自己走進診間看診，所以在台北服務時，雖然已知人口老化是事實，但沒有感受到太大的「 刺激 」。

「雲林不一樣，雲林是『 台灣第三老 』的縣市，65 歲以上高齡人口占全縣的 19.85％（ 2022 年 2 月 ），老人家很多，」劉宏輝更直觀的感受是，在雲林遇到許多要借助輪椅，甚至要推著病床、戴著氧氣供應設備才能進診間的高齡病患。

看外表，他們真的相當衰老，可若問起實際年齡，卻比在台北看診常見的老先生、老太太少了十幾歲⋯⋯

「你可以想像我心裡所受到的衝擊嗎？」劉宏輝鄭重一問。

▌震撼二：平均 16 公里一個公車站

雲林長者就醫路途的困難曲折，也令劉宏輝難以釋懷。

剛到雲林時，有一天診間護理師突然要求劉宏輝「看診快一點」，他覺得很奇怪：患者不是應該都喜歡醫師慢慢的、仔細的和他們說明病情嗎？為什麼護理師卻要求他看快一點呢？

直到護理師對他解釋，才知道，雲林的交通實在太不方便，特別是在海線上，到雲林分院的公車，一天只有兩班，萬一趕不上回去的公車，或許就得花更多錢搭計程車，或請親友接送。

求知慾旺盛的劉宏輝拿著地圖、公車時刻表翻查，他發現，原來在雲林，平均 16 公里才有一個公車站牌，相較於雙北地區每 300 公尺就一座公車站牌，簡直是天壤之別。

「可想而之，在雲林地區，很多長者不到非常不舒服的程度，是不會到醫院看病的，自然也就增加了小病變大病、大病變重病的機率，」做為一個醫師，當劉宏輝面對這種情形時，除了心中惻然，還有更多的不捨。

在雲林的這些所見所聞，促使他持續思考，除了做一個診療者之外，能不能為這裡的長者多做什麼？甚至更宏觀看，能夠為台灣長者們再多做些什麼？

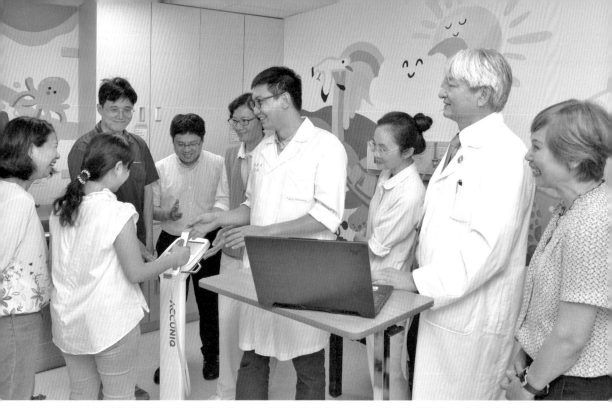

臺大雲林分院副院長劉宏輝（右二）提出「阿波羅計畫」，做為高齡研究中心的前導實踐計畫。

積極催生國家級高齡研究中心

人口老化問題勢不可擋，劉宏輝認為，在這樣的趨勢下，台灣不分城鄉，都應該讓每位長者有受到國家平等照顧的機會，安心在地老化。

「許多先進國家早已設立國家級的高齡研究中心，台灣也應積極趕上，」劉宏輝說，「我向時任臺大校長楊泮池提出建言，並於 2017 年提出《國家級高齡醫學暨健康福祉研究中心設立規劃構想書》，送到總統府做為政府高齡施政的參考依據，並且提出『阿波羅計畫』，做為高

齡研究中心的前導實踐計畫，希望透過雲林分院、基層診所、社區長青食堂等院內外團隊合作，協助長者健康老化。」

具體可以如何做？

雲林分院在社區及診所建立遠距視訊視備，長者有健康方面的狀況或疑問，都可以在社區共餐食堂直接連線合作的診所醫師，由醫師提供最即時的建議；若有需要，診所醫師還可以直接和雲林分院聯絡取得協助，甚至立即轉診。

「很多人好奇，為什麼命名為『阿波羅計畫』，」劉宏輝解釋，是因為他期待在這個前所未見的計畫裡，臺大醫院扮演類似美國國家航空暨太空總署（NASA）的角色，診所醫師就像阿波羅探測太空船搭載的太空人，在太空中執行任務遇到任何狀況，只要呼叫「Houston, we have a problem!」（休士頓，我們有麻煩！）NASA 就會立即接手並提供解決方案，也因此，診所醫師又被稱為「阿波羅醫師」。

「阿波羅計畫」在 2018 年正式上路，目前共有 13 個合作社區及 9位阿波羅醫師共同執行。

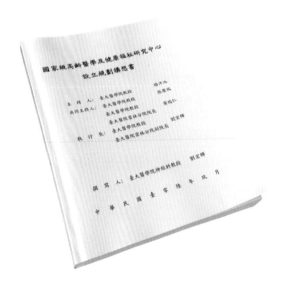

臺大雲林分院副院長劉宏輝，於 2017年完成《國家級高齡醫學暨健康福祉研究中心設立規劃構想書》。

以在地食材照護長者

「過去我們認為，務農者因勞力工作，肌耐力和體力應該相當不錯，但實際監測才發現，這些只是沒有根據的想像，」劉宏輝指出，「阿波羅計畫」執行至今，透過各項生理監測資訊分析，發現雲林縣長者衰弱比例偏高。

2019 年 3 月至 5 月，臺大雲林分院為一百多位長者完成生命徵象量測與衰弱測試，結果顯示，雲林縣 65 歲以上的社區長者，手部握力與坐站能力、走路速度等衰弱指數，有著極高比例屬於體能衰退狀態。

舉例來說，受試者中，將近七成長者握力落後於台灣其他地區同等年齡的長者，尤其，足部功能衰退更為嚴重，超過 65 歲者竟有高達 75％的人行走緩慢，還有半數長者屬於高血壓控制不佳族群；另外，有相當比例的長者有代謝症候群，體脂肪比例也偏高，分析其原因，可能是飲食不均衡所致，特別是蛋白質攝取不足以致肌肉量下降，造成體能衰弱。

臺大雲林分院神經部功能性主任張楷杰指出，「雲林縣長者多缺乏基礎保健觀念，平時飲食內容常以『吃粗飽』為主，不重視飲食均衡，也很少額外補充保健食品，但雲林為農業大縣，有豐富的蛋白質（蛋、肉等）產出，其實非常適合藉由日常飲食內容的調整，延緩長者肌少症狀況。」

那麼，如何把食材轉化為營養，為長輩補充不足？

「雞蛋是簡單且營養的蛋白質來源，具有取得且保存容易、烹調方式多樣等優點，」張楷杰說明，雲林分院採購在地友善生產的健康雞

蛋，推動「每日一蛋」計畫，提供到長青食堂共餐的長者做為額外蛋白質及優質膽固醇補充，同時還能提供良好的胺基酸及脂肪酸。

改善體能與知能

「透過阿波羅計畫，社區介入照護，長者的衰弱情況明顯獲得改善，健康知能（health literacy）也同步增加，」劉宏輝表示，據統計，臺大雲林分院各科門診，長者的使用量平均增加 14.2%，牙科門診甚至增加達 100%；而急診及住院的使用量則分別下降了 19.7% 及 3%，顯示長者就醫意願提高，不拖延病情，急重症發生率也隨之減少。

這樣的成果，讓醫療團隊的努力被看見，拿下不少國內外獎項，包括：2020 年「國家品質標章」、第十三屆 TCSA「企業永續卓越案例——醫院 HSR 永續方案獎」金獎等。

不過，一開始，「阿波羅計畫」推動得並不順利，包含長者本身，就是瓶頸所在。「最初要克服的困難，是如何接觸長輩，」劉宏輝解釋，偏鄉長輩的生活圈比較狹小，要讓他們接受這種結合科技與醫療的創新服務模式，必須要能打入他們的生活圈。所幸，雲林縣政府在各地建立長青食堂，才能順利透過食堂與長輩連結。

然而，許多長輩因為鮮少接觸科技設備，不知道如何或甚至無法使用這些服務。此時，為了能夠持續推進，團隊還必須幫忙解決問題。

例如，長輩沒有使用遠距儀器的能力，就改把儀器送到社區，讓比較年輕的照顧服務員或志工協助；又或者，長輩願意嘗試，卻沒有智慧型手機或網路，團隊人員便又投入心力，向熱心企業募得一批可以行動

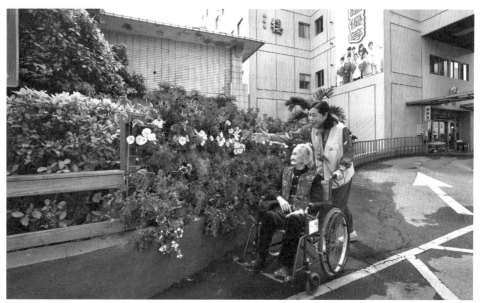
許多先進國家早已設立國家級的高齡研究中心，近幾年的台灣也積極趕上這波趨勢。

上網的手機，一併發送給長者。

展望未來，「與雲林分院合作的『阿波羅醫師』都是無償服務，」劉宏輝提到，「未來計畫持續進行，如何延續醫師群的熱情，繼而擴大他們能協助的範圍，是將來要努力的目標。」

阿波羅計畫上路後，總統蔡英文和行政院院長蘇貞昌曾先後到雲林分院視察，並稱許這項計畫，蔡英文還要求教育部和衛福部撥預算，在雲林成立國家級高齡醫學暨健康福祉研究中心。劉宏輝殷切期盼，「希望藉此加速國家級高齡中心為長者規劃未來，讓雲林、乃至全台高齡長者能在桑榆暮景的晚年，散發出華美的光輝。」 （文／黃筱珮）

02

腫瘤醫學中心
打破癌症治療困境

　　1999 年，雲林地區醫療資源不足，前雲林縣縣長蘇文雄罹患肝癌，北上臺大醫院治療，仍不幸於同年過世，得年 56 歲。

　　然而，這並非特例，醫療資源落後其他縣市，且年復一年，是許多雲林人心中的痛。

　　尤其，惡性腫瘤（癌症）蟬聯國人十大死因之首近四十年之久，而在近二十年前，罹癌的雲林鄉親，除了要忍受治療之苦，更要承受遠赴他鄉就醫的舟車勞頓。

　　遠地就醫是一條漫長的路，距離，便成為就醫的壓力與經濟負擔的來源。

　　情況，在十五年前略有改變。

　　臺大醫院雲林分院在 2004 年進駐雲林，大雲林地區（ 含鄰近雲林

的南投山區鄉鎮、彰化南邊鄉鎮，以及嘉義山區鄉鎮）開始有一位血液科醫師與一位腫瘤科醫師，但他們不是固定編制，而是每週由臺大總院到雲林分院支援。

雲林、南投唯一癌症認證醫院

臺大雲林分院於 2004 年成立後，有感於當地腫瘤治療資源的稀缺，決定設立虎尾院區並成立腫瘤醫學部，希望提供大雲林地區腫瘤患者一個更舒適的場域、更完善的治療環境。

2007 年雲林分院虎尾院區落成，在 2008 年建置腫瘤醫學中心，由大腸直腸外科教授梁金銅帶領，肩負起大雲林腫瘤醫療的使命，陸續在 2012 年、2015 年通過國民健康署的癌症診療品質認證，2018 年獲得醫策會「國家醫療品質獎」特色中心、2020 年獲得行政院「政府服務獎」等榮耀，至今仍是雲林與南投地區唯一通過癌症診療品質認證的醫院。

然而，攤開數據後發現，高度農業社會的雲林，人口外流嚴重，65 歲以上老年人口比率是全國第三，平均每戶可支配的所得是全國末段班。

臺大雲林分院腫瘤醫學中心主任陳若白歸納：「當地的腫瘤患者有兩大特色：數量多、發現晚，治療晚、放棄早。造成這些現象的原因，與當地患者多半屬於經濟弱勢不無關係，例如：居住地與醫院距離比較遠，導致就醫不便而難以早期發現、缺乏晚期安寧照顧資源而提早放棄治療等。」

榮耀背後，又老又窮是雲林的現況，如何是好？

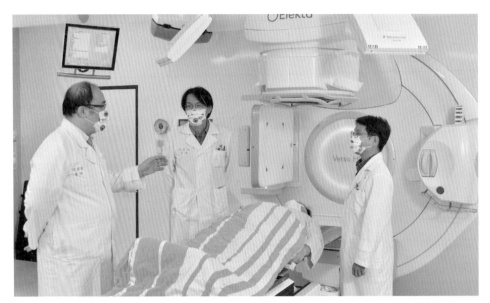

臺大雲林分院腫瘤醫學中心主任陳若白（左一）表示，為了解決腫瘤多、發現晚的問題，院方攜手衛生單位及民間機構推動大型社區篩檢。

▌深入社區，親推癌篩與衛教

「不管是遺傳或生活習慣導致罹癌，如果晚期發現，治癒率就相對較低，」陳若白分析。

肝癌是大雲林癌症死亡排序第一名，第二、三名則是肺癌、大腸癌；此外，過去發現晚期（第四期）癌症的比例近五成，以2015年至2017年為例，肝癌晚期比率為47.4％、肺癌58.9％、大腸直腸癌35.4％、口腔癌45.9％、攝護腺癌40.7％，其中攝護腺癌診斷第四期比率更高於全國平均。

為了解決腫瘤多、發現晚的問題，臺大雲林分院攜手衛生單位及民間機構推動大型社區篩檢，例如：與肝病防治學術基金會舉辦免費肝炎及肝癌篩檢、與肺病防治基金會針對特殊族群提供免費肺癌篩檢，以及與乳癌防治基金會擴大篩檢量能，進行 X 光攝影及超音波檢測。

另外，考量收聽廣播是雲林鄉親的日常，因此，安排醫生上新雲林之聲廣播電台進行衛教，「與其廣播賣藥亂亂講，不如醫師自己講，」陳若白說。

經過癌篩與衛教宣導，「晚期癌症的比例，普遍下降到三至四成；2018 年至 2020 年這段時間，肝癌為 36 ％、肺癌 49.5 ％、大腸直腸癌 25.1 ％、口腔癌 37.4 ％、攝護腺癌 27.3 ％，」陳若白說，「晚期下降，意味著早期發現者愈來愈多，未來，希望可以將晚期的發現比例降到三成以下。」

不過，他也強調：「雖然癌症治療是愈早治療、效果愈好，但晚期發現者，也毋須太早放棄治療。」

▌ 多管齊下，民眾不再放棄治療

晚期發現導致治療晚，但太早放棄，也是導致雲林癌症死亡率偏高的原因之一。

「癌症治療雖然有健保給付，但是還有其他衍生費用，雲林地區的患者可能因為經濟弱勢，或是家人不在身邊，抑或畏懼醫療等因素，很早就決定放棄治療，」陳若白無奈的說，「甚至，農業社會中有些人認為癌症是『上天對我的懲罰』，罹癌者不想拖累子女或其他家人，變得

自怨自艾，產生『不想活了』等念頭，都是導致在地民眾過早放棄的原因。」

想要解決這些問題，不能只有一種做法，需要整體思考。

「我們實施『個案管理領航計畫』，結合主動關懷小組和癌症資源中心，並且建立癌友溝通平台，陪伴病患走過抗癌之旅，」他談到，「像是雲林縣以往沒有癌症病友會之類的組織，腫瘤醫學中心就陸續協助成立婦癌、大腸直腸癌、肺癌、泌尿道病友會團隊。」

陳若白有個大腸癌晚期移轉肺癌的患者，原本喜歡出國旅遊，因為有大腸造口只能放棄。後來，他的病情漸漸緩和，經過與醫師討論，透過「腸腸久久」病友會得知照顧大腸造口的「撇步」，又能開心出國遊玩，而這位癌友也將自己照顧大腸造口的經驗傳承給其他癌友。

經過團隊的努力，過早放棄治療的情況終於有所改變。

▌留治率持續提升

大雲林地區每年罹癌民眾在雲林分院治療的比例，從 2007 年的不到三成，到現在每年接受診療的患者約 1,400 人，約占七成左右。「在我們這裡治療的病患沒有一個失聯，」陳若白自豪的說，「鼻咽癌、肺癌、乳癌、肝癌、大腸癌等癌症的留治率邁向九成，頭頸癌、鼻咽癌、食道癌與肺癌等癌症的完治率更逼近 100％。」

不僅如此，近幾年來，五大癌症的拒絕治療比率，「第一期至第三期都維持在 1％以下，第四期比較高，但也維持在 2％以下，」陳若白說：「我們的目標是全部降到 1％以下。」

當民眾願意持續接受治療，成果也逐漸顯現。

「以 2013 年至 2017 年的情況來看，患者五年存活率高於全國平均，」陳若白指出，「像是口咽癌的五年存活率為 47.44％，高於全國的 42.47％；女性乳癌為 87.62％，高於全國的 86.31％；第三期肺（腺）癌 44.14％，也高於全國的 35.1％。」

▌幫患者安心走完最後一段路

臺大雲林分院位於斗六與虎尾市區，但對沿海鄉鎮居民而言，交通距離仍舊不便。對不少人來說，直接到嘉義或台中搭高鐵北上，或搭客運直達台北，都比轉搭公車或搭計程車到斗六與虎尾方便。

還好，科技進步，地理上的距離已有辦法克服。

譬如，透過遠端聽心音、呼吸音等方式遠距諮詢，或是頭頸癌傷口感染、癌症腦脊椎轉移等神經急症，可以利用「安心雲林 e 院聯防」等，克服距離造成的醫療不平等。

不過，即使有了種種設計，醫療能力還是有其極限。

「我們能做的，就是讓患者在生命的最後階段，能夠安心、平靜，」陳若白說，「也就是要做好完善的晚期照護。」

雲林分院是大雲林地區唯一具有完整安寧緩和醫療團隊的醫院，包括：安寧病房、安寧居家、安寧共同照護，幫助癌末病人減輕痛苦，擁有生命的尊嚴與癌末生活品質，並且陪伴家屬度過哀傷，達到「死者善終，生者善別」，及時道謝、道愛、道歉與道別。

陳若白曾有個大腸癌晚期的患者，末期在安寧共照病房接受照顧，

但沒有插鼻胃管；在他過世前幾天，提出想回家吃飯的心願，院方也配合他，讓他完成最後的願望。

「以前的觀念是，無論如何要留最後一口氣送回家，」陳若白說，「目前已經有七成患者選擇『在宅安寧往生』，只有三成患者仍堅持採用傳統做法。」

▎無法「醫身」，也要「醫心」

癌症患者治療過程漫長，身心遭受難以言喻的折磨，家屬陪伴、照顧也承受許多壓力，不足外人道，陳若白卻很能感同身受。

陳若白的母親 50 歲罹癌去世，後來他選擇擔任腫瘤專科醫師，並把每位病患視如自己的家人，「即使無法醫身，也要『醫心』，讓病人在人生最後階段，享有尊嚴和快樂。」

身為癌症家屬與醫師的雙重身分，面對患者，他真正做到「視病猶親」，不僅主動將病人加入 LINE 群組，即使人在國外，病患在 LINE 或電話上諮詢，他照樣漫遊解惑，偶爾也會自己虧自己說：「一輪下來，電話費比機票還貴。」

除了電話費，還有油資。

曾有病人看完診，漏拿一份重要的標靶藥物，他從門診走出來之後才發現，立刻開車從雲林送藥到台中太平區，親手把藥交給患者。

「這樣不會很累嗎？」如果有人這樣問，他會笑著說：「用藥要準時，時間緊迫也沒辦法！」

偶爾，還會補充一句：「以前住台北，在雲林沒有車，送餐、送藥

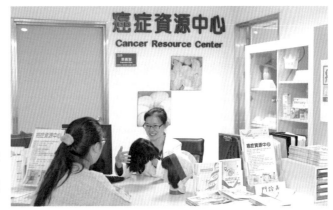

在癌症資源中心，患者及
家屬可以諮詢癌症醫療、
安寧照護、社會支持等相
關資訊。

都必須跟同事借車；現在有了高鐵之後，可以把車子開到雲林，送藥更
方便了！」

　　有時父親從台北到雲林看他，順便陪他一起送藥，這時他就會說：
「自己一個人的時候，如果半途想打瞌睡，還要捏自己讓自己痛醒，有
父親陪著聊天，精神好多了！」

　　真心誠意為患者額外付出自己的時間與金錢，陳若白不曾喊累。

▌沒想過久留的人卻駐留許久

　　2007 年，臺大雲林分院虎尾院區啟用，陳若白在家人反對下，到雲
林擔任第一年主治醫師，跟隨首任主任郭頌鑫創建腫瘤病房、化學治療
室、放射治療、訓練專科護理師和專業腫瘤護理人才，以及引進各種新
穎治療方式，兩年後才回到臺大總院，專注在頭頸癌、肺癌、肝膽癌等
治療及研究。

「雖然在台北已十分繁忙，但放不下雲林的老患者，每兩週會回虎尾看診，並探視住院患者，」陳若白無奈的說，以往有些病人在治療過程中，主治醫師就換了好幾位，他不忍心讓病人再換主治醫師。

似乎是與雲林總有割捨不下的情感，2012 年時，時任雲林分院院長王崇禮徵召陳若白，回到雲林分院擔任腫瘤醫學中心主任。

「一開始，我真的沒有打算長久待在雲林，」陳若白一邊說著這句話，一邊感慨，不經意回想才發現，居然一待就是十幾年，他推著厚重的眼鏡說：「主要是我對腫瘤治療的理想和大雲林地區腫瘤治療需求的迫切，以及需要突破的任務剛好相符，才會一直留在雲林。」

協助腫瘤照護轉介

台灣老化速度愈來愈快，雲林地區人口老化以致癌症病人數字不斷攀升，這是無可逆轉的現狀。

像是 2019 年，雲林縣惡性腫瘤平均死亡率達到每十萬人口死亡率293.9 人，遠高於台灣地區的平均 212.9 人；同年，雲林縣的五大癌症死因中，除乳癌外，肝癌、肺癌、大腸癌與口腔癌的標準化死亡率也都高於全國平均。

面對愈來愈多癌症人口的雲林，還能再做些什麼？

陳若白細數短、中、長期目標：「短期是將朝向培育在地腫瘤人才、精進照護品質和永續設備；中期是藉由臺大總院及各分院體系間的互通有無，加強在地特殊癌症的研究和治療計畫，建立產官學溝通平台，開放多元參與，追求醫療創新。」

至於長期目標，則是「與公衛專家及科研機構，合作推動預防醫學和智慧醫療服務，配合分院的目標邁向醫學中心，以及虎尾院區第二期（虎尾醫院）工程擴建，讓患者可以有更安適的治療環境。」屆時，虎尾醫院將設置急性一般病床 453 床及精神急性一般病床 100 床，總經費是 99.6 億元，再加上醫療儀器設備費 11.48 億元，預計 2023 年 3 月開工、2026 年 2 月完工啟用。

　　陳若白補充：「未來將規劃雲林分院虎尾院區一期空間為整合腫瘤醫學大樓，並增加癌症病床數，更完善的照顧癌症病人與家屬的需求，成為大雲林地區腫瘤照護轉介的最後堡壘。」

　　要讓腫瘤醫學中心守護雲林鄉親、做好癌症照護，陳若白的期許始終如一，甚至更臻完善。　　　　　　　　　　　　　（文／林惠君）

03

巡迴、居家並進，
協助精神疾病患者復能

　　臺大雲林分院是少數非精神科專科醫院卻能承接全面性的精神醫療業務，涵蓋成癮、社區、司法等單位，其中成人精神醫學部分，分為復健精神醫學與社區精神醫學領域。以思覺失調症患者為例，有相當比例的患者會產生能力退化等問題，醫院提供環境讓患者進行復健訓練，協助他們維持繼續在社會生存的能力。

　　隨著「去機構化」的世界趨勢，嚴重的思覺失調症或躁鬱症患者在醫院接受住院治療，若病情穩定，可以回到社區生活，但在社區仍需要持續接受診療，這屬於社區精神醫學的範疇。

　　然而，雲林縣的精神醫療資源集中在斗六市周邊，沿海鄉鎮，如：麥寮、台西、四湖、口湖等地，則是資源極度匱乏。而慢性精神病患若無法固定回診，恐造成病情不穩。

雲林縣，東西向最寬處有 50 公里，沿海鄉鎮大眾交通運輸不便，車班班次少，往往必須換好幾次車，才能到達臺大雲林分院；如果搭乘計程車，來回車資至少要上千元；若是自行開車，從台西、口湖沿著 78 號快速道路，車程至少要一小時以上。

個案處在精神疾患的急性期，也許能在斗六周邊醫院的急性病房住院治療，但當症狀改善了，患者仍無法單獨到醫院就醫，家人也難以陪同，該如何是好？

「不是每個個案都需要全日住院這類全結構性的生活安排，但日間留院或看門診，需要有交通工具才能往返，」臺大雲林分院精神醫學部主任黃偉烈提醒，「如果患者沒有人監督就診或服藥，症狀可能再次惡化。」

居家治療降低再住院率

「主動出擊的醫療服務，同樣可以應用在精神醫療方面，」黃偉烈談到，患者無法穩定外出就診的原因很多，例如：交通困難、病識感欠佳、照顧者人手不足，「臺大雲林分院的居家治療，就是針對這類族群所規劃。」

目前雲林分院的居家治療團隊成員，包括：3 位主治醫師、1 位輪訓住院醫師、2 位護理個管師，以及 1 位社工師，目前有百來位居家治療個案，由醫師每個月到個案住家訪視一次、護理師和社工師每個月訪視兩次。

相較於傳統以主治醫師、護理師給予藥物為主的居家治療，臺大

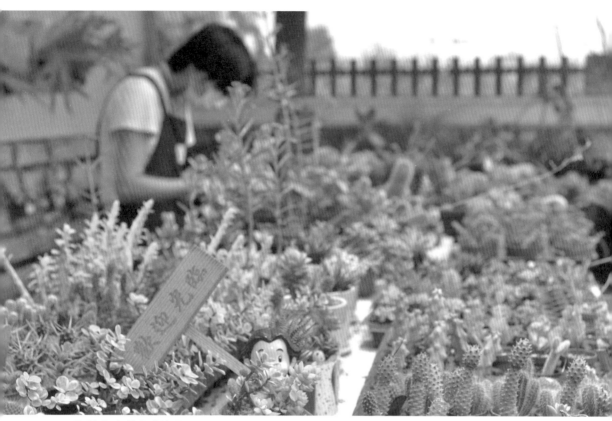

雲林分院「樂滿地花園」內,有一間「悠栽小鋪」,常態販售農藝產品,目的是協助病友在熟悉的事物中,重拾生活能力。

雲林分院是以團隊模式,直接到患者家中進行更周全的評估治療,而且分工明確,例如:醫護人員以病情評估與處理為主;社工師每個月的訪視,可以與患者家人互動,提供相關資源諮詢,並強調凝聚家庭共識的重要性,讓居家治療服務除了醫療處置之外,還可以獲得其他社會相關資源。

「這也是雲林分院的特色，」黃偉烈說，「過往治療方式是以口服藥為大宗，但是患者不一定按醫囑服用，導致效果欠佳；現在，透過每一至兩週到患者的家中訪視，可以施打長效針劑，一針的藥效可維持一、兩個月，給藥穩定，患者狀況也可維持，醫療端與病友都夠接受。」

　　整體來說，「居家治療有助降低再住院率、減少住院天數、改善精神症狀、提升生活品質，」黃偉烈指出，「包含住院頻率與時間，國外文獻資料的居家療程可降低再住院率約 20％，但雲林分院的居家療程則可降低約 40％。」

　　更重要的是，「在穩定治療下，有些個案還可以協助家中農務或勞務，如果像以前只有『慢性病房』一個選項，就難以提供個案恢復自我能力的充分機會，」他進一步解釋，有些思覺失調症個案在急性期住在醫院治療，待病情較為穩定後，因為醫院不是他們所熟悉的地方，久待反倒會讓他們產生較多負性症狀，例如：無法生活自理，或對事物不感興趣。此時，居家療程可以發揮更好的作用。

巡迴醫療紓解案家壓力

　　早在 1997 年，省立雲醫便率全國之先辦理「精神科巡迴醫療」，由臺大雲林分院精神醫學部前主治醫師葉寶專帶領團隊進行巡迴醫療，從台西鄉活動中心延伸到麥寮等沿海鄉鎮，又漸漸擴及水林鄉、東勢鄉等地及周邊鄉鎮民眾，近幾年來，服務對象也漸漸由精神病患者擴及社區一般民眾。

　　不過，巡迴醫療一開始就面臨許多挑戰。

除了每次來回路程接近一百公里，看診地點也是個難題。海線地區沒有足夠的門診點，往往只能就近在衛生所看診，但衛生所空間不足，配套設施也有待重新建置，例如：網路、健保讀卡設備、搭配的醫令系統等。

　　經過與院內資訊同仁討論，技術面問題得以解決，但患者後續如何領取藥物，也必須預先規劃處理。

　　「像是領藥的問題，後來採取釋出處方的方式，讓患者在所處的鄉鎮藥局就有辦法領取大部分由分院開立的精神科藥品，」黃偉烈舉例。

　　至於門診之外的服務，精神醫療團隊還派出社工師、職能治療師，舉辦社區心理衛生講座、家屬座談會等活動。

　　在團隊的定位上，社工師可以協助個案與家屬互動、給予家屬適當的情緒支持，並提供案家如何獲得社會面資源的諮詢；職能治療師則可以帶領具有治療性質的團體活動，改善病友情緒。

　　此外，巡迴醫療還能幫案家減少許多直接和間接成本，包括：交通成本、時間成本、請假就醫的工作損失等。

　　以交通成本為例，病患從沿海地區到臺大雲林分院斗六院區就診，包車來回一趟需要 1,500 元至 2,000 元。即使病情穩定，每月只需要返診一次，一年也需要支付 18,000 元至 24,000 元，對案家而言，是不小的經濟負擔。

　　更重要的是，「巡迴醫療是針對能出門穩定看門診的族群，只是海線沒有足夠的門診點，所以將看診地點拉到衛生所，而在雲林分院推動巡迴醫療後，病患的再住院率便維持在僅有 2.3％至 2.4％，」黃偉烈滿意的說。

▌發展在地化治療特色

　　雲林以農立縣，在精神醫療上有獨到的在地化需求與特色。

　　黃偉烈談到，就醫與服藥的穩定性，是某些思覺失調症、躁鬱症等精神疾患，病情能否長期控制的關鍵，「過去治療上最大的難關，往往出在醫療與藥物的可近性上，雲林分院居家與巡迴治療模式是針對這些環節創設，實務上也有良好效果。」

　　簡單來說，巡迴醫療和居家治療雙管齊下，無論患者是否可以穩定外出看門診，都能獲得所需要的治療，讓病情得以穩定，而病情穩定，

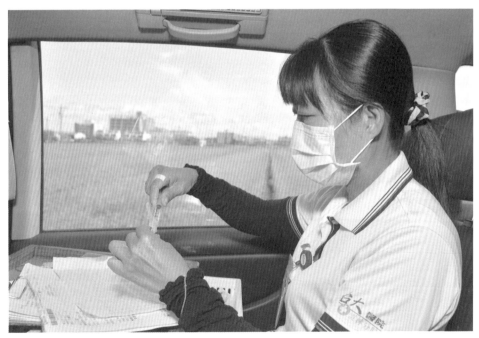

透過巡迴醫療和居家治療，有助於病友病情的穩定。

從案家的角度，帶來的是生活品質改善、生產力提高、照顧者負擔減少等好處；而從社會的角度，也能提高整體的安全性。

為了提供更好的醫療品質，黃偉烈帶領團隊逐漸發展出屬於雲林的特色。

他指著院區一旁、綠意盎然的園藝空間，說：「雲林是農業縣，因此，當其他醫療院所提供患者代工或餐飲訓練，我們則是考量有些病友原本就從事農業工作，於是由職能治療的同仁開發以園藝與農業為訓練主軸的復健花園，稱為『樂滿地花園』，讓患者的訓練加入農業（農藝）的元素。」

黃偉烈說明，雲林分院曾在「樂滿地花園」舉辦活動，關懷住在護理之家的長者，並讓精神病友擔任「一日志工」，不僅讓他們走出戶外，透過擔任志工的付出行動，也有助於病友的復健、自我價值提升，對改善病情有所幫助。

院區的「樂滿地花園」內，甚至有一間「悠栽小鋪」，常態販售農藝產品，目的也是協助病友，讓他們能在熟悉的事物中，重拾生活的能力。

▌朝中台灣臨床重鎮前進

從國內最早創設的巡迴醫療模式，再到發展在地化的特色，雲林分院精神醫療團隊逐漸發展為兼具臨床、學術特色的單位，也因此陸續獲得不少獎項肯定。

舉例來說，有 2018 年的生策會「深耕社區踏足偏鄉——精神居家

與巡迴醫療模式」國家品質標章、2019 年的生策會「國家醫療品質獎系統類卓越中心組特色中心獎」等。

綜合評價雲林分院的精神醫學發展，「我們已經是雲林地區具相當完整度的精神醫學機構，未來也希望朝中台灣的臨床與學術重鎮邁進，」黃偉烈說。　　　　　　　　　　　　　　　　　　　　（文／林惠君）

04

做好健康管理，
治病在未病之前

上午七點半，臺大醫院雲林分院斗六院區的掛號區才正要開始接受現場掛號，距離醫師看診也還有一個小時。

清晨，是醫院難得人潮少少、慢慢和整個城市一起甦醒的時候。

轉個彎，急診大樓三樓的健康管理中心，卻早就忙碌了起來，兩位健康管理師已經為好幾位陸續抵達的民眾完成報到。

▌沒有病人，只有客人

「每個檔案夾代表一位做健康檢查的客人，都是量身訂做的健檢套餐，」健康管理中心經理陳怡如數了數檔案夾，說：「今天有 15 位，跟平時差不多。」

「客人」？是的。

雖然和一樓的「一級戰區」急診室只相隔兩個樓層，但臺大雲林分院健康管理中心完全顛覆了「醫院」應該要有的樣貌。進入到這個暖色調裝潢、兩旁掛上世界名畫的空間，沒有看病求診的「病人」，只有健康意識進步、對自身健康狀況想要了解更多的「客人」；少了病痛的呻吟，取而代之的是令人放鬆的輕柔音樂。

最早報到的林小姐，她是雲林縣議會公職人員，排休假來做行政院的「健康 99——全國公教健檢」，「腹部超音波、肝功能、三高慢性病、癌症、視力、心血管……，這麼多項目，費用只要 3,500 元，我覺得很值得，」林小姐笑著說：「難怪每個同事都推薦大家到雲林分院做健康檢查。」

旅居美國，因為新冠肺炎快三年沒回台灣的張姓夫婦，終於等到疫情趨緩，可以回雲林老家探望爸媽，順便到雲林分院做健康檢查。

50 歲的張先生，飲食習慣高油、高熱量，在健檢護理師的建議下選了「心血管健檢套餐」，標準健檢之外還加上心血管血液特殊檢驗、周邊動脈硬化檢測、心臟超音波、頸動脈超音波、運動心電圖……；張太太因為有癌症家族史，選擇加做無痛胃鏡和大腸鏡、婦科超音波、甲狀腺超音波、癌症腫瘤指標檢驗、鼻咽喉檢查、乳房攝影、乳房超音波的「防癌健檢套餐」。

夫妻兩人的健檢費用加起來不到 6 萬元，還可以在一天內完成，張先生豎起大拇指說：「不可思議，台灣真好！」

從林小姐的公教健檢，到張先生、張太太的心血管、防癌套餐，都是雲林分院健康管理中心依照民眾需求打造的「健檢套餐」，共有二十

幾個不同組合，最「頂級」的費用超過 6 萬元，依舊每個月都有人買單。儘管 2021 年時，臺大雲林分院健康管理中心曾經因為新冠肺炎疫情暫時關閉兩個多月，但統計全年受檢人數還是超過 2,500 人，創下五年來新高。

▌ 經濟弱勢，健檢意願低落

「慢性病是最容易靠健康檢查早期發現、早期治療的疾病，」陳怡如是臺大雲林分院健康管理中心開始營運就加入的元老。

她說，從數據上看，健康管理中心剛起步的時候，雲林縣當地的狀況是，癌症病患的標準化死亡率高居全台第二，其餘入榜十大死因的心臟疾病、肺炎、心腦血管疾病、糖尿病等，也都屬於慢性病。

顯然，當地潛藏許多慢性病患者，沒能及早發現、治療。

曾在 2010 年到 2017 年間擔任健康管理中心主任的雲林分院心臟內科主治醫師林昭維回想：「那幾年，從北到南的醫學中心相繼投入健檢產業，臺大總院的健康管理中心在 2003 年開幕後很快就供不應求，排隊要排半年。黃瑞仁院長認為，雲林分院也應該有一個健康管理中心，讓雲林鄉親可以自費檢查，了解自己的健康狀況。」

於是，雲林分院決定，將急診大樓閒置的加護病房改造成健康管理中心，從 2006 年開始營運。

但「最初十年，我們遇到好多挫折與挑戰，」想起那段每天只有一、兩位受檢者，有時甚至掛零的艱辛過程，陳怡如還是忍不住輕嘆了一口氣。

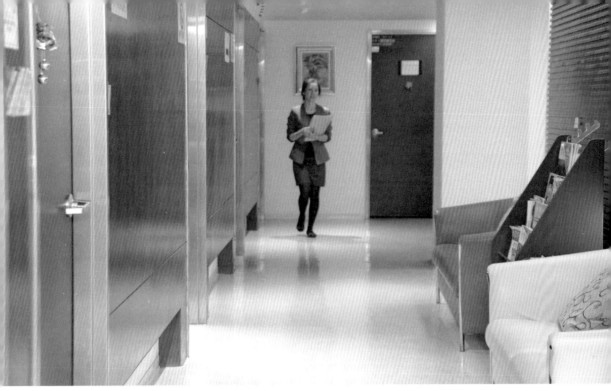

2006 年，臺大雲林分院健康管理中心開始營運，讓雲林鄉親可以自費檢查，了解自己的健康狀況。

　　黃瑞仁是雲林分院健康管理中心首位主任，在他的臺大管理學院高階管理碩士班論文《臺大醫院雲林分院健康管理中心之經營及行銷策略》中，對當時健康管理中心面臨的困難有一段具體描述：

　　「健康管理中心每日只有一、兩位受檢顧客，遠低於設定的目標『每日健檢八人次』，耗資三千多萬元的健康管理中心面臨經營困境，如不及時採取合適的行銷策略和積極執行，業務勢必難以拓展。」

　　「雲林縣為數可觀的經濟弱勢，以及生活習慣落差，許多人不只缺乏預防醫學概念，甚至抱持『提早知道自己生病，只是多操煩』的態度、諱疾忌醫，」臺大雲林分院現任健康管理中心主任李基裕坦言：「這

是當時始料未及的。」

▌主動出擊，推廣預防醫學

當人們缺乏預防醫學概念，不僅影響醫院的經營，更不利在地民眾的健康維護。偏偏，臺大雲林分院健康管理中心還有另外一個始料未及的挑戰，就是公立醫院的框架及醫療法規的限制。

陳怡如還記得，當時看到專業健檢中心的大眾化廣告行銷十分花俏，「反觀我們，做行銷稍不留意就容易觸法，推廣業務綁手綁腳，有

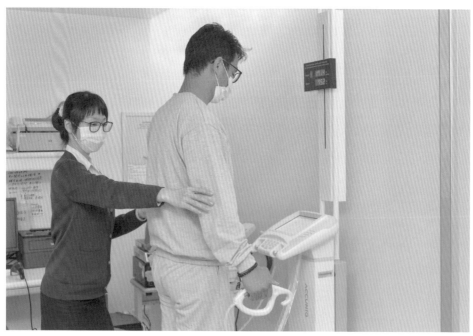

健康管理中心團隊積極推廣預防醫學的觀念。

時難免感到洩氣。」

「既然不能做廣告，我們就靠口碑行銷，」黃瑞仁跳脫框架，提出不一樣的想法。

團隊主動出擊，跑遍雲林縣 20 個鄉鎮，舉辦免費醫學講座、下鄉義診，推廣預防醫學觀念；同時，善用雲林分院斗六院區所在地是雲林縣政治、經濟、文化中心的優勢，向縣府、議會、公教人員、中小企業推廣健康管理中心。

改變策略後，健康管理中心逐漸擺脫營運困境，從 2007 年月平均受檢 75 人，到了 2018 年，月平均受檢已經有 157 人，2021 年更突破單月 250 人。

臨床醫師出馬，輕微病灶不放過

分析臺大雲林分院健康管理中心能夠獲得雲林鄉親青睞的主要因素，李基裕不諱言，「臺大」這個金字招牌還是容易獲得信任，但他也強調，「更重要的是醫院背後的醫療實力，和許多健檢中心由家醫科或內科醫師負責健檢不同，我們的健康管理中心各項檢查都是由各科主治醫師負責，他們都有自己的門診時段，需要看診、上刀，但還會在該負責的時段出現在健康管理中心。」

「這樣的好處是，」李基裕進一步解釋：「臨床醫師對健康檢查有更高的疾病敏銳度，就算只是輕微病灶都不會輕易放過；有問題就直接安排到門診處理，從健康篩檢到疾病治療一氣呵成。」

有了品牌、效率及服務做後盾，雲林分院健康管理中心逐漸獲得肯

定，也開始在全台灣被看到。

2019 年，雲林分院健康管理中心參加有「客服中心產業金馬獎」之稱的「CSEA 卓越客服大獎」，在和重視客戶服務的銀行、電信產業激烈競爭中脫穎而出，獲得最佳客服團隊團體獎。

「只要曾經在健康管理中心做過健檢的受檢者，幾乎都會介紹親朋好友到雲林分院做健檢，也養成每隔兩、三年定期健康檢查的習慣，」陳怡如笑著說：「院長當年說的口碑行銷，我們真的做到了！」

▌延伸服務寬度與廣度

2017 年，臺大雲林分院成立國際醫療中心，辦公室和健康管理中心位在同一樓層，成為健康管理中心將眼光從「在地」望向「國際」的契機。

「我們的第一位跨國顧客來自印尼，」事隔五年，陳怡如講到那次的經驗，眼神裡仍然充滿驕傲光彩。

她還記得，受檢者因為在印尼公務繁忙，好不容易排除萬難從印尼搭飛機到台灣、再趕最後一班高鐵到雲林，抵達健康管理中心已經是半夜，「我們全員出動，專長是肝膽腸胃的副院長陳健弘親自出馬做清腸衛教。客人隔天清晨開始檢查、傍晚聽完解說，就又馬上飛回印尼。」

「這真的超級、超級鼓舞人心的！」連說了好幾次「超級」，陳怡如語氣有些激動：「我們從門可羅雀、不知道能不能撐下去，慢慢耕耘到在國際上被看到，甚至到台灣也捨棄台北、高雄的醫學中心，專程到雲林鄉下做健康檢查，對我們的意義真的很大、很大。」

這個打頭陣的國際健檢個案，猶如健康管理中心營運的一劑強心針，讓團隊看到不同的經營方向和可能，重新定位自己為「跨領域平台」，也就是不但陸續接待多位國際受檢者，也協助國際遠距醫療線上諮詢，並和骨科部展開跨領域「肌少症篩檢」研究計畫，為未來老人預防醫學、職業預防醫學打下基礎，延伸服務能量的縱深潛力。

　　走過踽踽前行、跨越低谷的第一個十年，臺大雲林分院健康管理中心已經從「找疾病」迎向「找健康」的健檢 3.0 新時代，進入健康管理的新里程碑。　　　　　　　　　　　　　　　　　　（文／朱乙真）

雙星區域聯防，
分享資源共創三贏

　　從推動緊急醫療系統到布建於公共場所的 AED（自動體外心臟電擊去顫器，俗稱傻瓜電擊器），臺大雲林分院副院長馬惠明在全國的緊急醫療系統有許多貢獻，2016 年，五十出頭歲的他就獲得第四屆「亞洲緊急醫療終身成就獎」的殊榮。

　　能夠年紀尚輕就贏得如此豐碩的成果，與他的啟蒙老師、臺大醫院前院長林芳郁不無關係。

　　林芳郁曾對馬惠明說：「在台北把緊急醫療做好，在台灣領先大家，可以跟亞洲或世界齊名，但是那樣沒什麼了不起，跟你也沒有關係，因為台北就有這麼多的資源。」

　　他想提醒馬惠明思考：還有哪些其他地方需要醫療資源和幫忙？

　　老師的話，馬惠明聽進去了。

精力充沛、喜歡挑戰的他，在獲得終身成就獎的同一年，雲林分院院長黃瑞仁前來徵詢他是否有擔任副院長的意願——儘管，離開台北、去到雲林，還有必須付出的時間、壓力……，家人也問他不是在台北待得好好的？但他選擇聽從內心的聲音：要做不一樣的事，毅然決定前往雲林分院。

▎ 創新模式，鄰近互補

「上窮碧落下黃泉，動手動腳找東西。」這句話是臺大前校長傅斯年的名言，馬惠明將它奉為圭臬，「遇到挑戰，就想辦法解決。」

到達有「醫療偏鄉」之稱的雲林，馬惠明選擇他熟悉的緊急醫療救護系統，開始挑戰一連串的創新模式。

他的第一個創舉，就是促成臺大雲林分院與成大斗六分院的「雙星區域聯防」。

「你到台北博愛路買相機，或到光華商場買 3C 產品，老闆如果店裡沒有貨，他會請你等一下，轉身從後門出去，找隔壁商家調貨，」馬惠明說。

店家既競爭又合作的商業模式，讓他靈光乍現。

「雲林地區醫院的整形外科醫師都不夠，就像『王小二過年，一年不如一年』，何不把兩院的資源整合起來？」馬惠明直言，許多專科醫師不願意到雲林，例如：整外在都會區做醫美，如果透過資源整合及遠距醫療，就可能解決醫院個別資源不夠的問題。

臺大雲林分院斗六院區與成大斗六分院，兩者相距僅 2.7 公里，車

程約 7 分鐘，具有鄰近的地理位置，且兩者均屬大學附設醫院，性質相同易溝通。更重要的是，醫生都住在當地，到彼此院區的距離差不多。

▌整合人力大水庫，區域聯防成形

「人力不足，是雲林緊急醫療的挑戰，」馬惠明分析，臺大雲林分院有 2 位整外醫師，成大斗六院區有 1 位整外醫師，大家值班都很辛苦。此外，成大缺少神經外科醫師，即使是極輕微腦出血，病人還是只得轉院。

2017 年年底時，基隆一位婦人因心肌梗塞送醫，但當天因為人力缺乏無法執行心導管手術，轉診至台北市之後即回天乏術。

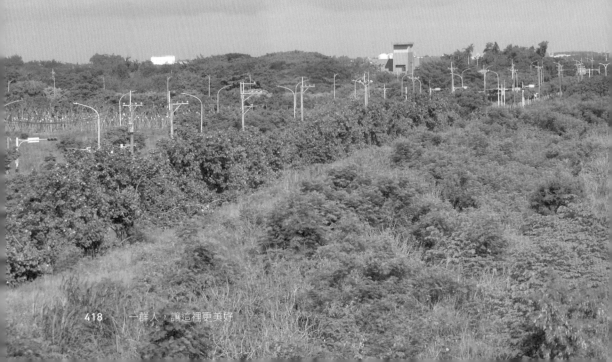

不幸事件累積，讓主管機關意識到「區域聯防」的重要。

　　於是，當馬惠明提出整合急重症醫療人力大水庫的概念，便獲得衛福部「建立智慧醫療照護模式計畫」支持，由臺大雲林分院與成大醫院斗六分院自 2017 年起，進行深度合作，「斗六雙星區域聯防」於焉成形。

　　「斗六雙星區域聯防」的運作模式，是雙方共享急、重症醫療人力。臺大雲林分院與成大斗六分院的神經外科與整形外科，利用互聘兼任主治醫師與報備支援方式，形成醫療人力的大水庫，進行聯合值班。

　　「當有跨院專科會診需求時，會給予對方權限進入醫療資訊系統，並透過雙向視訊，完成會診，」馬惠明指出，「這是一項創舉，雙方必須要有很大的互信基礎。」

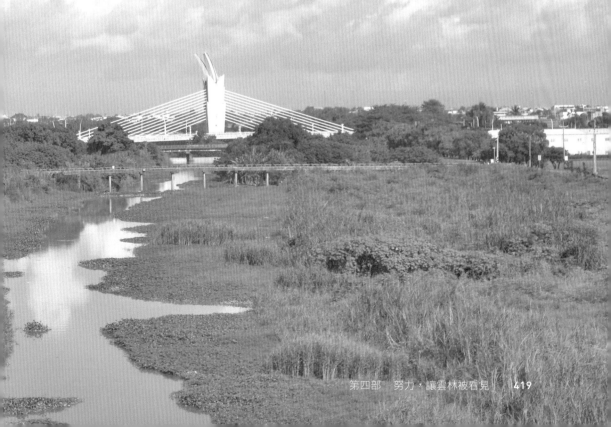

此外，如有必要，相關醫師會親臨訪視與處置，或建議在原就診醫院處理或轉院。簡言之，「病人不動，醫生動，」馬惠明指出，區域聯防就是要做到「以病患為中心，往來無隔閡」，透過現代通訊科技，打造雙向與即時的遠端醫療資訊與視訊傳輸，讓這兩家醫院的急診病患都能透過聯合值班與遠距醫療，獲得這兩個專科在夜間與假日的專科會診服務。

從人力共用到床位共用

雙星區域聯防是全國創舉，兩家醫院不僅可以視訊看診，人力還可以互通，像有時候遇到傷口複雜，雲林分院醫師透過視訊無法指導縫合時，因為距離很近，雲林分院的醫師可以直接到成大斗六分院幫忙縫合，反之亦然。

人力可共用，床位是否也可以？腦筋動得快的馬惠明說明，如果雲林分院斗六院區要開刀，可是床位不夠，但成大斗六分院的病床沒住滿，「若可讓臺大病人去住成大病床，不是很好嗎？」

轉院費用怎麼辦？

「透過雙星區域聯防，病人轉院不必額外支付轉院費用，」馬惠明還提出了「無條件保證收回患者」的協議，也就是如果轉院的病

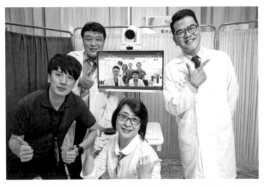

臺大雲林分院副院長馬惠明（右一）表示，透過斗六雙星區域聯防模式，可讓雙方共享醫療人力。

人有任何狀況，雲林分院保證收回患者，讓成大斗六分院安心。不過，實施以來，僅有一位病人需要收回，而且雲林分院急診轉住院的暫留率降低，成大斗六分院的占床率提高，「大家都很開心。」

雙星變四星，擴散成功效應

「斗六雙星區域聯防的成功模式，已經成為全台標竿，2019 年、2020 年連兩年以『雙星照會與綠色通道──打造以病患為中心之偏鄉醫療智慧共享』獲得生策會「國家品質標章」認證，其他緊急醫療資源不足的區域也可以複製這樣的經驗，」馬惠明自豪的說。

但，如果想要效法，區域聯防的關鍵成功因素是什麼？

「包含四大要素：聯防、遠距、綠色通道與安全轉診，」馬惠明分享，斗六雙星區域聯防是六都之外第一個啟用醫療資源分享模式的縣市，2020 年又進一步吸引鄰近的若瑟醫院與雲林基督教醫院加入區域聯防的行列，讓雙星變成「四星」。

衛福部部長陳時中曾提到，「斗六雙星區域聯防」的推動，實踐人盡其才與服務鄉親的醫療宗旨，更代表醫療法規鬆綁、科技進步、醫療觀念創新三個概念的結合與實踐，也象徵醫療院所對自身醫療品質的信心。此外，對於參與區域聯防的醫師而言，聯合排班可以減少值班時間，有更多時間休息或陪伴家人；最重要的是，讓急診病患獲得這兩個專科在夜間與假日的會診服務，提升醫療品質。　　（文／林惠君）

06

照亮罕病患者
在地就醫之路

　　所謂罕見疾病，是指罹患率極低、人數極少的疾病。這類疾病的發生，大部分是遺傳，只有少數例外，但目前醫學上還無法掌握非遺傳因素的致病原因。除了漸凍人症，其他像是耳熟能詳的玻璃娃娃、黏寶寶、企鵝家族、小胖威利等，都屬於罕病範疇。

　　衛生福利部國民健康署對於罕見疾病的認定標準，是必須同時符合三項指標：罕見性、遺傳性、困難診斷性，所謂「罕見性」則是指「罕病盛行率在萬分之一以下」，依照這樣的標準，截至 2022 年 1 月，衛福部公告 236 種罕見疾病，接獲通報的確診病患超過 19,000 人。

　　把視角聚焦在雲林縣，情形又是如何？

　　根據衛福部 2019 年年初的統計，雲林縣罕病患者人數約兩百八十多人。其中有超過 80 人是臺大雲林分院從 2004 年改制後通報並審查通

過的病患。不過,因為醫療資源不足,絕大多數病患都得跨縣市求診,每兩週或每個月都得花上兩、三天時間,遠赴臺大台北總院治療。

「家有罕病患者,全家人的生活秩序都會因而改變,更何況還必須長途跋涉奔波就醫,但這樣是不對的,」雲林分院院長黃瑞仁 2016 年回歸雲林後,便一直想要改變雲林地區的罕病醫療窘境。

2019 年 4 月 1 日,雲林分院改制十五週年當天,黃瑞仁宣布成立臺大體系第一個罕見疾病中心。這天不只是為雲林分院補上救治急、重、難、罕的最後一塊拼圖,也是雲嘉地區終於擁有罕病中心的日子。

▌為什麼不能在地治療?

榮獲「111 年度(2022 年)教育部模範公務人員」的臺大雲林分院醫務特助兼罕病中心主任楊豐榮,是成就這段故事的重要推手。

2006 年,楊豐榮完成在臺大醫院內科住院醫師及腎臟科訓練後,便南下雲林分院,擔任內科部主治醫師。經歷雲林分院醫師人力最缺乏的幾年,他回想當時:「各科醫師來來去去,留下來的病人,一定要有人協助延續照護,無論是風濕免疫、血液腫瘤、胸腔外科術後及小兒腎臟科⋯⋯,我都幫忙照顧過。」

這樣的經驗,意外促成他投入罕病領域。

楊豐榮記得,曾經有一個泌尿系統異常的小朋友,耳朵大大的、下眼瞼外翻、眉毛細細呈現弧狀,看了就覺得很不對勁⋯⋯

當時,雲林分院沒有小兒腎臟科,輾轉由他接手。

然而,「沒有人知道孩子怎麼了,我只好幫他寫轉診信,」楊豐榮

透露，本來經濟狀況就不好的家長，帶著孩子轉診至花蓮慈濟醫院，求助院長王本榮，卻還是無法找出病因。經過一連串折騰，終於透過基因檢測，確診是「歌舞伎症候群」（Kabuki Syndrome）。

諸如此類因為雲林醫療資源相對不足而必須轉診的罕病病例，總是讓楊豐榮一邊寫轉診單拜託其他醫院協助，一邊感到苦惱：「為什麼我們有團隊，卻無法治療病患？為什麼雲林的罕病患者得離鄉背井？」

2018 年，楊豐榮遇到一位曾經懷疑有罕見疾病，開了驗血單卻一直沒去檢查的病患，幾年後因為心臟衰竭及心律不整到雲林分院求診，做了抽血檢查才確診。

「從一開始懷疑是法布瑞氏症（Fabry Disease）到真正確診，中間延遲了兩年……，心臟內科醫師楊紹棋和我前後開了三張驗血單，卻因為沒有完整的追蹤系統，不知道病人前兩次根本沒有去抽血檢查，無法及早發現病因、即時展開治療，避免後續心臟的病變惡化，」楊豐榮坦言，這種「惋惜」的感覺讓他很不好受。

改變汙名化的罕病印象

「我想要整合偏鄉罕見疾病資源、打造完整體系，讓罕病追蹤、診斷與治療可以無縫接軌，」當時已經是臺大雲林分院腎臟科主任的楊豐榮讓自己歸零，重新學習。

2018 年起，他每週一天往返台北、雲林，到有「罕見疾病守護者」之稱的臺大總院小兒部暨基因學部教授胡務亮、簡穎秀、李妮鍾門診，學習罕病診斷照護，並且參加了總院的罕病照護團隊會議。

累積了照護經驗，楊豐榮接下雲林分院罕見疾病中心主任的工作。

2019 年，他爭取到承做國健署「罕見疾病照護計畫」，不僅開創雲嘉地區先例，雲林分院更是計畫名單中唯一一間不是醫學中心等級的照護單位。

然而，無論寫下多少個「第一」，如何在地化，始終是個挑戰。

「『罕見疾病』在雲林極為少見，甚至被汙名化，」嘆了一口氣，楊豐榮直言：「許多長輩認為家裡有人得到罕見疾病，是一件丟臉、見不得人的事情。」。

為了消除偏見，團隊設計了一個象徵長壽、福氣的貓頭鷹做為中心的吉祥物，希望拉近與民眾的距離。至於中心的命名，更是煞費苦心。

「一般來說，罕見疾病通常是染色體、基因變化造成，就專業上而言，應該以『遺傳及罕見疾病中心』為名最適當，但是考慮到『遺傳』兩個字對在地鄉親實在太沉重，不僅當事人可能感到自責，也恐怕造成家庭間不必要的誤解，」黃瑞仁說，雲林分院最後決定，避開「遺傳」兩個字，希望可以讓有需要就診的鄉親卸下心防，安心到院就醫。

甚至，「患者不用動，我們動就好，」楊豐榮笑著說，雲林分院開創全台首例，把罕病中心的地理位置劣勢轉換為醫療團隊的優勢，提供篩檢、診斷、通報、治療、追蹤、健康照護的一站式全人服務，「以前雲林的罕病病患得在不同城市、不同醫學中心間流浪，才能抽血、檢測基因、診斷，現在完全不一樣了。」

楊豐榮將罕病中心定位為提供全方位的協助，為第一線臨床醫師提供照會機制，只要有懷疑的疾病，需要提供生化及相對的基因檢測，不管是否為罕見疾病，都可以透過罕病中心，爭取到適合的檢驗補助。

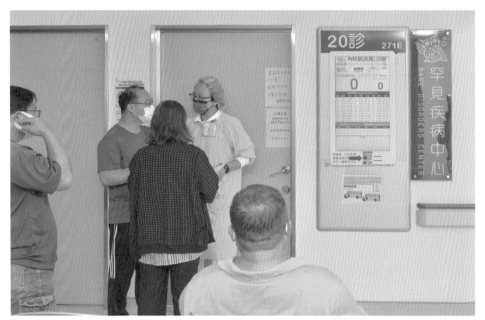

2019 年，臺大雲林分院成立罕見疾病中心；如今，儼然是雲嘉地區罕病醫師與醫療院所的後盾。

　　他說明，病人在雲林分院門診採檢，院方會將檢體送到適合的實驗室及醫院，並將所有流程列管，發現報告有異常便馬上通知第一線醫師，「不管哪個天涯海角的檢查，我們都會『使命必達』。」

點亮雲林每個角落

　　2020 年 5 月，專長為遺傳性神經疾病的臺大醫學院神經科教授李銘仁南下雲林分院，除了擔任神經部主任，也加入罕病中心，提供患者基

因修復治療，也就是透過基因重組過程，使染色體正確嵌入、修復有缺陷的基因，成為雲林分院罕病中心新的里程碑。

2021 年 10 月，雲林分院罕病中心以「罕見疾病全人照護服務計畫」報名台灣永續能源研究基金會舉辦的「台灣永續發展目標行動獎」，從 225 件參賽計畫中脫穎而出，獲得「SDG3 健康與福祉醫院組」銅獎，讓團隊信心大增。

走到這一步，以去除汙名化降低就醫抗拒、一站式醫療克服交通問題來符合在地文化的罕病全人照護，逐漸獲得雲林鄉親認同。

成立兩年來，罕病中心已經收治超過一百五十個雲嘉地區的罕病病患，年齡從剛出生的新生兒到 90 歲的老人家都有；原先得舟車勞頓到臺大台北總院或其他醫院的罕病患者，總算可以留在雲林接受治療。

罕病中心本身也在逐漸演化。從成立時，楊豐榮一手包辦診斷罕病工作，到如今，八成以上都有醫院各科協助；此外，包括：嘉義的大林慈濟醫院、台南的成大醫院，都有罕病案例轉診到雲林分院因而確診，且雲林附近的區域醫院或診所，只要遇到困難診斷的病患，也都會請轉至雲林分院尋求協助。

「長久以來，遇到罕見疾病，我們都只能手心向上請求幫忙，如今終於有能力手心向下提供協助。在雲林鄉下，我們有了夢想中的團隊和舞台，相信不久的將來，我們就可以打亮雲林每一個陽光照不到的角落，讓罕見疾病無所遁形，」楊豐榮露出驕傲的笑容，對雲林分院罕病中心的未來，充滿信心與期望。　　　　　　　（文／朱乙真）

07

串連醫護與社服
的溫暖動力

　　臺大醫院雲林分院除了醫護人員，還有一群默默奉獻的社會工作團
隊，守護病人和家屬，也是醫療人員的後盾。

　　這個團隊，分別隸屬醫療事務室社會工作組與精神醫學部，成員共
有 13 人，不但是雲林分院最美麗的風景，更在 2021 年獲得第四屆「南
山醫務社工獎」團體組典範獎最高榮譽的肯定。

▍讓醫病關係更融洽

　　社工團隊人數不多，擔任的也非緊急救命的工作，卻是第一線醫療
團隊不可或缺的夥伴。

　　根據臺大雲林分院 2021 年的統計，社工團隊共服務院內患者 3,299

人次，以及出院病人、酒藥癮門診病人輔導追蹤管理至少 800 人次，合計約 4,099 人次，平均每天服務至少 13 人次。

　　服務量如此大，社工們會不會感覺累？如何看待自己扮演的角色？

　　對於外界常有的好奇，雲林分院資深社工師廖珮秀這樣定位自己：「我們是銜接醫病關係的橋梁。」

　　對於自己的責任，這個團隊相當清楚，他們必須和醫療團隊攜手，串起就醫安全網，讓醫師、護理師專注治療，而他們則可以補強家庭遺落的照顧功能。

　　尤其，廖珮秀指出，當醫病關係緊張時，社工一方面要同理病人的

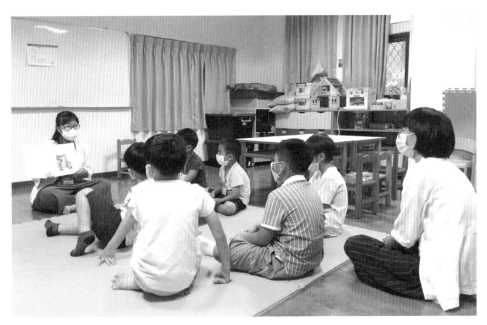

社工團隊人數不多，卻是銜接醫病關係的重要橋梁。

心境，一方面要傳達醫護人員基於專業考量的建議，讓患者與家屬更容易接受並遵循醫囑，「每一項醫療任務的成功，都是社工團隊和醫療團隊發揮了高度的默契和信任。」

為個案找資源

「來到我們這裡的個案，真的有很多、很多需要幫忙的地方，」廖珮秀透露，「最多的還是經濟議題，不只是自費醫療，更多的是連健保費都付不出來；其次則是家內資源不足、家庭支持系統薄弱，也就是沒有人照顧。」

經濟議題就幫個案找資源、家庭支持薄弱就以資源補足，例如：申請住院期間看護照顧、居家長照服務、補助短期安養費用……，社工依照個案狀況、家庭條件轉介申請，資源不只從雲林在地著手，也跨越地域限制，往台北，甚至全國性的基金會開發補助來源，使病患得以安心就醫。

然而，廖珮秀不諱言，和其他縣市相比，雲林不只醫療資源缺乏，連公部門、非營利組織的資源都相對不足，「每個政府拳頭大小不同，在這個拳頭比較小、握起來比較沒有力量的地方，如何克服不足，讓需要協助的個案得到幫助，就成為社工的挑戰。」

儘管如此，多年來，臺大雲林分院的社工團隊仍舊幫助了許多家庭免於因病而困頓、失能。

曾經，有一位正值壯年卻罹患末期腫瘤的個案，得知自己生病了，就主動找到社工團隊，因為他不知道自己離開後，從事農作零工的太太

和三個還在小學、幼兒園的孩子該怎麼辦。於是，社工師一面扮演傾聽者，讓個案焦慮、徬徨時可以傾訴，一方面將他轉介給台灣蘋果慈善基金會。

有了社工做後盾，個案便有力量積極、安心接受治療。兩、三年後，個案不敵病魔離世，但是在他離開的前一天，正好蘋果基金會撥下籌募的一百多萬元款項，「或許這位很有責任感的爸爸，正是因此才能放心離開吧……」廖珮秀感傷的說。

▌幫助患者不留遺憾

在醫院中，遇到難以溝通、情緒高張的病人，第一線醫護人員第一時間想到的，也是請社工協助處理。

廖珮秀記得，幾年前有一位需要開刀切除病變處的口腔癌病人，因為堅拒通知任何家屬簽同意書與陪同而無法開刀，被送到社工組。

一開始，這位病患同樣不跟社工溝通、說話，經過多次的支持與陪伴，病患才透露自己離婚、離家多年，事業得意風光時對前妻、小孩長年不聞不問，不想自己在落魄的時候，才要拜託小孩來照顧，他的面子掛不住。

幾經勸說，病患終於把已經成年兒子的電話號碼給了社工。

「孩子接到電話後當然很抗拒，結合了生氣、擔憂各種複雜情緒……，但畢竟父子之情是天性，後來兒子還是簽署了手術同意書，也來陪爸爸開刀，甚至出院後還幫爸爸找了一個安養院靜養，也會偶爾探望爸爸……」廖珮秀說。

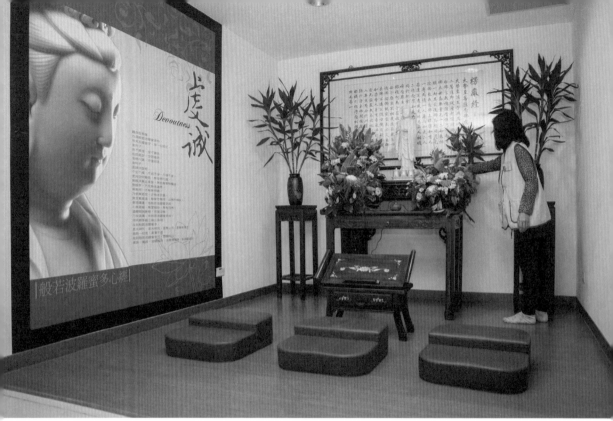

社工有時候需要扮演傾聽的角色，幫助個案從焦慮、徬徨中逐漸回復平靜。

　　這對父子有機會修復關係，甚至爸爸有機會看到孩子成家立業、努力生活，「我相信最後離開人世時，他是沒有遺憾的，而這也是社工師們雖然經常必須面對高情緒負荷的壓力，還是心甘情願留下來的原因，」她語重心長的說。

█ 補齊失落的親情拼圖

　　雲林分院的社工團隊還為病患進行過好幾次「超級尋人任務」。

其中一次，是一位住在加護病房的八十幾歲老阿嬤，有生之年的願望就是尋找從小被迫分離的手足，因為阿嬤什麼具體資料都沒有，社工們全憑阿嬤幾十年前模糊的印象拼湊出蛛絲馬跡，跨區到東部、南部一路尋人，最後竟然找到了，「阿嬤在生命最後的階段，竟然能拼湊回這一塊失落許久的拼圖，讓人生比較圓滿。她們姐妹相見時，連社工們都忍不住哭成一團，替阿嬤開心。」

但更多的尋人任務，是「找到了，但家人不肯來」。

「那對我們的打擊比找不到人更大，」廖珮秀表示，這些個案在生命結束時，都還是孤零零的一個人，而社工能夠做的就是陪伴，支持個案前行。

▌持續提升社工專業

在許許多多的艱辛、困難、難過、成就中，雲林分院社工團隊逐漸堆疊、累積經驗。

隨著人員相對穩定，團隊朝向專業精進努力，積極參與各項醫務社工訓練，包括：取得醫務專科合格訓練組織資格、培訓醫務專科社工；鼓勵社工團隊參加訓練、考試、進行學術研究主題發表，深化社工專業知能，提升臨床服務品質。

曾經，社工們陪伴弱勢者走過人生幽暗蔭谷、辛苦工作但能見度不高；現在，付出的努力被看見，也確實帶來了改變，從開發社會資源到協助精神科居家治療，都有他們的身影。「這將成為一股能量充沛的動力，鼓勵社工團隊繼續往前大步邁進，」廖珮秀欣慰的說。

（文／朱乙真）

08

守候、陪伴、照顧，
走完最後一段路

　　雲林廖阿伯（化名）親手蓋的老家位在閑靜的農地中央。2019 年 5 月上旬，某個微風徐徐的午後，廖阿伯躺在自己熟悉的床榻上，太太、兒子、媳婦、女兒、孫子環繞在旁，一一和阿伯道別。

　　廖太太：「你不要擔心我，你要放心，我自己都可以處理得很好⋯⋯」意識有些模糊的廖阿伯，突然有一瞬間的清醒，輕輕點點頭。

　　廖家大兒子：「爸爸，你什麼都不要煩惱，媽媽你不用擔心，就交給我吧！」

　　廖家二兒子：「爸，希望你去到那個美好的地方，可以過得很好很好⋯⋯」廖家大孫子：「阿公我愛你！」

　　廖家小女兒輕撫爸爸胸口，說：「阿爸，謝謝你把我養大⋯⋯」

　　沒多久，臺大雲林分院安寧居家團隊輕輕告訴廖家人，阿伯血壓、

心跳不斷下降，是時候該說再見了。在一聲聲的「阿彌陀佛」誦念聲中，廖阿伯修完人生最後一堂課。

已經當阿公的廖阿伯，2019 年在雲林分院門診時，發現罹患胰臟癌，而且已經到了末期。他選擇緩和醫療，住在雲林分院緩和醫療病房一星期，等情況穩定便回到家裡，由安寧居家照護團隊接手，換成醫師、護理師每週一次到家裡訪視，調整用藥或照護方式，陪伴廖阿伯和全家人走完最後一段路。

廖阿伯在其中一次訪視中，這樣告訴團隊：「你們這個安寧居家團隊，讓我們全家變得更加和樂。孩子們原本不常回來，親子溝通也都是『心照不宣』，關心的話很少說出口，但現在我們的關係變得更緊密，孩子都回到家裡陪我，大家愈來愈團結，我真的很滿足啊！」

▎在熟悉的環境善終

場景換到雲林縣最北的二崙鄉。

高齡 90 歲、癌末多次危急進出醫院的高阿嬤（化名），家住在距離臺大雲林分院虎尾院區車程一、二十公里的二崙鄉一處偏遠村落。因為家裡沒有汽車，她每次回診都得舟車勞頓，遇到緊急狀況，家人只能騎著摩托車載她到醫院掛急診。

雖然無法用言語表達，但每次只要住院，家人發現，老人家總是躁動、很不開心，後來家人選擇讓高阿嬤回家進行安寧居家照護。知道「可以回家」，人還躺在病床上，嘴角卻忍不住上揚，滿足全寫在臉上。

回家後，高阿嬤身體狀況平順，不像在醫院一下子呼吸不穩、一下

子血壓往下掉，親人也有機會到家裡道別。

「足感恩！醫生、護理師到家裡來，讓家人能陪著婆婆……」高阿嬤的媳婦對於婆婆可以在熟悉的環境安心善終，充滿感謝。

有尊嚴走完最後一程

不論是廖阿伯或高阿嬤，都是臺大雲林分院安寧居家團隊所服務的病患。

這個團隊，結合社區及家庭醫學部、腫瘤醫學部、護理部、社工室、行政支援部門，跨科部團隊的成員，包括：醫師、居家護理師、社工師、臨床宗教師及志工，針對癌症末期病患提供安寧居家照護、病房醫療、安寧等共同照護。患者在病情比較嚴重時住院，調整藥物，待症狀相對穩定就可以出院回家，由居家團隊接手後續的治療和追蹤，有問題再隨時安排回醫院住院。

安寧居家團隊足跡遍布雲林各鄉鎮，最西邊靠海的麥寮、台西，最北的二崙，最東的古坑、最南的水林……，全縣跑透透。只要時間許可，一定跟著團隊到病患家中訪視。雲林分院安寧緩和病房主任黃建勳露出他招牌的、總能讓病患和家屬安心的淺淺微笑，說：「距離再遠，照護都在。」

「『落葉歸根、在宅善終』是很多人的願望，在觀念傳統的雲林更是如此，」2006 年負責規劃團隊運作的雲林分院社區及家庭醫學部主任洪壽宏表示，大部分雲林縣長輩都希望在家往生，而安寧居家讓長輩可以有尊嚴、在家人陪伴下走完人生最後一程。

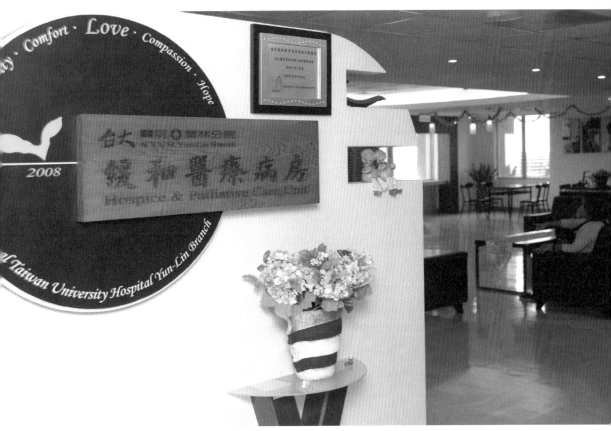

在臺大雲林分院緩和醫療病房，讓長輩可以有尊嚴、在家人陪伴下走完人生最後一程。

▍需要照顧的，不只是病人

安寧居家團隊服務的對象，除了病患，還有病患家屬。

病患方面，團隊提供到宅診療、末期疼痛、呼吸困難等症狀控制，讓病患直到臨終，都能保有良好的生活品質；至於家屬，除了協助建立

正確的照護技巧，也關注家屬的心理調適，甚至在患者往生後，對高風險家屬持續追蹤並提供哀傷輔導。

經過多年耕耘，雲林分院安寧居家團隊服務案量逐漸增加。根據院內統計，2019 年總案量達 409 人；2020 年新冠肺炎爆發後，各大醫院執行住院探病限制，居家安寧需求大增，2020 年的總訪視人次和 2019 年相比，多了 200 人次。

在安寧居家團隊努力下，2020 年雲林在宅善終比率高達 67.5%，不但優於全台平均，更高於鄰近的日本，成為中台灣社區安寧居家醫療典範，獲得許多獎項肯定，包括：2018 年的第二屆「雲林醫療奉獻獎」

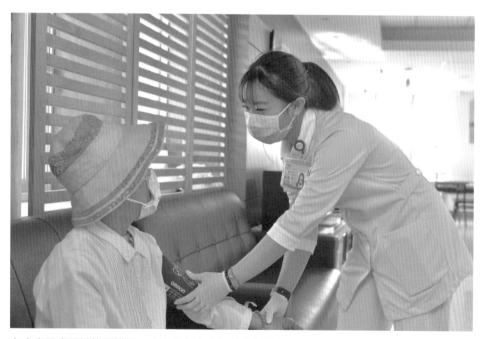

在安寧居家團隊的照護下，病患能保有良好的生活品質。

（團體貢獻組），2018 年、2019 年連續兩年的「國家品質標章」，並在 2021 年以「安寧居家──全程相伴、疫起守護」獲得第一屆「台灣永續發展目標行動獎」銀獎。

▍一起擁有片刻的永恆

「在醫療資源相對缺乏的雲林打造安寧居家團隊並不容易，」走過來時路，洪壽宏總算可以稍微喘一口氣，「雲林縣終於擺脫『安寧沙漠』，成為『愛的綠洲』。」

「回家，幾乎是每個末期病人的心願，」黃建勳認為，安寧居家照護團隊就是像是一艘「乘載著希望的諾亞方舟」，讓落葉歸根不再遙不可及。

「最後這段路是一系列守候、陪伴、照顧的過程，我們用愛與溫暖，讓每個人的生命在最後階段依然能夠綻放光芒。我們和病患、家屬一起完成美好的任務，擁有片刻的永恆，」他輕輕的這樣說。

（文／朱乙真）

09

智慧導航，
帶病人找到看診的路

劉小姐陪媽媽到臺大雲林分院看診，媽媽行動不便得拄著枴杖，她扶著媽媽，希望以最快速度到達診間。但在醫院，迷路是常有的事，經常繞來繞去，走了不少冤枉路，還得時不時停下來看指標或問路；有時，被問路的人也同樣在找路，只能回以一臉迷茫……

正在困惑時，劉小姐看到醫院布告欄上張貼著「你要去哪裡？手機掃一下，跟我來！」的標語，原來臺大雲林分院推出「智慧醫療室內導航系統」。她趕緊拿出手機掃一下 QR Code，下載 APP，跟著指示點選圖片。

「終於可以『不求人』，」劉小姐說，有了這套系統，就像有了一套醫院內部的 Google Map，包括：各科門診、批價櫃檯、檢查室、抽血處、領藥處，還有廁所、便利商店、出口的位置，只要跟著走就能去到

想去的地方，快速找到看診的路。

▌因病人迷路催生室內導引系統

「到醫院看病，很少人不迷路吧？」臺大雲林分院醫療資訊室主任許鈞直言。

身為心臟外科醫師的許鈞，經常在診間聽到病人反映「找不到路」。在偌大的醫院內迷路，對一些行動比較不便的患者來說更是困擾，「院內雖然有志工服務可以幫忙導引方向，但我認為，如果能夠隨身就有指引系統，一定更便利。」

想法浮現，開始尋求實現可能的方法。

2018 年，許鈞在一次參加雲科大舉辦的跨學界討論會時，遇到雲科大資訊工程系教授朱宗賢正在進行室內定位系統的研究，聊到醫院有建置室內定位系統的需求，一拍即合。他便與朱宗賢、中央研究院資訊所客座講座教授張韻詩合作，共同打造出這套系統，在 2019 年上路使用。

「雲林分院沿用署立雲醫建築布局，有舊醫療大樓、新醫療大樓、急診大樓、復健大樓、精神衛生大樓，五棟大樓各自獨立，」許鈞說，「考量民眾看診方便，引進智慧醫療室內導航系統時，決定先從門診就醫相關區域開始。」

這些地點，包括：新醫療大樓一樓門診區、批價掛號櫃檯、地下一樓 X 光攝影室、藥局領藥處，以及舊醫療大樓一、二樓的抽血站、檢查室、住院中心等，「後續會視民眾接受程度，逐步擴大使用範圍，」他補充。

許鈞說，定位系統可以加快民眾就診速度，減少患者在醫院停留時間，新冠肺炎疫情爆發後，患者都希望減少在醫院的時間，更凸顯這套系統的優點。

▊ 醫院的「Google Map」

　　「你可以把這套系統想像成室內的『Google Map』，只是室內無法用 GPS 定位，因此需要不同的設計，」許鈞說，雲林分院使用的室內定位系統 BeDIS，提供室內導航與物件追蹤服務，其中由張韻詩研究出來的定位系統天線設計還獲得美國發明專利。

　　他解釋，目前常見的室內定位系統是透過建築物內的定位器信標（beacon）進行三角定位，精確度易受人潮影響，誤差大，且現有市售信標不具追蹤功能，無法做到醫院相關人員或醫院設備定位追蹤，擴充性低，安裝與維運成本高，不適合大型醫院。

　　雲林分院採用的室內定位系統原理，是利用安裝於天花板上的定位器（Lbeacon）發送藍牙定位訊號，使用者的智慧型手機於接收定位訊號後，便開始進行室內導引，還能在系統端調整訊號發射角度，定位精準度為 3 至 5 公尺。

　　「醫院使用的這套系統，定位器採用指向性天線，不受看診尖峰人潮眾多影響、沒有塞網問題，能夠正確、快速指引民眾到達就醫地點，」許鈞自豪的說，「為便利使用者，系統採用『航點導航模式』，當使用者抵達廊道交叉口或大廳之前，APP 會適時提供方向指引，包括：直走、左轉、右轉等，直到使用者抵達目的地。」

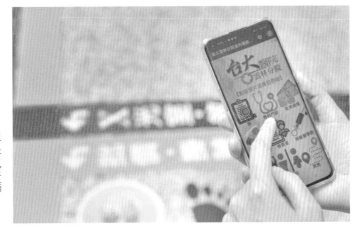

由臺大雲林分院、雲科大和中央研究院資訊所合作打造的智慧醫療室內導航系統，能減少病患在醫院迷路的機率。

▌ 提升就醫品質

　　這天，72 歲的張爺爺要到核子醫學部檢查，兒孫都在上班，他獨自一人到醫院就診，雖然無人陪伴，但他拿出載有醫院定位系統的手機，按下導引地點，系統就發送語音指引「請直走約 15 公尺，至抽血／核子醫學部」，如果需要走樓梯，APP 會提示「向左轉，直走約 12 公尺到達樓梯」，提醒張爺爺小心行走，減少不慎跌倒的機率，讓張爺爺大呼貼心。

　　「這套系統不只幫助了病家，也為醫院拿下大獎，」許鈞指出，臺大雲林分院資訊室於 2019 年以「智慧醫院室內定位服務系統」獲得生技醫療科技政策研究中心第十六屆「國家新創獎──學研新創獎」。

　　評審是這樣說的：

　　「定位技術具創新理念，使用 BeDIS 系統，克服定位器安裝及電池

維護問題，同時支援導航，對於將來智慧醫院的建立頗有幫助；機構室內定位應用於設備追蹤與查詢系統，市場規模大，未來易擴展與穿戴式設備、物聯網和大數據結合，市場機會高。」

隨著物聯網技術蓬勃發展，各種室內定位與追蹤的應用服務具備在醫院實現的可能性，全球室內定位相關市場在 2022 年上看 400 億美元。

▍改善工作環境，朝智慧醫院邁進

「導入智慧醫療室內導航系統，不僅民眾受惠，在醫院管理也同樣有用，」許鈞提到，「醫療設備定位就是其中一種。」

醫院病房有數十種移動性醫療設備，例如：心電圖、電擊器、烤燈等，這些設備時常推到各病房使用，當有使用需求時，需要花費時間尋找，影響護理作業時間，甚至可能造成治療延遲。

舉例來說，烤燈並不是每個病房都有的配備，如果病人覺得冷，護理站就會把烤燈推去讓病人使用，若沒有登記或是情況緊急借走未告知，「其他人要使用時，可能還必須廣播請借走的單位盡速返還，」許鈞無奈的說。

為了避免發生類似狀況，護理師交班時，清點病房財產也成為必要工作之一，「除了照顧病人，還要照顧沒長腳卻容易走丟的病房財產，」他半開玩笑的說，護理人員往往因此得提早半小時至一小時做點班工作，此外還要與前一班護理師交接病人情況，不僅工時長、事項也多。

有鑑於此，臺大雲林分院把 BeDIS 導入病房，「目前以 5B 護理站為示範點，」許鈞表示，「5B 是骨科病房，有些醫療器材，如：超音

波，或是復健設備，會視病人需要而移動，因此選定這裡為示範點，就是希望透過管理介面與行動裝置迅速確定儀器所在位置，不必再勞師動眾透過廣播『協尋』。」試辦一段時間後，發現效果良好，許鈞笑稱，其他單位紛紛向院方表達希望跟進實施的意願，直說「這麼好的方法，不能只有 5B 護理站有！」

▌ 不忘人性關懷

許鈞表示，只要在儀器設備貼上電子標籤（tag），布建的定位器信標就可以追蹤電子標籤的位置，病房人員透過電腦或手機登入帳號、密碼就可以連結查看，不用疲於奔命去找儀器，快速完成醫療設備盤點，有效提高工作效率。

不僅如此，「BeDIS 系統在疫情期間也幫上大忙，」許鈞談到，院方針對常在各棟穿梭的外包人員及傳送人員進行追蹤，掌握移動方向，一方面方便人員調度，二方面超前部署，若不慎發生院內感染，能夠在第一時間掌握軌跡，利於疫調追蹤。

有了實施的成果做為佐證，雲林分院對這套系統更有信心了。

未來，「我們將評估擴大 BeDIS 系統運用範圍，包括：受管制病患定位、新生兒定位等，」許鈞說，醫院就像一個小社會，難免有各種不幸的意外發生，例如：失智症病人走失、精神異常病人輕生等，甚至抱錯新生兒、偷嬰事件也曾有所聞，加入追蹤定位系統的功能，可以即時回報病人及新生兒位置，減少憾事發生，讓智慧醫院室內定位系統不只是先進的科技應用，還有更多人性的關懷。　　　　（文／黃筱珮）

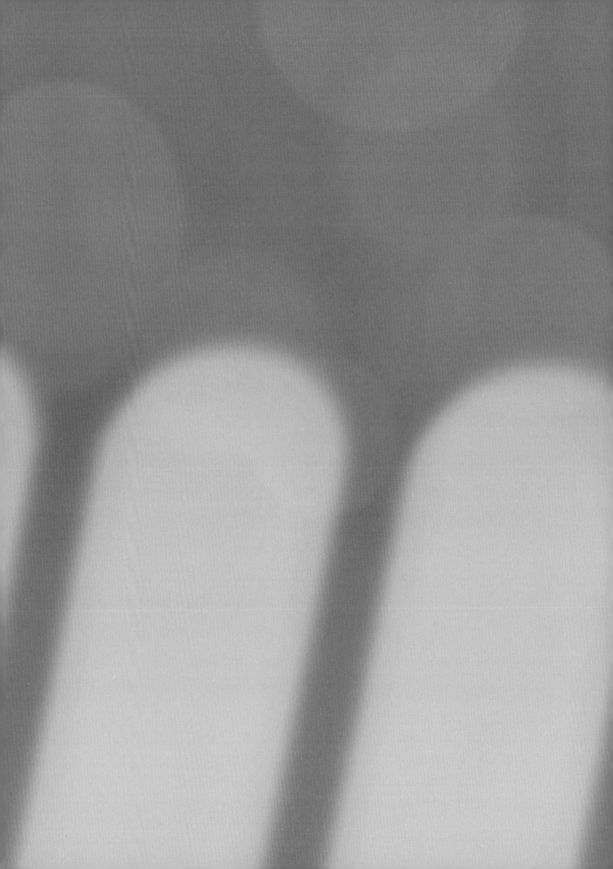

第五部

打造下世代的精采

新血挹注

豐沛改革活水

年輕世代起步書寫未來

01

不讓雲林在地圖上消失

　　中華民國心臟病兒童基金會從 1989 年開始組成心臟病篩檢團隊，為全台各縣市百萬名學童做心臟病篩檢，包括：心電圖、心音圖檢查，並有醫師到學校為疑似心臟病學童聽診，足跡除了涵蓋台北、台中、高雄等都會區，也到達花蓮、台東，甚至離島的金門、澎湖。

　　然而，攤開這張全台篩檢地圖，一開始，上面沒有雲林。

　　直到三十年後，2019 年，在臺大醫院雲林分院小兒心臟科主治醫師林杏佳等人的努力下，雲林終於在這張地圖上找到自己的位子。

▍率先完成早產兒心導管手術

　　一名出生體重僅 1,000 公克、心臟只有 3 公分大、心血管只有不

到 2 公釐的極度早產兒，因為開放性動脈導管導致心臟擴大、呼吸衰竭……，出生十二天後從鼠蹊部放入心導管放置關閉器，成功栓塞。這個案例，也創下雲林地區早產兒心導管手術首例。

另一名九個月大的嬰兒，出生不久即出現明顯心雜音，超音波檢查發現有極大的冠狀動脈瘻管，追蹤過程中冠狀動脈開口不斷擴大至 1 公分，且體重成長遲緩，心衰竭跡象明顯……，經由心導管放置關閉器栓塞冠狀動脈瘻管後，心雜音立即消失，心衰竭狀況也逐漸改善。

這兩個成功的嬰兒心導管治療，都是出自林杏佳之手。

2016 年 8 月，曾任臺大雲林分院副院長的黃瑞仁，從台北總院帶了一支醫療團隊南下接任雲林分院院長，林杏佳就是醫療團中的成員。

那年林杏佳 31 歲、臺大醫院總院住院醫師第五年，剛剛拿到小兒心臟次專科醫師資格。為了繼續兒童重症次專科訓練，他必須到臺大所屬分院當主治醫師，再利用時間回總院受訓。

當時，他有兩個選擇：搭高鐵半小時就可以往返台北通勤的新竹，或是濁水溪以南、被視為「醫療偏鄉」的雲林。

對大部分年輕醫師來說，這是個「想當然」的選擇題。不過，在台北出生、長大、求學，連新婚妻子都在台北的林杏佳，卻做了跌破眾人眼鏡的決定——到雲林。

▍讓病人不必再為看病奔波

「新竹分院有兩位小兒心臟科醫師，轉診也很方便，反觀雲林分院，竟然一位專任小兒心臟科主治醫師都沒有，連最基本的小兒心臟超

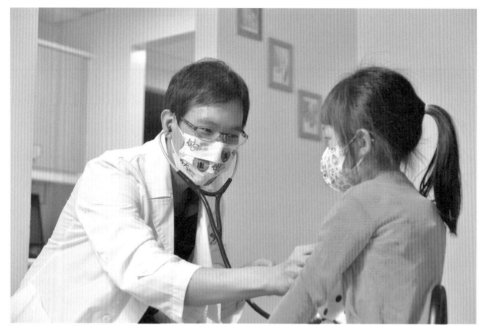
臺大雲林分院小兒心臟科主治醫師林杏佳（左），完成雲林地區早產兒心導管手術首例。

音波都沒辦法做……」憑著一股理想、衝動和家人的支持，林杏佳沒有考慮太久便決定跳脫舒適圈。

　　到了雲林後，先投入小兒心臟超音波檢查，第一年親手完成的心臟超音波檢查就超過 500 人次。

　　因為沒有架子、說話溫柔又開朗、笑起來就像是個大男孩，林杏佳迅速成為雲林孩子及家長的最愛，2018 年被《嬰兒與母親》雜誌評選為雲林縣讀者最推薦的「小兒科好醫師」。不過，高人氣的同時，林杏佳沒有忘記南下的任務 —— 開拓雲林兒童及成人先天性心臟病的心導管

治療，讓當地先天性心臟病患者不必再為了看醫生遠赴外縣市。

時間，拉回到 2004 年。

專長是心臟內科的黃瑞仁，被指派到改制的臺大雲林分院擔任副院長。他建置心臟血管醫學中心，開始在雲林進行心導管治療；經過近二十年的耕耘，到 2021 年年底，心臟血管醫學中心完成了將近 2 萬個心導管治療，雲林分院也因此被稱為「雲林人心臟的守護神」。

然而，心血管醫學中心交出漂亮成績的同時，小兒心臟領域卻因為沒有固定的專科醫師，能做的治療非常局限。

2016 年，黃瑞仁回歸雲林分院擔任院長，他最想做的事情之一，就是把這個「缺了一角的圓」補起來。

▋再也沒有需要的患者被轉走

黃瑞仁曾說：「小兒心導管治療過程必須非常專注且有耐心，花的時間是成人心導管的兩倍，不熟悉的醫師光是找血管就要花幾個小時，但林杏佳是箇中翹楚，不用半小時就可以找到。」對於擁有以心導管治療先天性心臟病專長的林杏佳，他寄予厚望。

林杏佳在雲林分院的第一個心導管治療，是黃瑞仁的一位成人先天性心臟病患者。黃瑞仁請台北總院的兒童心導管治療權威王主科南下，和林杏佳一起完成前兩例先天性心臟病心導管治療。

累積成功經驗值和自信，沒多久，林杏佳便踏出獨立執行先天性心臟病心導管治療的第一步。

之後，他陸續在雲林分院完成關閉器栓塞心房中膈缺損、開放性動

脈導管、心室中膈缺損、冠狀動脈瘻管及放置肺動脈支架等多項「雲林第一次」的治療；病患年齡從剛出生未滿一週、出生時體重不到 1,000 公克的早產兒到六十多歲、體重 100 公斤的成人都有。

至今，林杏佳仍是雲林唯一能以心導管治療先天性心臟病的醫師。

林杏佳也在雲林分院發揮他的兒童重症專長。照顧多個一千公克以下的早產兒出院之外，他還申請添購設備與心臟及重症儀器，將設備老舊的兒科加護病房升級，提升雲林分院兒科急重症的照護能力。「我應該是雲林分院待最久、做最多事的小兒心臟科醫師，」他開玩笑的說。

不過，「我最大的成就感是⋯⋯」難掩對自己專業自信的驕傲，林杏佳露出燦爛的笑容說：「雲林再也沒有一個需要做心導管治療的先天性心臟病人被轉走了，以往因為加護病房缺乏設備只能轉院的小朋友，也終於有機會留在雲林接受治療。」

▌注入創新生命力

「大部分年輕醫師都把這裡（雲林分院）當成中途站，但林杏佳留下比較長的時間，很不容易，」2004 年就從台北南下的臺大雲林分院心臟內科主治醫師林昭維，十多年來經歷人事更迭、醫師來來去去，對林杏佳在雲林的耕耘，特別有感。

「來到雲林後，很多事情我才有體會，」林杏佳不諱言自己最初確實抱持觀望態度，但停留時間愈久，他愈看到雲林的需要。和在地有更多連結後，他開始思考：「有什麼是我可以幫上忙、改變的？」

林杏佳把新世代的創新帶進雲林分院，為一向保守、傳統的偏鄉醫

療，注入豐沛生命力。

比方，兩歲以下嬰幼兒腹部急症排名第一的腸套疊，雲林分院長期以來的標準治療是由腹部 X 光透視攝影確診後，再請放射科以銀劑灌腸、在放射線監控下解套，但這種做法的啟動速度較慢，而且患者免不了接受到高輻射。「我聽說其他醫學中心開始發展以『超音波引導壓力生理食鹽水灌腸復位』治療嬰幼兒腸套疊，就想在雲林分院引進這種做法，」林杏佳的嘗試創新，不但大幅提升治療成功率、幾乎沒有併發症，也解除嬰幼兒接受輻射線的疑慮。

兒童心導管治療，也有創新應用。

林杏佳觀察到，有些嬰幼兒因為先天異常，食道和胃交接處不夠緊密，造成餵食困難、一直吐，就算用鼻胃管餵食還是無法解決營養不足的問題。標準做法是開刀把賁門綁緊，或是以腹腔鏡或胃鏡將餵食管放進腸子餵食，但第一個得開大刀，第二個胃鏡管子很粗，為了保護呼吸道安全，還得在呼吸道放進氣管內管，對嬰幼兒來說，危險性高、成功率低，多年來都是令小兒科醫師感到棘手的問題。

「我想，為什麼不把這個當成心導管來做？」林杏佳認為，如果把食道當成血管，把餵食的管子利用導管在透視攝影下直接放進腸內，就可以免去諸多危險和困難。「我行動了，也成功了！」他笑著說。

找回在地圖上消失的縣市

「我還想為雲林孩子做更多，」林杏佳解釋，「並非所有的先天性心臟病，都會在出生或嬰幼兒時期被小兒科醫師診斷發現，有很多都是

小學體育課體能很差才被發現有異狀，甚至在運動時猝死。」

然而，在心臟病兒童基金會的全台篩檢地圖上，雲林縣消失了。

身為黃瑞仁口中「雲林唯一會做心導管的小兒心臟科醫師」，林杏佳說：「我不做，誰做？」

本著初心和傻勁，他和臺大雲林分院副院長馬惠明合力推廣「偏鄉兒心·百里醫情」計畫，利用網路科技建置雲端篩檢平台，克服雲林地理上的限制與醫師人力不足的困難，並在學校校護協助下，將學生的心音、心電圖上傳到雲端，再招募全台醫師遠距篩檢兒童心臟病，讓雲林學童也能享受和都會區無差別的醫療照護。

2019 年，在三所學校校護和包括王主科在內的兩位台北、一位宜蘭的小兒心臟科群助醫師幫忙下，「偏鄉兒心·百里醫情」完成 1,004 個雲林中小學童心臟病篩檢，其中有 138 人因為心音或心電圖異常，被轉介到醫院接受複診，最後 62 人檢查出心臟疾病、心律不整，到雲林分院接受心導管治療。

短短三年，林杏佳完成許多在偏鄉的不可能任務。2019 年，他獲得瑞信兒童醫療基金會「台灣兒童醫療貢獻獎」的「兒科新銳獎」。頒獎典禮上和太太的合照，到現在都還是他臉書粉絲團的首頁封面照，「這個獎項對我真的很有意義，就像是我在雲林這幾年的小小成就和總結……」他再度露出那個溫和，卻充滿自信的笑容。

▍獲得最想要的美好

每年夏天，林杏佳總會收到許多甫完成住院醫師訓練的學弟、學妹

傳來的簡訊：「學長，我該去雲林嗎？」

在雲林分院邁入第六個年頭，他總是這樣告訴徬徨、猶豫的學弟、學妹：「在哪裡落腳，就看你想得到什麼。沒有一個地方是完美的，你總會得到一些、失去一些。」林杏佳在雲林得到了什麼呢？

還來不及回答，一個活蹦亂跳的小男生遠遠看到他，開心的飛奔而來，喊著：「醫生叔叔，今天是我四歲生日，我做了一個小蛋糕，要跟你分享！」

感染了小男孩的快樂，滿臉笑意的林杏佳說話語氣也輕快了起來：「弟弟出生時還不到一千公克，是我在雲林的前幾個心導管治療開放性動脈導管的早產兒之一，那時好小、好小喔。一下子四年過去，現在成了一個健康寶寶……」話還沒說完，林杏佳又被拉走了。

林杏佳在雲林得到了什麼？陽光從窗戶灑進醫院走廊，答案，不言而喻。

（文／朱乙真）

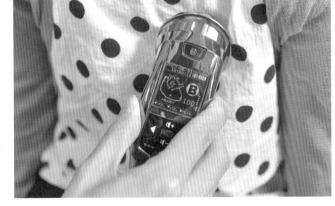

臺大雲林分院小兒心臟科的醫師透過網路科技，將學生的心音、心電圖上傳到雲端，以進行後續診療與照護。

02

改寫
中台灣生殖醫學版圖

　　2019 年 6 月 25 日，臺大雲林分院有一場溫馨的記者會，主角是剛剛滿月的小男嬰阿樂（化名）。阿樂大多時間都安穩躺在媽媽懷裡睡得香又甜，偶爾睜開眼睛看看周圍的大人和媽媽，露出天使般的微笑。

　　阿樂是臺大雲林分院生殖醫學團隊的第一個試管嬰兒。

　　當天，阿樂媽媽拿了象徵多子、福氣的紅蛋、雞腿、油飯，分送給生殖醫學團隊的成員，也謝謝幕後最大功臣——時任臺大雲林分院婦產科主治醫師楊博凱。

　　談到求子過程，阿樂媽媽忍不住紅了眼眶：「我真的很幸運，可以遇到楊博凱醫師，他讓我的夢想成真。」

　　楊博凱不只讓阿樂媽媽圓了求子夢想，他更是催生雲林第一個生殖醫學團隊的靈魂人物。

▋催生雲林第一個生殖醫學團隊

在楊博凱到雲林之前，雲林、嘉義地區想做人工生殖的不孕症患者，無論你身分地位如何，最近的選擇都是到台中、彰化的醫療院所，每次治療加上來回車程最少需要半天，許多患者因為交通、經濟因素，不得不放棄。

2018 年，楊博凱從臺大台北總院銜命南下建置雲林分院生殖醫學團隊，阿樂媽媽就是他的第一位病患，8 月求診、9 月成功受孕，2019 年 5 月迎來新生命阿樂。

從 2018 年到 2022 年年初，臺大雲林分院生殖醫學團隊已經為雲嘉地區八十幾位不孕症患者，實現「當父母」這個原本遙不可及的心願，而生殖醫學團隊所創造的各種「第一」，也改變了中台灣生殖醫學的版圖。

每當有人問起楊博凱在臺大雲林分院交出的漂亮成績單，他總會不慍不火的回答：「我只是做我該做的事情、希望對培養我的醫療體系有些回饋而已。」

然而，細數楊博凱的從醫之路，從來不只是「做該做的事」而已。

楊博凱從臺大醫學系畢業的年代，正好是婦產科被列入「四大皆空」、最低潮的年代，因為少子化、醫療需求下降，加上高工時、高風險卻拿不到相應的薪水，醫學系畢業生對婦產科避之唯恐不及。

就像臺大健康政策與管理研究所教授江東亮曾經撰文指出：「2000 年至 2010 年間台灣生育率急遽下降，每年新生兒出生率減少 46％，同一時期婦產科專科醫師只增加 19％，顯示醫學畢業生選擇接受婦產科醫

師訓練人數也大幅下降。」

這樣的人力變化，資深婦產科醫師表示，短期或許只是反映現實供需狀況，但長遠來看，卻可能造成婦產科人才的人力斷層。

臺大醫院婦產科也不例外。楊博凱 2009 年當住院醫師時，只有兩位「勇者」選擇加入婦產科；而他，就是其中一位。

一場跳脫舒適圈的歷練

四年的住院醫師訓練完成，要選擇生殖醫學次專科時，楊博凱也是如此。

「那一屆婦產科住院醫師就我和同學兩個人，同學先選了婦科，我就選了當時最缺人的不孕症次專科，」他像是描述一件再平常不過的事，說：「我選什麼都可以，只要是能幫助需要幫助的人。」

「學長表面上看起來好像很冷靜，沒有太大的情緒起伏，」曾經共事的年輕住院醫師笑著透露楊博凱內心深處「是個熱愛海賊王、鬼滅之刃的大男生，也是個熱血醫師。他的『阿基里斯腱』，就是海賊王裡那種不顧一切的勇氣和打抱不平，雖千萬人吾往矣。」

正因為這種有點傻氣的熱血，住院醫師最後一年，當其他同學忙著選次專科、找職涯下一步時，楊博凱選擇跟著臺大醫院生殖醫學中心教授楊友仕、主任陳思原，遠赴蒙古協助成立第一家公立試管中心、完成首例試管嬰兒療程。

這次跳脫舒適圈的歷練，改變了楊博凱。

「在蒙古，我才知道『從零開始』是怎麼回事，」他坦言，在臺大

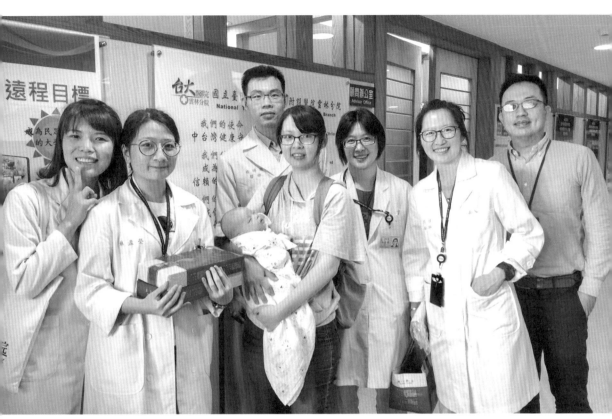

時任臺大雲林分院婦產科主治醫師的楊博凱（左三），把生殖醫學專業帶進雲林，改變許多不孕症患者的人生。

不論念書或當住院醫師，都很習慣「人家幫我弄好好」，需要資源或協助「就像是到自助餐廳，面前已經擺上各種選擇，我只要負責拿餐盤點餐就好。」

蒙古就不是這樣了。

當時，蒙古醫院的試管中心，器材都是從歐洲不同國家捐贈的設備

東拼西湊，組成一套「獨特」系統，「這在臺大很難想像啊！與其說我教他們如何取卵、植入，不如說他們教會了我，如何『變通』。」

他說，當時蒙古醫院的人工生殖流程還在「邊做邊修正」階段，卻遇到一位患者受精卵已經發育為成熟胚胎，必須盡快植入母體，但醫院設備卻尚未準備好，他看著蒙古團隊在幾乎不可能的條件下克服困難，完成植入，「這對我是很大的震撼。」

經事才知難與樂

從蒙古回到台北沒多久，當時的臺大醫院院長、生殖免疫權威何弘能就給了楊博凱一個任務：南下雲林，建置生殖醫學團隊。

有了蒙古經驗，要在生殖醫學領域一片荒蕪的雲林建構團隊，楊博

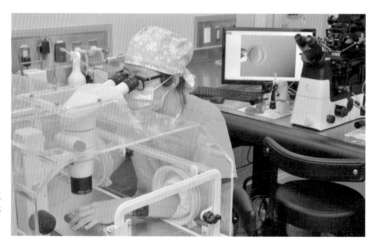

臺大雲林分院催生
雲林第一個生殖醫
學團隊。

凱再也不是那個只會「　拿著餐盤點餐　」的醫師。

沒有實驗室？他就把堆滿雜物的待產房清出來做胚胎實驗室。

設備東缺西少？他就跟臺大總院「　喬　」來要更新但狀況仍然很好的設備。

人力青黃不接，他就和一、兩個志同道合的夥伴咬牙度過……

事非經過不知難，事非經過不知樂。

楊博凱在雲林的第三年，和臺大雲林分院這支平均年齡不到 35 歲的生殖醫學團隊，平均每個月都有一到兩個試管嬰兒報到。一直到 2019 年夏天，楊博凱回台北以前，這個團隊每個月都可以完成六到八個取卵任務。

為每個機會感動

在雲林做生殖醫學、試管嬰兒，最大的成就感是什麼？楊博凱歪著頭想了想，說：「　大概是和病人建立的連結吧。　」

他說，在「　小而美　」的雲林，因為沒有清楚的次專科，從不孕開始找問題、發現問題、開始不孕症治療……，可能要失敗好幾次，最後成功懷孕、產檢，一直到寶寶出生，他都是唯一的主治醫師。

「　一開始不習慣得自己全包，但這一段陪伴的過程，和患者一起克服一個又一個的問題，度過一個又一個的難關，直到最後一起迎接新生命，」楊博凱說：「　每次向原本以為不可能成為媽媽的患者說聲『　恭喜　』，這種成就感都讓我更清楚自己為什麼要當醫師。　」

楊博凱在雲林的第三年，就接生了十幾個試管寶寶。不過，再溫暖

的故事，也會有沮喪、挫折的時候。

有一位多次嘗試試管嬰兒療程的患者，最後終於成功懷孕，可惜沒多久發現媽媽有早發性妊娠高血壓，後來又變成孕婦死亡三大原因之一的子癇前症，除了胎兒可能發展遲緩，還可能因為胎盤過早剝離而死胎，對媽媽也有生命危險。

「情況變得很困難……」楊博凱緩緩說：「要繼續讓胎兒留在媽媽肚子裡，還是提早出生？是個兩難的決定。後來，已經 30 週的胎兒終究沒有被救起來，夫妻倆自然相當難過。後來好長一段時間，我都一直問自己，醫師到底應該在什麼時間點介入？如果我提早讓胎兒出來，是不是可以給他一個機會？」

▌一個醫生的反思

這些人生的體驗和做為醫師的反思，在無形中澆灌了楊博凱。

2019 年回台北後，他變得有些不同，「我總算了解老師們從醫學院就開始的耳提面命 —— 你們不要忘記治療的是一個人，不是一個疾病、一個症狀。」

「在資源、人力無虞的總院，住院醫師的目標就是把崗位上的事情做到最好，有時恍惚以為自己是產線上的作業員。好處是效率很好、醫療專業很精準，但壞處是……」楊博凱輕輕的說：「有時會忘了病人是『人』，同事也是『人』，自己也就不知不覺少了一些溫度。」

經過雲林三年，楊博凱覺得自己有什麼改變呢？

戴著口罩、說話聲調還是不慍不火，但卻多了一些溫柔，「我變得

比較柔軟，對病人也比較有感覺。這是我在總院也許永遠不會看到、學習到的。」

　　楊博凱把生殖醫學專業帶進雲林，在雲林分院注入新生代的能量，改變了許多雲林不孕症患者的人生，在完成任務的同時，雲林也在這段從醫學生到醫者的路途上，默默改變了他。　　　　　　（文／朱乙真）

03

幫居民健康重生

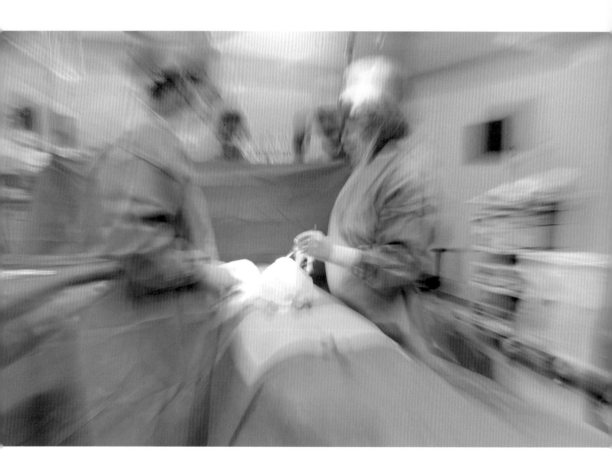

2017 年，屏東一個男子因淋巴水腫，導致雙腳腫脹得如同象腿，嚴重到只能臥床，讓他失去活下去的意志。沒想到，一位醫師在看到報導後找上門，告訴他「或許可以提供幫助」，之後果然神乎其技為男子把淋巴接回靜脈，病患雙腳終於恢復成可走路的尺寸……

　　這位醫師，就正是臺大雲林分院整形外科主任林穎聖。

　　當年的他，剛從日本學得「超顯微淋巴重建手術」歸國，到雲林分院上班不久就看到報導，動了想救人的念頭；再加上，當時的長官，雲林分院外科主任楊永健，聽聞後大力支持，啟動團隊醫療模式，由林穎聖主刀，利用顯微鏡將淋巴一一接回靜脈，使淋巴液重新回到患者體內，為患者找回健康，也找回生存下去的力量。

▏讓人主動南下就診的好技術

　　「我在大學時期就認識楊永健主任，在住院醫師訓練階段或國內外各種學術會議上，也時常碰面聊天，」林穎聖說，當時雲林缺少整形外科醫師，楊永健詢問他是否有意願到雲林服務，「我是高雄人，心想：高鐵通車後，雲林離高雄的車程才不到一個小時，加上我認為在雲林有可以自由發揮的空間，於是就決定到雲林分院服務。」

　　然而，到了雲林分院，他才發現，理想和現實真的有落差。

　　「雲林的手術顯微鏡比較老舊，對於淋巴靜脈吻合手術所需要的高放大倍率略顯不足，」林穎聖說，還好，院方對於年輕人相當支持，「我買了一台市面上放大倍率最高、市價一千多萬元的顯微鏡。」

　　回憶起當時，他忍不住感嘆，那時候全台灣只有規模最大的醫學中

心林口長庚醫院有那種等級的顯微鏡，在國外則是日本的東京大學醫院或是美國的哈佛大學附屬教學醫院有使用，「做夢也沒想到，可以在雲林使用到這麼好的手術顯微鏡。」

林穎聖的「超顯微淋巴重建手術」不僅造福雲林鄉親，台北總院也時常將患者介紹到雲林，交給他開刀。四年多來，由林穎聖操刀的個案中，有不少人都是特地從台北南下看診。

▎幫助癌後民眾重拾信心

林穎聖表示，國內淋巴水腫的患者，大多是接受乳癌或婦癌治療後的病患，「因為淋巴系統遍布全身，女性乳癌、婦癌手術時，會把淋巴組織全部切除，造成淋巴液無法回流而水腫。」

這種情況，對患者是相當大的打擊。

「患者經歷了一連串辛苦的癌症相關治療後，好不容易存活下來，卻要面對這個可能會跟著他們一輩子的惱人問題，」林穎聖嘆道，常常可以見到臨床上因癌後水腫的病患信心受創，不敢出門社交。

「過去的治療方法只有穿彈性衣或復健，但復健本身相當費時，彈性衣也因為台灣天氣濕熱而不適合長時間穿著，因此大多數病人都是飽受淋巴水腫之苦，卻沒有其他適合的治療方法，」林穎聖說。

所幸，最近十幾年來，顯微手術的發展提供了淋巴水腫病患另一個治療的選項，「將顯微手術運用在淋巴水腫上，用超顯微鏡把淋巴導至靜脈，讓淋巴液藉由靜脈回流，減少肢體腫脹，」林穎聖說明，「雖然還不能夠完全根除，但大部分病患都能感受到腫脹的肢體變輕、變軟，

且比較不會常發生感染的情況，自信心也隨之建立。」

挑戰 0.5 公釐的精細度

手術過程中，光是找淋巴管就十分困難；找到淋巴管後，又由於淋巴管直徑僅 0.5 公釐，每一條淋巴管得縫四針到六針，一開始一小時只能縫一條，因此林穎聖每一台刀經常得要開至少六、七小時，之前屏東的象腿個案，更是一隻腳就花上一整天的手術時間。

說起屏東這個第一位接受淋巴水腫顯微手術治療的病患，林穎聖指出，經過醫院團隊的照顧和淋巴重建手術的治療後，患者從原本雙腿腫脹無法行走，只能整天躺在床上，到後來可以行走自如，現在已經過了三年多，他還是可以每隔一段時間自己搭火車從外縣市到雲林回診。

林穎聖一直記得，手術結束後，這位病患發現自己可以行走時，那種不敢置信的驚喜表情，和訴說感謝時數度哽咽的模樣。

這樣的例子並非唯一。

林穎聖曾經接到一位病患的電話，她在電話中很高興的說：「手臂的淋巴水腫，在手術後完全好了，就算不穿彈性衣也不會再腫脹！」隔著話筒，不斷傳來她的感謝，滿滿的興奮之情溢於言表。

「這些都是讓我覺得當醫生最快樂的時刻，」林穎聖說，看到自己鑽研的淋巴手術幫助癌後民眾擺脫水腫困擾，還能讓他們重新找回自信，他感謝雲林分院的大力支持，也覺得一切的辛苦都是值得。

如今，超顯微淋巴重建手術約有八成病患能獲得改善，相關成果也陸續發表在國際期刊上，獲得國際肯定。　　　（文／黃星若）

04

機器手臂照護偏鄉弱勢

　　隨著醫療科技發展，機器手臂成為外科醫師的最佳「助手」。

　　近年來，臺大醫院雲林分院的「紳漢機器手臂輔助手術團隊」已成功執行至少兩百例手術，領先國內其他醫院，更是亞洲第一。

▍裝設雲林地區第一台機器手臂

　　說起機器手臂，難免有人會問：「『達文西』經常聽到，『紳漢』又是什麼？」

　　「記得當時總院評估和私下聊天，都不大看好雲林分院能把這部機器做起來，因為它不像達文西手臂，大家已經相當熟悉，而是一套完全未知的系統，還是高階的自費手術……」一位臺大雲林分院的外科醫師

回憶起當時情景。

或許，連雲林鄉親也抱持這樣的刻板印象：先進的機器手臂真的會落腳在醫療資源相對不足的雲林嗎？

一位企業家的善舉，加上一群訓練有素的醫師勇於挑戰，使雲林地區的第一台機器手臂落腳在雲林分院。

這個故事，要從台北一位企業家捐贈臺大醫院一台機器手臂說起。

▍一個特別的要求

企業家捐贈的機器手臂，就是紳漢微創機器手臂系統，在臺大雲林分院院長黃瑞仁的積極爭取下，2018 年 5 月，臺大醫院決定將它設置在雲林分院。

跟以往企業愛心捐贈不同的是，企業家一開始便要求，受贈單位必須每年提供 40 個名額，讓弱勢民眾可以紳漢機器手臂治療疾患，如果未達標則必須退費給捐贈的基金會。

臺大醫院為國立醫院，對公務機關而言，接受捐贈後，在制度上無法再掏錢給私人基金會，這椿美事一度卡關。為爭取機器到雲林分院，黃瑞仁承諾，若無法達標，他會以個人名義，自掏腰包付款給基金會，才順利解決這道難題。

在總院同意移撥後，雲林分院開始緊鑼密鼓展開相關作業。2018 年 7 月組成紳漢小組，當年年底，時任雲林分院泌尿部醫師黃士維、陳奕州、袁倫祥及黃鈺文，4 人分批遠赴歐美接受為期四天的訓練。

在臺大總院、分院的高度配合下，從決定將機器手臂設置在雲林分

院到完成簽約，僅花了一年時間，從此醫師手中便握有拯救病人的神兵利器。

▍掌握手術室最佳神器

紳漢手臂與達文西手臂同樣擁有遠端控制、精準醫療、失血量少，以及可提供三維立體（3D）手術影像的特點，包括臺大雲林分院在內，全台已有四家醫院擁有紳漢機器手臂系統。兩者的主要差別，在於紳漢比達文西手臂更便宜，是實用的「第三隻眼」與「第三隻手」。

對醫師來說，臺大雲林分院泌尿部主任黃士維指出，傳統腹腔鏡手術的器械有如筷子，無法如手腕般靈活轉動，醫師施行微創手術的難度和風險就會相對提高，而紳漢機器人手術系統可協助醫師直接看到 3D 影像，擁有高解析、立體的手術視野，讓微創手術更容易順利完成，降低風險。

臺大雲林分院泌尿部副主任袁倫祥更進一步說明：「紳漢擁有獨特的高感度觸覺回饋、最新的人工智慧科技動眼追蹤系統，能夠協助醫師更清晰、準確地進行手術與判斷，且機器手臂可以旋轉手術器械，而非只能水平或垂直移動，讓醫師可以更精細縫合器官，給病人最好的治療結果。」

對患者而言，由於手術傷口小，恢復時間短，手術風險降低許多，讓不少以往可能因為年紀或身體狀況很難接受手術治療的病人，有了更適合的選擇。

許多醫師將紳漢機器手臂視為「手術室最佳神器」，讓醫師在執行

手術時有更佳的視野、縫合器官時更為精細。事實上，對患者而言，它也是一種「救命神器」。

「它的耗材可選擇性較高，費用只有達文西的一半，較符合雲林在地民眾的需求，」袁倫祥補充，例如：攝護腺癌開刀，達文西手臂約需要 25 萬元，紳漢手臂則僅約 10 萬元左右。

這裡有一群喜歡雲林的人

除了機器手臂的優勢，一場成功的手術靠的是團隊的力量，而一個團隊的成功則是必須要有足夠的凝聚力。

臺大雲林分院泌尿部團隊除了臺大醫院體系，也網羅來自榮總體系、慈濟體系的醫師，雖然來自四面八方，但他們有一個共通點，那就是喜歡雲林。

譬如，笑容可掬的黃士維，嘉義人，對雲林不算陌生，在分院服務才深刻感受到，「這裡老年人多、有很多泌尿相關疾病，但雲林泌尿科的醫療機構不多，與總院相比之下，雲林的病患更需要我們。」於是，他自動請纓調回分院，擔任泌尿部主任。

他還記得：「當時雲林分院泌尿部的醫師都是由總院醫師輪調，來源不穩，對患者的照顧也不連續，甚至還有病患找不到醫師的情況發生。還好，黃瑞仁院長沒有門戶之見，只要有心在雲林長期發展，都歡迎他們加入，是否出身臺大體系並不重要。」

因此，黃士維自 2016 年擔任泌尿部主任後，開始對外招兵買馬，迄今有來自榮總體系的袁倫祥跟黃鈺文，以及慈濟體系訓練的陳奕州，

「目前 6 位醫師均有在雲林生根的意願，人力相對穩定，2022 年將再補齊 2 位醫師，充實人力，」黃士維盤算著。

以袁倫祥為例，他是高雄人，曾幫義大醫院導入院內第一台達文西手臂。無論從經歷或地緣關係看，多半都覺得，他應該會繼續在南部的大型醫院發展。沒想到，2017 年的一場泌尿科醫學會，他遇上黃士維，從此職涯轉了一個彎。

當時，黃士維對袁倫祥動之以情：「我跟他說，雲林資源很少，腫瘤和微創手術的病人，想要看醫生，都得往北（彰化）或往南（嘉義）走，大部分民眾都沒有得到很好的醫療照顧。」再加上，袁倫祥的太太是嘉義人，有地緣關係等因素，2017 年，四十出頭歲、正值壯年的袁倫祥毅然決然加入雲林分院泌尿部團隊。

不過，以機器手臂見長的袁倫祥，一開始並沒有把重心放在這裡。

「雲林不是都會區，不會有這麼好的醫療設備，病患可能也不會有那麼高的知識和經濟能力就醫，」袁倫祥說：「後來雲林分院導入紳漢機器手臂，情況才有所改變，不僅達到每年幫 40 位弱勢民眾免費開刀的目標，還有一百多個患者選擇自費手術。」

▎點滴累積患者信賴

2019 年 6 月啟用紳漢手臂系統，隔年就突破百例。至目前為止，已經造福 239 位患者，臺大雲林分院的成功案例多於其他醫院，也是亞洲第一。

「紳漢機器手臂的優勢，是便宜或昂貴手術都可以使用，較符合在

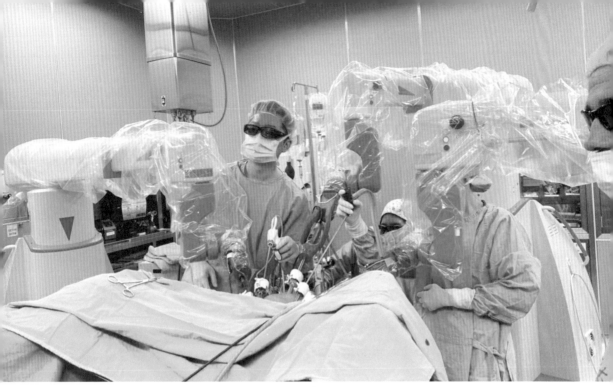

紳漢機器手臂可運用的手術範圍很廣,被視為「手術室最佳神器」。

地需求,」袁倫祥認為,能夠寫下傲人成績,與這項特色不無關係。

如今,雲林分院採用紳漢機器手臂進行的手術,包括:疝氣、輸尿管狹窄、腎臟癌、尿路上皮癌、攝護腺癌、大腸癌及膽囊切除、婦癌等,其中還有 3 例是國際上尚查無相關案例,例如從輸尿管取下石頭的手術,便是世界首例。

好成績的背後,是一連串努力的累積。

「雲林分院剛開始成立癌症和機器手臂團隊時,並非所有病患都對院方有信心,」袁倫祥坦言,「還是有些病患聽到要開刀,馬上會想到北部尋求醫師的第二意見,甚至曾有約七成患者,最後選擇到其他醫院

治療。」

但是，近兩年漸漸出現變化。

「新診斷的腫瘤患者，約有九成會留下來開刀治療，還曾有患者捨棄赴美治療的機會，選擇在地治療，」袁倫祥說，那是一位獨居在雲林斗六的阿伯，年約八旬，因解尿困難與血尿就醫，經檢查為攝護腺癌第二期，阿伯的女兒住在美國，希望阿伯可以到美國治療，也方便就近照顧，但阿伯拒絕了。

「原本阿伯擔心自己年事已高，動手術不安全，」袁倫祥回憶，「後來他聽說我們有紳漢機器手臂，就堅持留在雲林分院開刀，結果手術順利，術後不久阿伯就重新回復正常生活。」

榮民伯伯 vs. 農民伯伯

看見機器手臂在雲林的應用情況漸入佳境，袁倫祥欣慰不已。但是，回想過往歷程，「初來乍到的時候，有點『適應不良』，」他笑著說起，「剛開始有點不習慣，但不是因為要融入不同體系，而是患者屬性跟以往截然不同。」

以前，袁倫祥在榮總遇到的，是願意聽話的「榮民伯伯」；後來，他在雲林分院遇到的，是不願意聽話的「農民伯伯」。

榮民因為軍人「服從命令」的天性，對於來自醫師的建議和治療，他們相當配合；反觀雲林的民眾，可能因為醫療資訊落差，對於重病或是癌症的診斷多半相當避諱，往往回診時間到了卻不見人影。

「我沒有特別覺得這有什麼不對，只是覺得可能我的身段不夠軟，

沒有把事情講清楚，讓患者可以安心相信我，」袁倫祥說，遇到那種情況，他會拜託團隊護理師或個管師一個接著一個打電話聯絡，或找到患者住在北部的家屬，拜託家屬勸說病患回診。

雲林人終於也能擁有先進醫療

漸漸，患者的良性回饋出現了。

一位種蒜頭的農民伯伯因為很滿意袁倫祥的治療，回診時竟扛著一大袋的蒜頭到診間，「這一袋有半個人高的蒜頭，我一年吃也吃不完，但看到阿伯有腰傷還扛來，一定很辛苦，讓我感動又心疼。」

偏偏，還有更意外的事。

因為地利之便，他以前在高雄榮民總醫院會遇到從澎湖來的患者，沒想到在雲林分院也遇到遠從澎湖來的患者。一問之下才知道，原來是其他親友口碑介紹而來。

這樣的故事不只一兩則。

像是黃鈺文，便收到來自雲林監獄患者手寫的感謝信，他才意識到，「這些被社會遺忘的一群人，其實內心特別細膩與敏感。」

除了患者的直接回饋，門診數字也可看出團隊幾年來的努力逐漸開花結果。「醫師人力穩定後，再加上機器手臂，泌尿部門診從六年前每月約一千四百人次，近一、兩年每月倍增至約三千人次」黃士維說，門診人次增加代表的意義是，在醫療團隊通力合作下，紳漢機器手臂為翻轉偏鄉醫療貢獻了「一臂之力」，讓雲林在地民眾也能享有先進的醫療服務，「終於走到這一步，整個團隊都為之振奮。」　　（文／林惠君）

05

精進在地骨鬆照護

　　「為何會選擇待在雲林？」這是傅紹懷從升任臺大雲林分院主治醫師開始，就時常被問及的事。從小在雲林長大的他，家中長輩幾乎都住在這兒，回到家鄉服務，不僅是醫生的使命感，還帶有一份「人親土親」的鄉土情。

▌等候空缺，青年回鄉

　　臺大醫學系畢業後，傅紹懷在臺大醫院總院骨科接受住院醫師訓練，一直有心回鄉服務；終於，在訓練完成、升任主治醫師時，恰逢許多骨科學長從雲林分院離職，有不少空缺，讓他得以順利回鄉。

　　傅紹懷回到家鄉發揮所長，似乎就是那麼順理成章。

台灣已邁入高齡社會，雲林的老年人口已占全縣總人口19.85％，相當於每五人就有一位是高齡65歲以上的長者，而雲林90％以上的長者處於骨折中高度風險中，卻僅有2％長者接受骨鬆治療。

　　看見家鄉的需求，秉持著一股想讓家鄉醫療更進步的心，傅紹懷有年輕的熱情，也有專業的執著。他表現得比許多人都積極，不僅在臨床服務上下足功夫、精進自己的能力，更致力於研究團隊的建立。

▍自費學習，分享經驗

　　傅紹懷表示，在骨科的臨床治療裡，骨盆骨折是所有骨折裡面最嚴重的，常常伴隨著重大外傷機轉，治療極為困難；再加上，骨盤骨折的個案不多，因此經驗極難累積，導致訓練不足，也讓許多醫生不敢處理這類手術。

　　為了解決這樣的困境，在臺大總院擔任總醫師時，傅紹懷就開始自費參加國內外的課程及工作坊，累計去花蓮慈濟參與無語良師的骨科創傷工作坊六次、韓國AO基金會的骨盆骨折大師課程（Pelvic Master course）一次、香港的骨盆骨折工作坊兩次，漸漸累積足夠的信心與能力去處理這類困難手術。

　　不僅如此，傅紹懷也幫忙在其他醫院工作的學長、學弟，解決骨盆骨折問題。譬如，他曾到柳營奇美醫院、恩主公醫院、台中澄清醫院、台中烏日林新醫院等醫院幫忙開骨盆骨折手術，也曾到宜蘭羅東博愛醫院幫忙。

　　如今的傅紹懷，累積了足夠的經驗，開始擔任相關工作坊的講師，

將習得的技術與經驗持續分享給其他的醫師。

▌貴人相助，打破資源不足困境

然而，現實環境還是為傅紹懷帶來不少考驗。

傅紹懷直言：「許多高階設備、實驗室等都在台北，對雲林來說，可近性相對較差，想要建立研究團隊並非易事。」

為了解這個問題，臺大總院、醫學院，以及院級長官，都曾盡力媒合資源，醫院也鼓勵醫師與附近的科技大學合作。

「這些做法都是有幫助的，可以借助學界的力量彌補這個弱點，也可以發展在地的特色研究，」傅紹懷感慨地說，「只是成功案例極少，即使有不錯的合作成果，常常止步於在學會發表中文論文，沒有進一步投稿國外期刊，久而久之雙方漸漸失去合作的熱情。」

幸運的是，那時傅紹懷的妻子正在台北念博士。

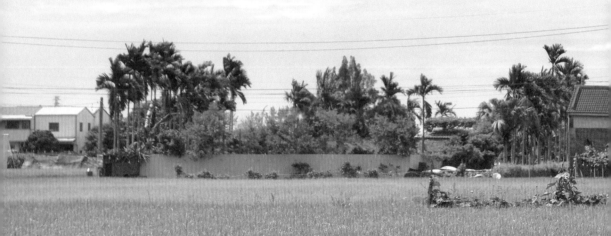

「我太太的專業是藥物流行病學、藥物經濟學、資料庫分析,且她的碩士班和博士班都在臺大臨藥所(臨床藥學研究所)蕭斐元教授的實驗室,因此在研究資源不足的時候,蕭老師提供許多健保資料庫資源,讓我們可以一起合作從事不需要額外花錢的研究,」傅紹懷滿心感激的說:「於是,我們的團隊就可以由健保資料庫研究起步,再慢慢跨出去,延伸到其他研究,這是相當大的幫助。」

老化嚴重,鎖定解決骨鬆問題

研究資源有貴人相助,研究主題的選擇卻得靠自己的觀察判斷。

雲林縣是全國老化第三嚴重的鄉鎮,因此傅紹懷和研究團隊毫不猶豫選擇了「骨質疏鬆」做為研究主軸,這個研究主軸及服務也從此成為臺大雲林分院骨科的主要發展方向,同時也因為長年累積的看診、治療結果,讓他們發掘出更多研究素材。

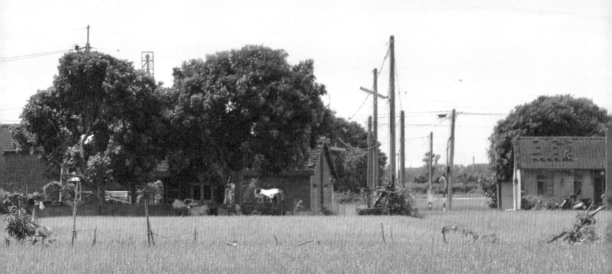

「台灣的骨鬆治療，說簡單其實很簡單，因為相關治療藥物的開立並沒有限定必須是骨鬆專科醫師；但是說困難也是非常困難，因為就像所有慢性病一樣，如何早期發現病人，並且正確評估、診斷、與治療，以及維持病人的長期治療配合度、避免治療副作用等，都是一門很大的學問，」傅紹懷長期關注骨鬆議題，對台灣的骨鬆治療頗有感觸。

▊ 照護服務品質獲國際肯定

為了讓骨鬆患者獲得良好的醫療照護，傅紹懷與團隊開啟許多挑戰。譬如，為了及早發掘潛藏患者，他們利用院內的全面品質管理活動（TQM），讓病人因骨折手術住院的同時，接受骨質密度檢查、脊椎 X 光檢查，並且進行相關次發性骨質疏鬆的抽血評估。

當這些檢查完成，病人第一次門診回診時，就可以接受相關的骨鬆治療，毋須因為需要再安排檢查而多一次回診。這項品質改善活動相關結果，還被發表在東京的亞洲藥物經濟學年會上。

另外，為了長期追蹤病人狀況、增加回診配合度，傅紹懷和骨科團隊建立了骨折聯合照護服務，藉由個管師貼心的服務與提醒，和長輩及家屬建立長期穩定的醫病關係，讓長輩更願意按時回診。這項服務不僅讓團隊的相關研究計畫得以順利進行，還獲得世界骨質疏鬆基金會（International Osteoporosis Foundation, IOF）「最佳執業認證」銀牌。

不過，傅紹懷提醒，「骨鬆藥物的作用機轉差異很大，相關治療與停藥帶來的骨折風險不同，因此，雲林分院的骨鬆治療及研究團隊進行了健保資料庫的研究，同時執行了多項臨床試驗，相關結果已發表在

《內科醫學期刊》（*Journal of Internal Medicine*）等國外一流期刊上，並在國內進行了至少二十場演講，獲得 2021 年骨質疏鬆學會青年研究獎第一名。」

一點一滴的努力，逐漸將雲林分院骨科打造成理想中的模樣。期間，無論是病人順利從病痛中恢復，還是病人的感謝與回饋，都是令傅紹懷感到相當喜悅的事。

這些質樸的鄉土人情，正是傅紹懷這些年在雲林奉獻心力後最大的回饋。而他最感謝的，還是家人的支持，這些親情的力量讓他無後顧之憂，為改善故鄉醫療品質添注自己的心力。　　　　（文／黃星若）

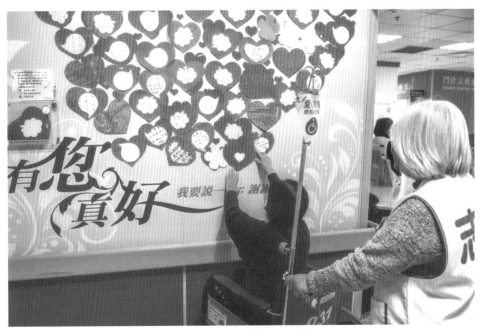

臺大雲林分院醫師的醫療服務，深受許多病患的信賴與感謝。

06
看見醫者的能與不能

「#海選、#布吉納法索、#最年輕、#第一位女性醫療團團長,如果套用社群媒體的語法,介紹臺大雲林分院胸腔科主治醫師王馨儀時,應該加上這幾個主題標籤（hashtag）。這位七年級醫師,年紀輕輕已經有很不平凡的經歷,還有一本暢銷書《醫路向西非:臺大醫院雲林分院海外醫療之路》記錄她的故事。

一通電話,改變一生

2017 年 3 月 31 日,王馨儀推著三個行李箱,隻身飛往 12,600 公里外的非洲友邦布吉納法索,展開為期一年,駐布吉納法索台灣醫療團醫療長的任務。

布吉納法索醫療合作案，是臺大雲林分院升格醫學中心的重要一環，尋找醫療長的過程卻幾經波折。院方決定海選，用電子郵件通知全院 170 位主治醫師，徵求自願者，很快收到幾位醫師報名；考量相關背景與需求之後，以王馨儀為第一人選，副院長馬惠明打電話給她，確認她的意願。

　　「當我知道我打電話給她的時候，她人在機場，才剛結束約旦自助旅行，我就猜想我們應該是找對人了！」馬惠明後來這麼回憶。更難得的是王馨儀的父母雖然難免擔心，還是放手支持她。

　　當時到底談了什麼？王馨儀表示，那通電話大概三分鐘不到，「電話內沒辦法講很多，我也沒想那麼多，因為沒有什麼不能去的理由，那就去。」

「半殘醫師」的體悟

　　台中女中畢業後，念了臺大醫學院，從醫學生、住院醫師到主治醫師，王馨儀一路都在臺大體系裡，不論是在台北還是雲林，臺大醫院就像是她半個家。

　　「我很感激這一路臺大醫院的教育，臺大醫院像是醫療的溫室，年輕醫師在師長的照顧下，以及臺大完整健全的體制中，行醫之路無比順遂，」抵達布吉納法索兩個半月後，她在給臺大醫院總院長何弘能的信上這麼寫。

　　但是，王馨儀也擔心自己是不是待在象牙塔裡，「有時我會懷疑，在臺大看到的醫療是不是只是冰山一角？還很有可能是最美好的一角。

我想知道象牙塔外的醫療是不是有所不同。在臺大醫院受到保護很好、很幸福，但有機會我也想探出頭，看看象牙塔以外的世界。」

這個年輕女孩一探出頭，就是半個地球遠。中斷博士班學業，暫時離開臺大醫院的體系，王馨儀當然不會不知道在臺大升遷制度裡，「暫停一年」可能要付出的代價。不過，她對理想還有期盼，還有一點年輕的衝動、有一點初生之犢的勇氣，「我很慶幸自己還有做夢的能力與本錢。」

抵達駐地布吉納法索第二大城古都古（Koudougou）的時候是半夜，天亮之後一看，哇！這裡真的很不一樣。

「當下確實有點震撼，沒有柏油路、沒有鋼筋水泥建築，只有土角厝和茅草屋，連水電也是奢侈品，一天停電好幾次是家常便飯。」

兩個星期不到，王馨儀就掛了兩次病號，一次是在攝氏 40 度的病房查房，站了兩個小時之後中暑昏倒；另一次是上吐下瀉加發燒。「但是在得知我的保險只要醫師，也就是我自己簽名，生病的我就可以搭專機回台，頓時覺得生命有了保障！」

這麼阿 Q 的轉念，讓她坦然面對生活物資的匱乏。伙食不好，就在飯後再吃三分之一包去首都時買到的多力多滋玉米片，「我在台灣當然不會這樣吃啊，沒辦法，就『窮則變』。非洲這裡連孩子要吃飽都是問題了，我還有得吃就要很感謝了。」

個人生活適應事小，身為醫療長卻因為沒藥、沒辦法做檢查而倍感無力，甚至自嘲「我在這裡就是個半殘廢醫師，」這種心理壓力對她來說更為沉重。

被問到那一年印象最深刻的事，王馨儀說了這個故事。

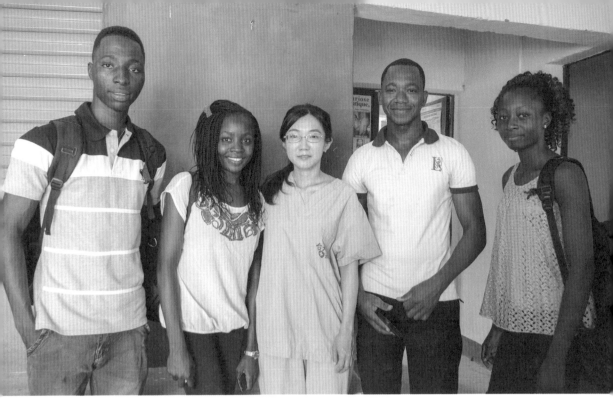

臺大雲林分院胸腔科主治醫師王馨儀（左三）的「西非大冒險」，證明年輕世代只要有機會，就能展現力量，發光發熱。

▌面對醫者的局限

「有一個患者來的時候說很喘、胸悶，一測，心跳每分鐘 150 下。給他做了心電圖，是嚴重心律不整，已經到心衰竭的程度。這在台灣只要送加護病房，給靜脈注射藥物，很容易就能控制下來。

這個患者拖了三個月沒被發現，雖然我發現了，但是沒有加護病房、沒有二十四小時給藥的設備，只能開效果比較有限的口服藥，而且口服藥是他半個月的薪水，他得要回家賣牲畜才能買藥。」

這不是特例，而是布吉納法索的日常。

布國與台灣的醫療環境差距很大，比方當地只有氧氣導管，沒有氧氣面罩，連點滴架都是用木棍代替。台灣醫生的本事，不一定用得上。

搭吉普車到偏鄉部落巡迴診療時，這樣的無力感更強烈。很多地方平常只有護理師看診，病人主訴的病症持續時間都是以年為單位計算的，大部分病患甚至不知道自己幾歲，要拿身分證出來算。王馨儀處理的大部分都是「看了也不會好，或者不看也會好」的疾病。

「最讓人挫折的是，就算我去到那邊，一個醫生能做的真的很有限。我走了那麼遠的路，背負著台灣的政府、臺大醫院，和那麼多當地人期待的眼神，可是有時候我能做的事真的很少。」

▌改變看待世界的眼光

也許因為已經講過很多次，王馨儀回答這些問題的時候語氣平緩、冷靜自制，只能從閃動的眼神裡看見她的激動，那是醫者的懊惱。

一個醫生能做的很少，一個醫療團能做的也很少。在布吉納法索實際走一遭，王馨儀認為當地需要的不只是醫療團，而是完整的在地醫療團隊，了解當地病患真正所需，不能從台灣的眼光看世界，不能光給當地人魚吃，必須教會他們怎麼釣魚。

於是，她向臺大雲林分院、外交部、國合會、布國政府提出在友誼醫院建置重症加護病房的計畫，讓需要的患者不必遠送一百多公里外首都的加護病房——這樣的距離，在關鍵時刻往往便是生死之隔。

硬著頭皮熬過寫規格書、招標、跑預算流程這些醫師不擅長的繁複

行政程序，友誼醫院的加護病房原本預定在王馨儀一年任期結束、2018年5月左右正式營運，準備讓到雲林分院受訓的四位布國醫師返鄉後接手，雙方也擬定了許多後續支援培訓計畫，不料一切倏然生變：2018年5月24日，布國宣布與中華民國斷交。

所有計畫戛然而止，王馨儀與醫療團返台。還未實際上陣作戰的加護病房能營運嗎？當地醫師還不能獨自完善操作的器材會變成廢鐵嗎？沒有人知道答案。對她而言，這一年是反璞歸真的一年，是回到醫者初心的一年，雖然有時回想起來恍如一夢，但她扎扎實實的努力過了，走出溫室，認識自己的不足，也發現自己的潛能。

▌從不足出發，激發無限可能

雲林分院院長黃瑞仁在王馨儀出發前，就預見她必然收穫滿滿，就算有人會質疑她「頭殼歹去」，就算此行遭受再多挫折、磨難，走過這一回，她一定會遠遠超過其他同儕。

一路見證這個年輕女孩西非大冒險的雲林分院副院長馬惠明很有信心的說，王馨儀的故事不會是特例，「台灣到處都有王馨儀，各行各業都有王馨儀。我們的新世代很有力量，他們只是需要一個機會，當機會出現時，他們就會站出來，展現自己的力量、發光發熱。」

中華民國與布吉納法索雖然斷交，但台灣與雲林分院付出過的一切，不會消失歸零。

對王馨儀而言也是一樣，《醫路向西非》這一年，只是她人生中的一小段，她還會寫下更多、更動人的篇章。　　　　（文／黃筱潔）

結語

盡醫學之力，
更要盡一份仁心

　　每每接受採訪，或是在公開場合談論臺大雲林分院的傲人成績時，院長黃瑞仁都會再三強調，一切榮耀來自於全院團隊。然而，外人較少看見的是，他對於團隊中的每一位，都有深深的期許，有時甚至超越了他們對自身的期待。

　　「有人說，我是『無可救藥的浪漫』，但我總相信，不論是誰，都可以做得比現在更多、更好、更進步，」在臺大雲林分院服務前後共計十二個年頭，黃瑞仁深信，所謂「最好」就是願意努力去「更好」。

　　他指出，其實不論在台北或雲林，醫學與大環境都絕非完美，但同仁們可以掌控自己的努力與積極度，是否已發揮到極致？我們是否夠努力，一日一日趨近於更完美？

　　「雲林分院過去這十多年來的傲人成就，正是同仁們把種種不完美

視為挑戰、視為機會，才改寫了許多病患的困難處境，並成就了許多典範，」黃瑞仁感慨的說。

醫病又醫心

要努力突破的，是醫學上的極限。

「學習教授、老師教給我們的醫術，當然重要，但不斷前進、為病患而突破，更是關鍵，」黃瑞仁認為，應當是站在既有的醫術上，不斷引進、突破醫學極限，才能造福更多人群，也不枉費老師們點滴栽培。

事實上，年輕時的他，就曾申請獎學金，遠赴日本學習新醫術。

1995 年，黃瑞仁為了學習當時國內欠缺的「冠狀動脈支架」置放技術，舉家飛往日本半年。這段研修的歷程，不僅拓展了他的人生視野、讓他習得先進醫術，更讓他之後得以憑藉這項新技術，挽救許多病患的寶貴性命。

這樣的故事，也不斷在雲林分院發生。

譬如，整形外科主任林穎聖，他從海外學得「超顯微淋巴重建手術」，幫助因淋巴堵塞形成所謂「象腿」的病患重新找回正常人生。

林穎聖挽救的第一位病患，更令黃瑞仁印象深刻，因為不只解決患者的病症，還改變了患者的命運。

「那位患者原本已經萬念俱灰，甚至有輕生的念頭，因為他原本是上班族、人生正在壯年巔峰，但突然腿部腫脹變成『象腿』，體重高達一百多公斤，導致他既無力走出家門，也不敢走出去見人，後來透過林穎聖醫師的治療，加上病人努力復健，病人雙腳得以恢復正常行走，也

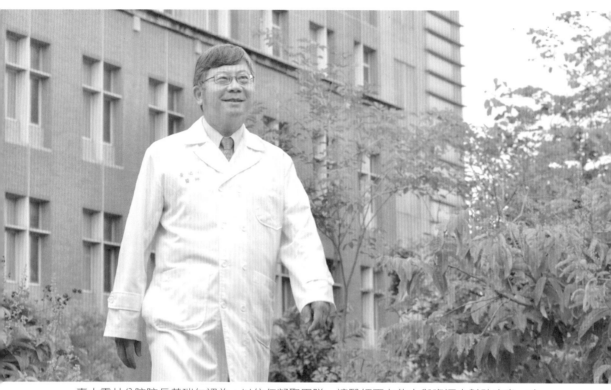

臺大雲林分院院長黃瑞仁認為,以信任凝聚團隊,讓醫師更有能力與資源去幫助病患,才有機會創造善的循環。

能夠繼續工作謀生,」黃瑞仁感性強調,醫療的價值不僅是「醫病」,往往更能「醫心」,努力突破既有醫學極限的意義也就是在這裡。

醫學有極限,努力無極限

「醫學或許有極限,但努力不該有極限,」黃瑞仁舉例談到,罕病

患者，如：玻璃娃娃（成骨不全症）等，往往是最需要照顧卻最容易被忽略的弱勢，雲林分院原本也沒有這樣的資源，但因有醫師楊豐榮等人，願意不斷北上學習與在地投入，加上企業家的援助，終於讓雲林分院在 2019 年成立「罕見疾病中心」，讓患者與家屬得到安穩與希望。

正因如此，黃瑞仁也鼓勵雲林分院同仁要突破大環境的限制。

「像我們的副院長馬惠明，他不僅是『金頭腦』，更是『鬼頭腦』，因為他會想很多點子來突破環境的限制，」黃瑞仁舉例，雲林缺醫師早已不是新聞，但馬惠明等人願意動頭腦去挑戰極致，就發現其實可以結合不同醫院的醫師人力共組聯盟，於是成就了「斗六雙星」計畫，與成大醫院斗六分院合作，共同造福更多病人。

陸續拿下「台灣醫療典範獎」、「醫療人權服務獎」等重要獎項肯定的馬惠明分享，自己的座右銘正是臺大前校長傅斯年的話：「上窮碧落下黃泉，動手動腳找東西。」他相信，其實很多難題不是無法解決，只是還沒找到答案。

用新思維才能看見新答案

黃瑞仁與馬惠明都強調，唯有願意用新的角度思考，才能看見新的答案。「要拋下舊的角度，例如，我們習以為常的『城市思維』，這並不容易。所以要不斷提醒自己，要互相激勵：會不會有別的可能，只是我們沒看見？」深具開創性格的兩人都知道，創新並非一蹴可及，需要與團隊結合、與時代浪潮結合。

值得慶幸的是，當今的時代，正是站在開創者這一邊。

細數「ABCDEF」，包括：AI（人工智慧）、Block Chain（區塊鏈）、Cloud Computing（雲端運算）、Data Mining（資料探勘）、Edge Computing（邊緣運算）、Fifth Generatior（5G通訊）等新趨勢，黃瑞仁不僅從醫者角度分析，他更像是一位開創者，看見了可以藉由眾多新科技來翻轉困境的契機。

　　舉凡編列預算鼓勵同仁往返台北、雲林，甚至是走向國際，學習各式最新技術……，能改變未來的種子，臺大雲林分院早已默默播下。

　　若看得深入些，會發現雲林分院成功的祕密更在於：到底是什麼樣的環境與醫院文化，讓這群金頭腦醫師都樂於變成「鬼頭腦」，去努力發揮極致？

　　黃瑞仁提供的的答案是「信任」。

　　「人性都是一致的，在我們投入時間成本和寶貴精力前，當然會評估判斷，這個環境與環境裡的上司，是否值得信任，」他強調，「打造一個讓同仁能義無反顧的職場，是我最大的責任。」

　　對黃瑞仁而言，「當下屬來求援的時候，我不會認為他是『有求於我』，甚至剛好相反，我覺得，這是同仁願意給我機會，讓我有機會去贏得他的信任。」

　　所以，他強調，要很珍惜同仁們願意開口，尋求幫忙的時刻，因為那是建立在一份信任之上，「有信任與期待才會開口。」

▌從信任出發，才有創新可能

　　「如果有朝一日大家都不願意開口，看似沒有問題，那才是真正的

大問題，」黃瑞仁強調，「當同仁開口求援，很可能就是進步的開始，因為這很可能代表，同仁們是想要突破某件事情，而且這件事情，愈是需要上司幫忙，表示困難度不低，但相對價值也就愈大。」

他以當初毛遂自薦要在雲林分院成立生殖醫學中心的婦產科前主治醫師楊博凱為例，「成立生殖醫學中心，解決民眾不孕症的問題，出發點當然很好，但一來要不少經費，二來當時楊博凱醫師才剛成為主治醫師不久，坦白說，他能否獨當一面，我也無法百分之百確定。」

事實上，黃瑞仁坦言，即使是他，如果才剛成為主治醫師，資歷尚淺，他還真不敢輕言，也不太敢相信自己有足夠能量，可以成立並且維持一個中心的運作。

但即使自認為連年輕的自己都未必辦得到，黃瑞仁，或說雲林分院，依舊選擇「信任」。他們信任同仁，更鼓勵同仁發揮極限，於是短短幾個年頭過去，最近在生殖醫學中心討論的熱門話題是，如果他們迎來第一百個新生命，該用什麼方式慶祝？

至今，雲林分院生殖醫學中心仍是雲嘉地區唯一的生殖醫學團隊，他們從零開始，到現在中心裡貼滿出生的九十多位新生兒照片，象徵著在願意信任與支持同仁後，所帶來的無限可能。

「有一次，我們的腫瘤醫學中心，要添購治療癌症的設備——直線加速器，但我看他們的提案，雖然要花費一億多元，卻不是要買最先進的設備，」於是黃瑞仁提出疑問：「為什麼『只』買一億多元這款，現在不是已經有更好的設備嗎？」

雲林分院同仁們老實的回答：「怕醫院花太多經費，所以只買中階設備。」

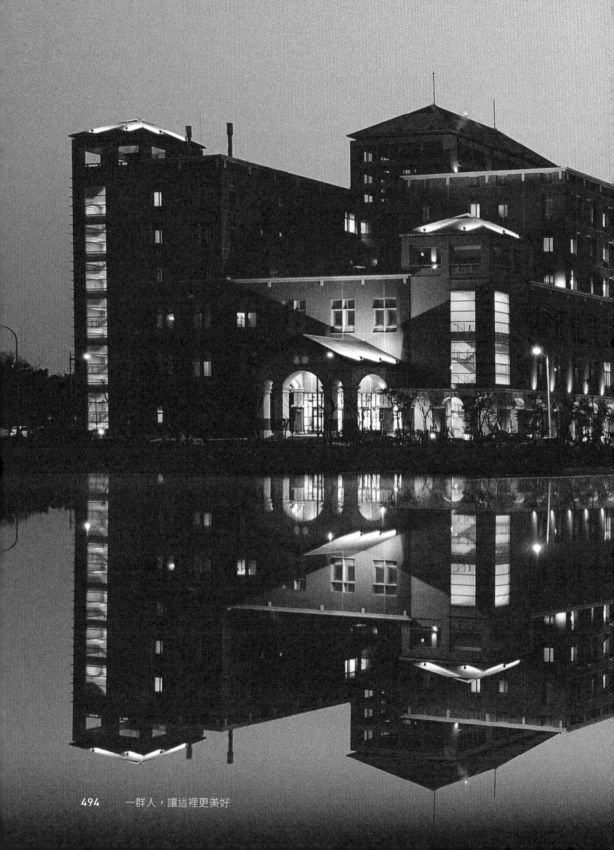

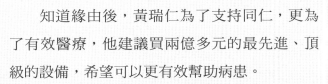

　　知道緣由後，黃瑞仁為了支持同仁，更為了有效醫療，他建議買兩億多元的最先進、頂級的設備，希望可以更有效幫助病患。

　　一份信任，讓醫師更有能力與資源去幫助更多病患；一份信任，可以創造許多善的循環。

　　所以，不僅追求醫療設備與技術的精進，黃瑞仁更在意的是，能否把這些經驗，整理成論文，或是其他文字紀錄，因為「雲林的在地翻轉經驗與特有的醫療經驗，絕對有其價值，而整理成學術論文，我們才能幫助台灣，甚至是全球醫界，去幫助更多人。」

累積多年的能量

　　即將要卸任院長一職，黃瑞仁認為，所謂成功的院長，不只是在任期內成功，更在於往後的雲林分院是否依舊成功、上軌道，而「建立可長可久的制度與文化，就像是把臨床醫療經驗整理成論文一樣，如此才能幫助更多人，而非船過水無痕，白走這一遭。」

　　以信任凝聚團隊，以發揮極限為遠大目標，臺大雲林分院累積十八年能量，正要開始發光發熱。　　　　　　　（文／陳建豪）

社會人文 BGB536

一群人，讓這裡更美好
雲林改變臺大，臺大守護健康

作者 —— 朱乙真、林惠君、陳建豪、
　　　　黃星若、黃筱珮、黃筱潔

企劃出版部總編輯 —— 李桂芬
主編 —— 羅玳珊
責任編輯 —— 郭盈秀
美術設計 —— 劉雅文（特約）
攝影 —— 黃鼎翔（特約）（P17、28、31、36、38-39、43、46、49、65、68、73、74、79、84、88-89、92、95、96、100、105、106、111、122-123、126、134、137、146-147、153、158-159、166、179、184、187、190、198、200、203、212、217、230、241、247、264、271、279、285、288、303、304、326、329、335、338、341、346、353、359、360、377、378、385、392、397、402、405、411、412、418-419、426、437、438、443、450、455、460、478-479、490）；高信宗（特約）（P280-281、485）；池孟諭（特約）（P420）
圖片提供 —— 臺大醫院雲林分院（P22、25、54-55、59、80、112、116-117、120、129、140、143、148、171、176、197、206、211、222、225、229、252、261、268、295、296、312-313、319、320、365、366、371、386、389、429、432、459、473、481、494-495）；Shutterstock（P235、236、464）

出版人 —— 遠見天下文化出版股份有限公司
創辦人 —— 高希均、王力行
遠見・天下文化 事業群董事長 —— 高希均
事業群發行人／CEO —— 王力行
天下文化社長 —— 林天來
天下文化總經理 —— 林芳燕
國際事務開發部兼版權中心總監 —— 潘欣
法律顧問 —— 理律法律事務所陳長文律師
著作權顧問 —— 魏啟翔律師
地址 —— 台北市 104 松江路 93 巷 1 號
讀者服務專線 —— (02) 2662-0012 | 傳真 —— (02) 2662-0007；(02) 2662-0009
電子郵件信箱 —— cwpc@cwgv.com.tw
直接郵撥帳號 —— 1326703-6 號　遠見天下文化出版股份有限公司

製版廠 —— 東豪印刷事業有限公司
印刷廠 —— 沈氏藝術印刷股份有限公司
裝訂廠 —— 聿成裝訂股份有限公司
登記證 —— 局版台業字第 2517 號
總經銷 —— 大和書報圖書股份有限公司 | 電話 —— (02) 8990-2588
出版日期 —— 2022 年 7 月 19 日第一版第 1 次印行

定價 —— NT 800 元
ISBN —— 978-986-525-701-9
EISBN —— 9789865257101（EPUB）；9789865257095（PDF）
書號 —— BGB536
天下文化官網 —— bookzone.cwgv.com.tw

國家圖書館出版品預行編目(CIP)資料

一群人,讓這裡更美好:雲林改變臺大,臺大守護健康 /
朱乙真, 林惠君, 陳建豪, 黃星若, 黃筱珮, 黃筱潔著. --
第一版. -- 臺北市: 遠見天下文化出版股份有限公司,
2022.07
　面；　公分. -- (社會人文；BGB536)
ISBN 978-986-525-701-9(平裝)

1.CST: 國立臺灣大學醫學院附設醫院雲林分院
2.CST: 醫療服務 3.CST: 文集

419.333　　　　　　　　　　　111010472